国家卫生健康委员会“十四五”规划教材

全国高等学校教材

供本科护理学类专业用

# 安宁疗护

**主　编**　谌永毅　杨　辉

**副主编**　绳　宇　李惠玲　覃惠英　胡德英

**编　者**（以姓氏笔画为序）

丁永霞（山西医科大学）
邓仁丽（遵义医科大学）
厉　萍（山东大学护理与康复学院）
刘　艳（四川大学华西第四医院）
许湘华（中南大学湘雅护理学院）
李惠玲（苏州大学护理学院）
杨　辉（山西医科大学）
谷岩梅（河北中医药大学）
宋　宇（哈尔滨医科大学附属第一医院）
罗　羽（陆军军医大学）
胡德英（华中科技大学同济医学院附属协和医院）
洪静芳（安徽医科大学）
袁　玲（南京大学医学院附属鼓楼医院）
郭巧红（首都医科大学）
谌永毅（中南大学湘雅护理学院）
绳　宇（北京协和医学院）
覃惠英（中山大学肿瘤防治中心）
曾　兢（成都医学院）
强万敏（天津医科大学）
楼　妍（杭州师范大学护理学院）



人民卫生出版社

·北　京·

图书在版编目（CIP）数据

安宁疗护 / 谌永毅，杨辉主编 .—北京：人民卫生出版社，2023.10（2024.10 重印）

ISBN 978-7-117-35458-5

Ⅰ. ①安… Ⅱ. ①谌… ②杨… Ⅲ. ①临终关怀学 Ⅳ. ①R48

中国国家版本馆 CIP 数据核字（2023）第 202437 号



安 宁 疗 护

Anning Liaohu

主　　编：谌永毅　杨　辉

出版发行：人民卫生出版社（中继线 010-59780011）

地　　址：北京市朝阳区潘家园南里 19 号

邮　　编：100021

E - mail：pmph @ pmph.com

购书热线：010-59787592　010-59787584　010-65264830

印　　刷：天津市银博印刷集团有限公司

经　　销：新华书店

开　　本：850 × 1168　1/16　　**印张**：15.5

字　　数：459 千字

版　　次：2023 年 10 月第 1 版

印　　次：2024 年 10 月第 4 次印刷

标准书号：ISBN 978-7-117-35458-5

定　　价：62.00 元

# 第七轮修订说明

2020年9月国务院办公厅印发《关于加快医学教育创新发展的指导意见》(国办发〔2020〕34号),提出以新理念谋划医学发展、以新定位推进医学教育发展、以新内涵强化医学生培养、以新医科统领医学教育创新,并明确提出“加强护理专业人才培养,构建理论、实践教学与临床护理实际有效衔接的课程体系,加快建设高水平‘双师型’护理教师队伍,提升学生的评判性思维和临床实践能力。”为更好地适应新时期医学教育改革发展要求,培养能够满足人民健康需求的高素质护理人才,在“十四五”期间做好护理学类专业教材的顶层设计和规划出版工作,人民卫生出版社成立了第五届全国高等学校护理学类专业教材评审委员会。人民卫生出版社在国家卫生健康委员会、教育部等的领导下,在教育部高等学校护理学类专业教学指导委员会的指导和参与下,在第六轮规划教材建设的基础上,经过深入调研和充分论证,全面启动第七轮规划教材的修订工作,并明确了在对原有教材品种优化的基础上,新增《护理临床综合思维训练》《护理信息学》《护理学专业创新创业与就业指导》等教材,在新医科背景下,更好地服务于护理教育事业和护理专业人才培养。

根据教育部《关于加快建设高水平本科教育 全面提高人才培养能力的意见》等文件要求以及人民卫生出版社对本轮教材的规划,第五届全国高等学校护理学类专业教材评审委员会确定本轮教材修订的指导思想为:立足立德树人,渗透课程思政理念;紧扣培养目标,建设护理“干细胞”教材;突出新时代护理教育理念,服务护理人才培养;深化融合理念,打造新时代融合教材。

本轮教材的编写原则如下:

1. 坚持“三基五性” 教材编写坚持“三基五性”的原则。“三基”:基本知识、基本理论、基本技能;“五性”:思想性、科学性、先进性、启发性、适用性。

2. 体现专业特色 护理学类专业特色体现在专业思想、专业知识、专业工作方法和技能上。教材编写体现对“人”的整体护理观,体现“以病人为中心”的优质护理指导思想,并在教材中加强对学生人文素质的培养,引领学生将预防疾病、解除病痛和维护群众健康作为自己的职业责任。

3. 把握传承与创新 修订教材在对原有教材的体系、编写体裁及优点进行继承的同时,结合上一轮教材调研的反馈意见,进一步修订和完善,并紧随学科发展,及时更新已有定论的新知识及实践发展成果,使教材更加贴近实际教学需求。同时,对于新增教材,能体现教育教学改革的先进理念,满足新时代护理人才培养在知识结构更新和综合能力提升等方面的需求。

4. 强调整体优化 教材的编写在保证单本教材的系统和全面的同时,更强调全套教材的体系性和整体性。各教材之间有序衔接、有机联系,注重多学科内容的融合,避免遗漏和不必要的重复。

5. 结合理论与实践　针对护理学科实践性强的特点，教材在强调理论知识的同时注重对实践应用的思考，通过引入案例与问题的编写形式，强化理论知识与护理实践的联系，利于培养学生应用知识、分析问题、解决问题的综合能力。

6. 推进融合创新　全套教材均为融合教材，通过扫描二维码形式，获取丰富的数字内容，增强教材的纸数融合性，增强线上与线下学习的联动性，增强教材育人育才的效果，打造具有新时代特色的本科护理学类专业融合教材。

全套教材共59种，均为国家卫生健康委员会"十四五"规划教材。

# 主编简介

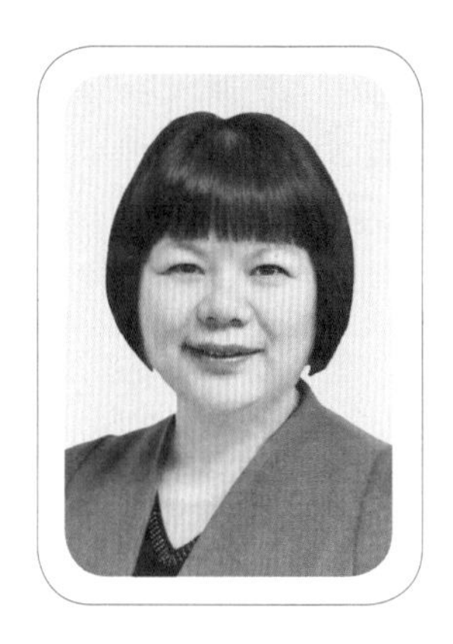

**谌永毅**，湖南省肿瘤医院原副院长，主任护师，博士研究生导师，享受国务院政府特殊津贴专家，湖南省高层次卫生人才“225”工程护理领军人才。兼任国际癌症护士协会理事兼宣传部长，湖南国际造口治疗师学校常务副校长，《中华护理杂志》《中国护理管理》等杂志编委。

主要研究方向：安宁疗护。近年来主编参编专著20余部，主持国家科技部重大课题等课题十余项，发表学术论文100余篇，SCI收录20余篇；获湖南省科技进步奖三等奖、中华护理学会科技进步奖三等奖、中国抗癌协会科技奖一等奖等奖项十余项；获“全国医德标兵”“全国优秀科技工作者”“中华护理学会杰出护理工作者”“全国优秀护理管理者”“亚洲肿瘤护理突出贡献奖”。

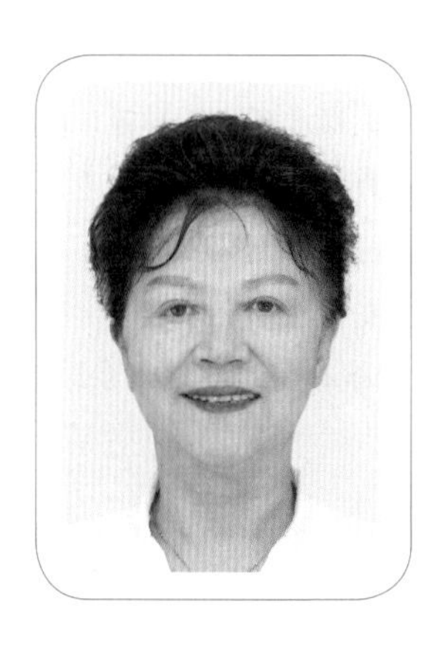

**杨辉**，山西医科大学护理学院原院长，教授，主任护师，博士研究生导师，享受国务院政府特殊津贴专家，山西省护理学科带头人。兼任中国南丁格尔志愿护理服务总队副理事长，教育部护理学教育认证工作委员会委员，中华护理学会常务理事，国家卫生健康委员会科技教育司护理科研项目专家库专家，《护理研究》杂志副主编、《中华护理杂志》等期刊编委。

主要研究方向：护理管理、护理教育、临床护理。主持省部级以上科研课题13项；编写国家级护理学科教材及专著33部；发表专业论文220余篇，SCI收录7篇；获山西省科技进步奖二等奖6项、三等奖2项；获第46届“南丁格尔奖章”“三晋英才”高端领军人才、“131工程领军人物”“山西省新世纪学术技术带头人333人才工程省级人选”等荣誉称号。

# 副主编简介

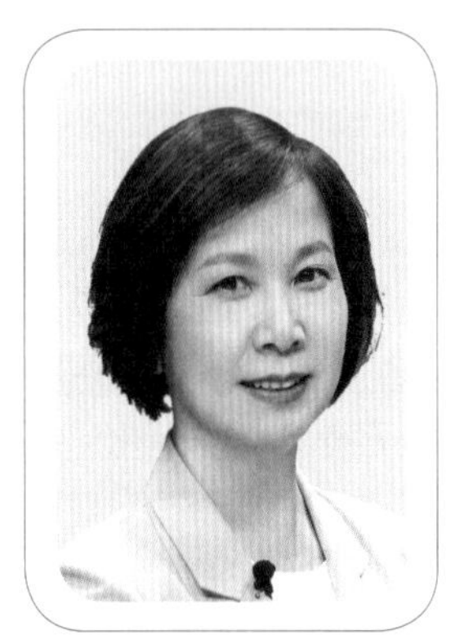

**绳宇**，北京协和医学院护理学院基础护理学系主任，教授，博士研究生导师。兼任中华护理学会职业教育专业委员会副主任委员，中华护理学会学术工作委员会副主任委员，北京护理学会专科护士认证工作委员会副主任委员，国家卫生健康委艾滋病医疗专家组成员，北京艾滋病协会理事。

主要研究方向：社区慢性疾病护理、老年护理、艾滋病防控与护理。主编 / 副主编教材 7 部，主译教材 1 部；主持并完成国家级科研项目 20 余项；发表学术论文 180 余篇。

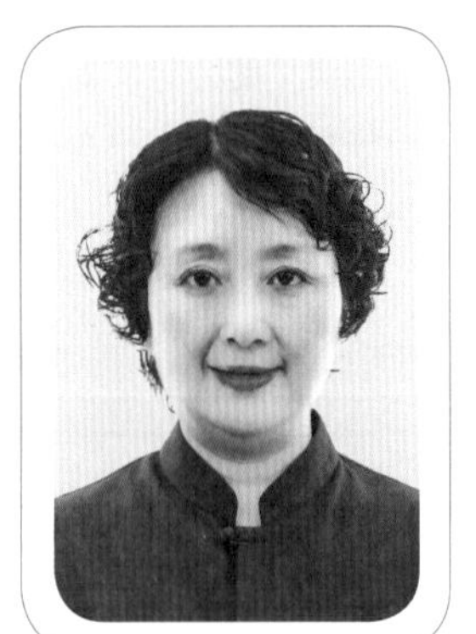

**李惠玲**，苏州大学附属第一医院院长助理、护理学院院长，教授 / 主任护师，博士研究生导师。兼任教育部高等学校护理类专业教学指导委员会委员，中华护理学会高等护理教育专业委员会副主任委员，中国老年学和老年医学学会护理和照护分会副主任委员及讲师团团长，任《中华护理教育杂志》副主编。

主要研究方向：老年护理与安宁疗护、护理管理与教育。主持国家自然科学基金课题 2 项；获省级以上各类奖项 8 项；发表权威期刊学术论文百余篇；主编专著教材 20 余部。

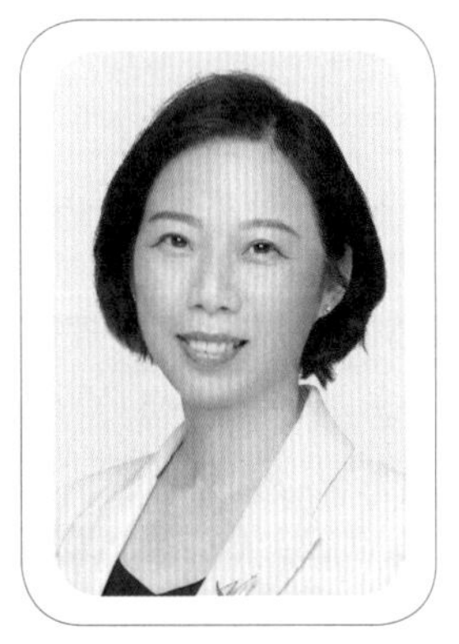

**覃惠英**，中山大学附属肿瘤医院护理部主任，主任护师，硕士研究生导师。广东省医学领军人才（护理专业）。兼任中华护理学会肿瘤护理专业委员会副主任委员，中国抗癌协会肿瘤护理专业委员会主任委员，广东省护理学会副理事长。

主要研究方向：肿瘤专科护理、造口伤口护理、安宁疗护。主持广东省医学科研基金 2 项、科学技术项目 3 项、省自然科学基金 1 项；发表核心期刊论文 60 余篇，SCI 收录 12 篇；主持 / 参与中华护理学会团体标准 2 项。

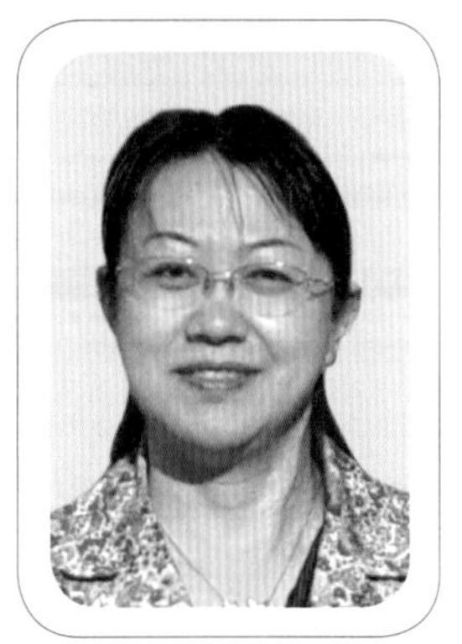

**胡德英**，华中科技大学同济医学院附属协和医院护理部副主任，主任护师，博士研究生导师。兼任湖北省护理学会副理事长，中华护理学会安宁疗护专业委员会副主任委员，中国生命关怀协会人文护理专业委员会副主任委员，《中华护理杂志》编委等。

主要研究方向：护理管理、肿瘤护理、安宁疗护。主持国家自然科学基金面上项目等课题 10 余项。发表核心期刊论文 100 余篇、SCI 收录 15 篇，主编专著 7 部。获中华护理学会科技奖二等奖、“中华护理学会杰出护理工作者”等荣誉。

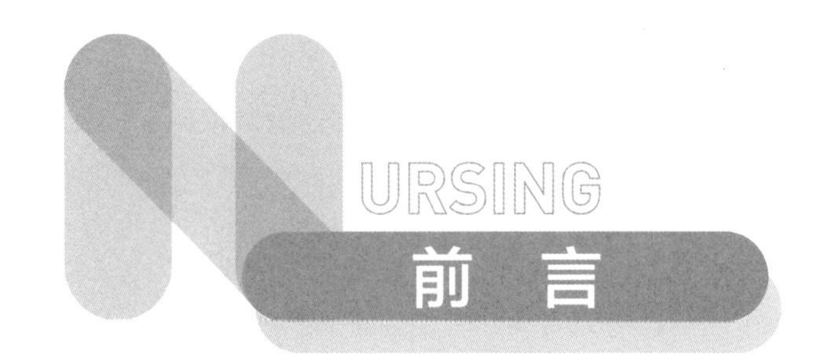


# 前言

安宁疗护是以临终患者和家属为中心，以多学科协作模式进行的实践，主要内容包括疼痛及其他症状控制，舒适照护，心理、精神及社会支持等。安宁疗护立足全生命周期的健康管理，体现医学价值取向与社会文明进步，是一项任重道远的民生事业，也是积极应对人口老龄化的重要途径。2019 年 12 月安宁疗护被写入《中华人民共和国基本医疗卫生与健康促进法》，从法律层面明确了安宁疗护的重要意义。

本教材的编写顺应“十四五”期间卫生健康工作的总体布局，突出系统性和实用性，将理论与实践结合，历史与发展结合，临床与研究结合，展示生命末期全人全周期照护的特色。坚持“规范化、精品化、创新化、本土化、数字化”战略，紧扣培养目标、遵循教学规律、体现专业特色、丰富教学资源。全书共分为 13 章，主要围绕安宁疗护概述、服务模式、不同人群安宁疗护、安宁疗护沟通、死亡与死亡教育、安宁疗护患者评估、症状管理、舒适护理、心理支持、社会支持、精神支持、照护者支持、逝后护理展开阐述。在内容上涵盖了安宁疗护领域的基本理论、基础知识、基本技能。在编写形式上，每章中加入了导入案例、知识链接、章后思考题，并将数字内容以二维码的形式呈现，旨在满足读者阅读纸质教材的同时享有数字内容和更多服务的需求。

作为本科护理学类专业安宁疗护规划教材，这本书的付梓出版凝结了来自全国多所医学高等院校或附属医院具有丰富经验的护理专家的心血，为终末期照护提供了规范的教学用书，对提升我国护理人员安宁疗护服务能力，满足人民群众日益增长的安宁疗护服务需求将产生巨大的推动作用。由于编写时间紧、任务重，难免有不足之处，敬请广大读者指正，以便进一步修正完善！

谌永毅　杨　辉

2023 年 7 月

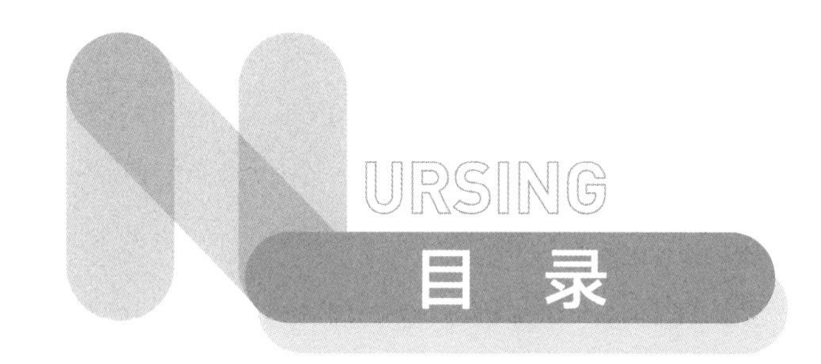
URSING
目 录

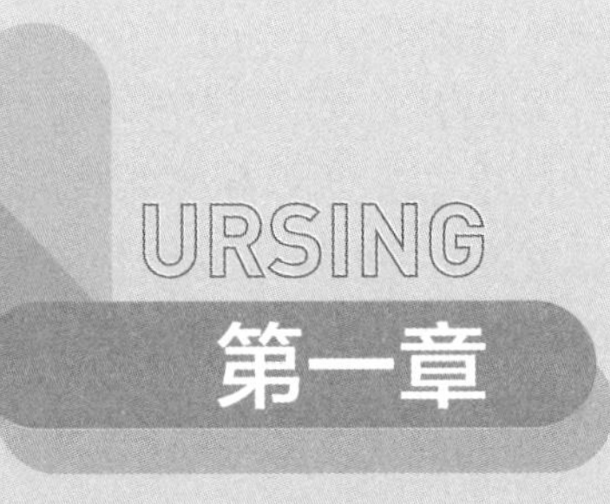


# 第一章 安宁疗护概述

第一章　数字内容

## 学习目标

- **知识目标：**

1. 掌握安宁疗护的概念、原则、目标、服务对象、服务内容。
2. 熟悉安宁疗护的基本理论、相关伦理与法律。
3. 了解安宁疗护的学科属性，与其他学科的关系。

- **能力目标：**

1. 能根据患者情况，在相关理论指导下进行安宁疗护实践。
2. 能正确识别安宁疗护的伦理与法律问题，并选择合适的对策。

- **素质目标：**

具有尊重、关心、关爱终末期患者及家属的职业素养。

随着我国经济社会发展、疾病谱的变化和老龄化进程的不断加速，以控制症状为首要任务、以提高生活质量为主要目的的安宁疗护逐渐进入大众视野。安宁疗护从医学人文的角度出发，综合科学的医疗方法，是人性温度和精准医疗技术的高效联合，为患者及其家属提供身体、心理、社会、精神的全面照顾，契合了健康全人群、生命全周期的健康中国战略规划，为生命周期的"最后一公里"提供全方位健康保障。安宁疗护不仅是应对人口老龄化的重要策略，也是凸显医学价值取向、体现社会文明进步、彰显社会责任的关键措施。2020年6月起施行的《中华人民共和国基本医疗卫生与健康促进法》中，安宁疗护被写入第三十六条，为安宁疗护相关工作提供了法律保障。

导入案例

刘女士，52岁，卵巢癌患者，全身多处淋巴结、骨转移，恶病质，右侧肢体轻度水肿，腹部持续性疼痛1年余，家属缺乏照护技巧，患者痛苦不堪，有多次轻生念头。入住某医院安宁疗护病房后，安宁疗护照护团队根据患者情况召开了多学科会议，制订患者症状管理、舒适照护、心理护理、精神慰藉等照护计划，帮助患者制订愿望清单，并协助完成生命回顾，使患者安详、没有遗憾地度过了人生的最后阶段。并帮助患者家属建立了新的社会关系，投入到新的生活。

请思考：

(1) 什么是安宁疗护？

(2) 安宁疗护的原则是什么？

(3) 安宁疗护的服务内容包括哪些方面？

# 第一节 安宁疗护相关内涵

## 一、安宁疗护的概念

### （一）安宁疗护概念起源

安宁疗护（palliative care）一词源于英文"hospice"，旨在为患有不治之症的人在临终阶段控制病痛，在去世后为患者家属提供情感支持。1967年西西里·桑德斯博士（Cicely Saunders）在英国伦敦创建圣克里斯托弗临终关怀院（St.Christopher Hospice）提出了"整体疼痛"的概念，即终末期疼痛是全方位的，其内涵不限于身体层面，同时也包括心理、社会、精神层面，倡导关注并善待生命垂危者，让其尽可能减轻痛苦和不适症状，在生命最后的时光平和、安宁、没有痛苦地生活，开创了现代安宁疗护体系。

### （二）安宁疗护概念解析

世界卫生组织对安宁疗护的定义为：安宁疗护重点通过身体、心理、精神需求的早期识别、评估和治疗来预防和减轻痛苦，帮助危及生命疾病的患者和家属改善生活质量和提高应对危机能力。

在我国，安宁疗护也被称为"临终关怀""舒缓医疗""姑息治疗"等。2016年4月，全国政协第49次双周协商座谈会统一了相关名词术语，提出将上述名词统称为安宁疗护，明确了安宁疗护的功能定位与内涵。2017年2月，我国《安宁疗护实践指南（试行）》对安宁疗护的定义为：安宁疗护是以临终患者和家属为中心，以多学科协作模式进行的实践，主要内容包括疼痛及其他症状控制，舒适照护，心理、精神及社会支持等。

Note:

## 二、安宁疗护的原则

### （一）人道主义原则

安宁疗护遵循减轻患者的苦痛与救治生命、尊重患者的权利和人格、维护患者的利益和幸福为中心的医学人道主义原则，以关怀人、尊重人、以人为中心作为观察和处理问题的基本准则。在安宁疗护实践活动中，倡导敬畏并尊重生命，善待每一位终末期患者，尊重其生命愿望，基于同情和关心，帮助实现其生命价值，提高其生命质量，让他们有权利按照自己的意愿走完人生的最后一程。

### （二）照护为主原则

尽管医疗技术日益进步，但医学不可能治愈一切疾病，亦不可能使每一位患者恢复健康。对于终末期患者而言，常规治疗已经逐渐失去效果，患者身体状况可能无法承受积极的治疗，反而会增加不必要的痛苦。安宁疗护把濒死与死亡当作生命正常的过程，不特意加速死亡，也不刻意延长生命。对根治性治疗无反应的终末期患者不再给予无意义的积极检查和治疗措施；而是使用适宜的技术和方法提供整体的关怀照护来缓解痛苦，帮助患者在终末阶段处于安静祥和的状态，舒适、平和、有尊严、无痛苦地离世。

### （三）全方位照护原则

安宁疗护的全方位照护原则指对终末期患者提供全人、全家、全程、全队、全社区的“五全”照护。在全人照护方面，通过症状控制、舒适照护、心理支持、社会支持、精神抚慰等多种措施来减轻痛苦和提高生活质量。在全家照护方面，不仅以临终患者为中心，还考虑到家属的照顾技能、身心状况等多方面的需求。在全程照护方面，从确认患者进入安宁疗护开始的症状控制、舒适照护，到患者临终阶段的护理，以及逝后护理及哀伤辅导，形成全程管理链条。在全队照护方面，安宁疗护照护人员不是单一的医生、护士、心理治疗师，而是由多学科、多专业人员共同组成照护团队为患者服务。在全社区照护方面，不是狭义地指某个社区或护理院，而是积极帮助患者寻求、连接、协调和利用各种社会资源，动员全社会力量共同参与到对终末期患者的照顾中，让患者得到连续、可及、多方面的照顾服务。

## 三、安宁疗护的目标

### （一）消除内心冲突

终末期患者的心理通常可分为五个阶段：否认期、愤怒期、协议期、忧郁期、接受期，受不同文化背景、生死观等影响，对症状和死亡的担忧和由此引发的消极联想使患者产生内心冲突，不同患者在不同阶段的内心冲突都有不同的特点。护士通过共情、倾听等帮助其解决应激障碍，摆脱悲哀、沮丧的情绪，与自我和解，从而消除内心的冲突。

### （二）重建人际关系

良好的人际关系是个体精神健康的需要，能使人从中汲取力量和勇气。终末期患者因长期卧床人际关系发生改变，表现为社会交往范围缩小、人际互动减少等。安宁疗护鼓励患者在生命的最后阶段弥合与重建人际关系，协助其抒发感情、表达谢意、道出歉意，感受到爱与关怀。

### （三）实现特殊心愿

生命必将走向终点，在生命即将结束时患者会有一些特殊的愿望。安宁疗护护士通过与患者或家属进行沟通，了解并帮助患者实现特殊心愿，如想回家看看、想和同事道别、想看大海、想参加同学聚会等，使患者倍感温暖和欣慰，达到内心平和与满足。

### （四）安排未竟事业

安宁疗护帮助终末期患者正视死亡，以平静、理性和负责任的态度提前安排与规划身后之事。如安排葬礼事宜，确保在自己“离开”后，家人可以按照事先安排料理后事，确保葬礼可以有序进行。其他还包括完成订立遗嘱、履行身后财产分割等相关手续。

Note:

### (五)与亲朋好友道别

安宁疗护目标在于给予患者温暖和使患者有尊严地告别。让终末期患者不再与冰冷的器械为伴,在孤独的恐惧和绝望中等待死亡的来临,而是在亲朋好友的守护与陪伴中,以感恩、感激、宽恕和祝福等方式,珍惜生命中共同拥有的回忆,肯定此生的意义,达到心灵从容、目光宁静、身心安顿。

## 四、安宁疗护的服务对象

目前关于进入安宁疗护的时间界定没有统一标准,一般认为以下情况为安宁疗护的服务对象。

1. 经医疗机构执业医师明确诊断的终末期患者,其临床过程包括 3 种轨迹:第一种是维持相对良好的功能,直到死亡前几周或几个月出现预期的功能下降;第二种是慢性器官衰竭,表现为功能状况的缓慢下降和恶化,可能出现突然死亡;第三种是在很长一段时间内,患者的功能状态较差并缓慢地衰退,伴有许多共病的虚弱老年人属于这一群体。

2. 有安宁疗护服务需求与意愿,同意接受服务约定或协议。

## 五、安宁疗护的服务内容

### (一)症状控制

症状控制是安宁疗护开展的基础。终末期患者经历疾病和死亡的过程复杂,症状多样、持续时间长且程度较重。终末期症状控制是指对疼痛、呼吸困难、咳嗽、咳痰、咯血、恶心、呕吐、呕血、便血、腹胀、水肿、发热、厌食 / 恶病质、恶心 / 呕吐、便秘、口干、吞咽困难、睡眠 / 觉醒障碍等不适症状进行有效的评估和管理,以最大限度地减轻痛苦,缓解症状负担,改善生活质量。

### (二)舒适照护

舒适是整体护理艺术的过程和追求的结果,包括生理舒适、心理和精神舒适、社会和文化舒适、环境舒适四个方面的内容。舒适照护包括但不限于病室环境管理、床单位管理、口腔护理、肠内 / 肠外营养护理、静脉导管维护、留置导尿管护理、会阴护理、协助沐浴和床上擦浴、床上洗头等。以期尽可能满足终末期患者的舒适需求,尽量缩短或降低不舒适的程度。

### (三)心理支持

心理支持旨在运用一种整体性、个性化、创造性的护理方法,对患者及家属的心理状况进行动态评估和适宜疗护,了解其心理需求和意愿,根据患者的自主性、文化和习俗需求,采用多种心理干预方法,协助其应对悲观、恐惧、绝望、焦虑、抑郁等情绪和心理应激反应,提供表达内心体验、感受、情感的机会,进行心理危机识别和干预。

### (四)社会支持

社会支持是指通过增强患者、家属、多学科团队、社工、志愿者等相互沟通,及时提供相应的信息支持、情绪心理支持、照护技能支持、社会资源等,协调和解决患者可能出现的问题,使终末期患者在社会网络中感到被尊重、被理解、被支持,顺利地应对终末期社会关系转变、社会角色退化、社会功能减弱等问题。

### (五)精神抚慰

精神抚慰是在照护过程中,尊重患者信仰和价值观,帮助临终患者品味人生过程、启发人生意义、明确人生价值,帮助其体验、调整和重建患者与自身、当下、他人的连接,了解其在生命最后阶段的心愿和需要,给予爱、宽恕、释然与平和,使其内心实现平和,心灵得到慰藉,精神得到安宁,平静地接受死亡。

### (六)死亡教育

死亡教育指适时渗透生命教育,普及正确的生死观,理解生与死是生命历程的必然组成部分,生命临终阶段是人的自然过程。在安宁疗护的过程中,死亡教育可以缓解人们对于死亡相关的恐惧,帮

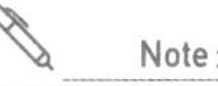

助建立对死亡的正确认知，重视死者临终意愿，帮助终末期患者正确面对即将到来的死亡，帮助患者家属正确看待亲人的死亡。

（七）哀伤辅导

哀伤辅导是指专业人员协助丧亲者或即将离世的患者在合理时间内产生正常悲伤，以使其能够重新开始正常生活。在患者去世后，料理死者遗体，协助丧葬事宜，鼓励和引导其宣泄情感，通过电话、网络等进行探访，帮助其顺利适应丧亲后的环境改变，应对丧亲后的悲伤、痛苦、消沉等情绪体验，顺利度过哀伤阶段，走出丧亲痛苦，回归正常生活。

## 六、安宁疗护的学科定位

### （一）安宁疗护的学科属性

安宁疗护是一门从社会整体概念出发，以医学知识作为支撑和指引，研究安宁疗护发展的客观规律及技术方法的综合性、交叉性和应用性学科。它有自然科学和社会科学的双重属性。

1. 自然科学属性　安宁疗护是一门通过科学或技术的手段处理人体的各种疾病或病变的医学分支学科，也是一门关注健康全过程与生命全周期的系统性学科。安宁疗护具有自然科学的属性，致力于为没有治愈希望的患者提供全方位照护，充分体现了医学人道主义精神的核心，即尊重个体价值。

2. 社会科学属性　安宁疗护从社会关系与社会行为的角度来研究终末期患者及其家庭的社会结构、功能、发生、发展的运行与协调规律，并随着社会发展而不断完善，以更好地为帮助人们正确地了解、认识和改造社会服务。安宁疗护是社会发展的产物，社会的文明进步催生了安宁疗护的快速发展，随着社会生活水平的提高，患者对生活质量以及死亡质量的要求也更高。

### （二）安宁疗护与心理学的关系

心理学是一门研究人类心理现象及在其影响下的精神功能和行为活动的科学，其研究涉及知觉、认知、情绪、思维、人格、行为习惯、人际关系、社会关系等许多领域，也与日常生活的家庭、教育、健康、社会等领域相关。安宁疗护为终末期患者提供身体、心理、社会、精神的全方位照护，心理学是安宁疗护的重要组成部分。帮助患者应对情绪反应，从而引导患者正确面对并接纳病情和死亡，让其保持乐观的态度度过生命终末期，从而舒适、安详、有尊严地离世。此外，为患者家属提供心理支持，有助于减轻家属照护负担，帮助家属在亲人离世后早日回归正常生活。

### （三）安宁疗护与人口学

人口学围绕“人”而展开，是研究人口发展、人口与社会经济等相互关系的规律性和数量关系及其应用的科学总称。安宁疗护的关注对象是人，始终秉承“以患者为中心”的服务理念，为患者提供全方位的照护。随着我国老龄化进程的加快以及死亡人数的逐渐增加，我国人口学模式发生改变，优逝善终得到越来越多的关注，安宁疗护拥有巨大的发展需求。

### （四）安宁疗护与人类学

人类学是从生物和文化的角度对人类进行全面研究的学科，通常包括文化人类学、生物人类学（体质人类学）等分支。人类学与医学密切相关，在19世纪以前，人类学这个词的用法相当于今天所说的体质人类学，尤其是指对人体解剖学和生理学的研究。人类学主要包含人的文化属性和生物学属性，以人为研究对象，其中也包括生命末期患者及其家属，安宁疗护中的生死教育以及患者生理舒适方面都与人类学联系密切，因此对人类学的研究有利于不同社会文化下安宁疗护学科的发展。

## 七、护士在安宁疗护中的角色作用

### （一）护士是安宁疗护资料的关键评估者

护理评估是整个照护流程的基础，同时也是至关重要的一步。护士是患者资料的评估者，护士

Note：

运用准确、有效的评估工具，运用专业知识和技能，从系统、整体的角度出发，准确评估终末期患者和家属的需求以及预测病情的变化，并结合自身的专业理论知识和临床经验对结果进行评判，其结果可为护理人员制订有针对性的护理干预措施提供参考，也为临床医生诊疗计划制订和修改提供依据。

（二）护士是安宁疗护实践的主要实施者

护理服务贯穿了安宁疗护实践的各个环节。不管在安宁疗护的任何服务场所中，护士与终末期服务对象接触最为紧密，护士都扮演者重要的角色，是安宁疗护的主要实施者。通过症状控制、舒适照护、心理、精神及社会支持等，为患者提供全人、全程、全心、全社区、全家、全队“六全”照顾，并不断调整照护方案，为患者提供最佳照护。在患者去世后，持续为家属提供丧亲辅导和社会支持，促进家属实现角色的转变，重新回归正常的社会生活。

（三）护士是安宁疗护团队的重要沟通者

护士是多学科团队的沟通者和协调者，多学科团队一般由医生、护士、营养师、药师、心理咨询师等组成，护士既是多学科团队工作人员与患者之间沟通的桥梁，也是多学科团队内部相互沟通的纽带。多学科团队以终末期患者以及家庭为中心，以“提供最佳照护”为目标，发挥各自的专业特长，以解决患者以及家属的照护需求为目的制订多学科照护计划。护士在多学科照护目标的确定、照护计划的制订、照护问题的解决中发挥着举足轻重的作用，让终末期患者得到及时、有效、最佳的照护。

（四）护士是安宁疗护专科的双重教育者

首先，护士是安宁疗护的健康教育者。护士综合运用多种健康教育手段和方法，给予终末期患者及家属用药指导、饮食指导、基本照护指导等有效的健康指导，可以提高患者的依从性，减轻患者的不适感和痛苦，减轻他们由于知识缺乏引起的恐惧及焦虑情绪，增加其对安宁疗护的认知度和接受度。其次，护士也是护理同行的教育者。安宁疗护在服务对象上具有特殊性，是一门专科性、实践性很强的专科。经过专科培训、临床经验丰富的护理专家与护理骨干在实践中不断探索和总结经验，以教育者的身份传递知识和经验，对护士进行系统的结构化培训，有利于提升护理服务能力、质量与水平。

（五）护士是安宁疗护发展的创新研究者

安宁疗护护理学科的发展离不开科研创新的推动。护士基于丰富的专业知识和临床经验、熟练的临床技能做出专业决策，综合考虑终末期患者需求愿望，与临床情境，审慎地寻找与应用可获得的最佳研究证据，或进行相关原始研究，旨在推动专科变革与促进学科发展。

（谌永毅　许湘华　洪静芳）

## 第二节　安宁疗护相关理论

### 一、人类基本需要层次理论

（一）基本概念

人的基本需要（need）又称需求，是一切生命的本能，是人体对生理和社会需求的反应。马斯洛需要层次论认为人的需要的产生与满足按其发生的先后顺序有一定层次性，由低到高依次为生理需要、安全需要、社交需要（亦称爱与归属的需要）、尊重的需要和自我实现的需要。这五种需要构成不同的等级水平，对不同的层级需要的满足不是“全”或“无”的，不是必须下一级的需要得到完全的满足才会出现上一级的需要，各层次之间相互联系和影响。

（二）基本内容

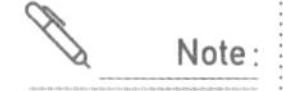

1. 生理需要　是人类维持生命必须满足的最基本的需要，包括食物、水、空气、排泄等。当生理

需要得到满足时,个体就会产生更高层次的需要。对终末期患者而言,因长期疾病带来的多种症状痛苦,生理需要是最基本的需求,包括希望及时改善疼痛、咳嗽、呼吸困难、恶心、厌食、营养不良等躯体痛苦,体验舒适。

2. 安全需要　是指获得安全感的需要,人们需要稳定、安全、受到保护、有秩序、有组织的环境,不受恐惧、焦虑和难以控制的事情所困扰。终末期患者身体功能下降、对外界的感知能力减退、活动耐力下降,安全感降低,安全需要表现为得到风险告知,防止身体损伤和意外伤害的发生,感知稳定、安全的自我。

3. 爱与归属的需要　是指与他人建立情感联系或关系的需要。终末期患者常常会产生孤独感,担心得不到良好的照护,担忧经济问题和身后之事等,感到孤独、空虚和无助,对爱与归属的需要也就变得更加强烈。爱与归属的需要表现为渴望与家人的亲密感情和关系,希望得到亲人、朋友、周围人的关心、理解和支持。

4. 尊重的需要　是个体对自己的尊严和价值的追求,希望对自己有较稳定和较高的评价,包括自尊和受到他人尊重两方面。终末期患者自理能力下降、日常活动范围受限,有些因担忧成为别人的负担产生无能、自卑、自我否定的自我评价。尊重的需要得到满足的关键在于树立信心和自我价值感,感到自己是重要和被接纳的。

5. 自我实现的需要　是指个体需要充分发挥自己的才能与潜力,并得到最大程度的完善,成为自己或社会所期望的样子,对自我实现的追求可以使人获得最大的快乐。终末期患者在临终阶段往往陷入失落、沮丧、悲观和绝望的情绪状态,感觉有很多心愿没有完成。自我实现的需要在于希望在有限的生命时光里调整和构建人际关系,探索自己面对世界的态度,活出当下的意义。

(三)对安宁疗护实践的指导

1. 满足生理和安全的需要　通过采取有效的措施帮助终末期患者满足症状控制需求,增进舒适,力求"身无痛苦"。

2. 满足爱与归属、尊重的需要　给予患者及照顾者理解、支持、鼓励和安慰,帮助宣泄和缓解不良情绪,增进患者与家人、朋友和社会群体的人际互动,通过自我鼓励、相互支持,寻找目标等方式促进自尊,增进自我接纳的信心。

3. 满足患者自我实现的需要　协助患者正确向对他人表达自己的爱以及接受被爱,鼓励患者勇敢说出"谢谢你""对不起""我原谅你""没关系""再见"等,化解过往的恩怨和愤怒,在有限的生命中重新实现生命的价值,实现"精神的抚慰"。

## 二、社会沃母理论

(一)基本概念

沃母一词来源于子宫的英文单词"womb",医学上通常将人的一生划分为围生期、婴幼儿期、儿童期、少年期、青壮年期、中年期、老年期、围终期等几个阶段。围终期即临终期,是指生命本质不可逆转地退化到临床死亡,并可以延伸至安葬这一期间。围终期与围生期遥相呼应,也与围生期有许多相似之处。人生命的诞生必须在母体子宫经过 10 个月围生期的母体呵护,而临终者平均临终期的存活日为 280 天,接近 10 个月,同样需要一种类似于"沃母"的社会环境,我们称它为"社会沃母"。随着医学的进步,人类对生命的理解更为深刻,优生健康与优逝在生命各个阶段应得到同样的重视,安宁疗护可以帮助生命完成最后的成长。

(二)基本内容

"社会沃母"理论(society womb theory)是一种具有中国本土特色的安宁疗护理论。"社会沃母"理论认为,子宫是新生命孕育和成长的条件,包括舒适温度、丰富营养、免疫环境、胎教和文化氛围等。十月怀胎过程中,自然、社会、环境因素对母亲躯体、精神的影响,对胎儿的形成都有举足轻重的作用。同理,当今社会完全独立的个体是不存在的,每个人都不同程度地置身于生存与发展的社会环境中,

Note:

同时依赖于社会成员之间的爱与互助。处于围终期的患者恰恰需要与之相似的“社会沃母”环境，在需要帮助的时候，亲属、医护人员、其他社会成员和社会团体会对他们给予全方位的帮助。个体在母体子宫中诞生，在社会环境中成长，终将在“社会沃母”的温暖和包容中舒适、安详、无憾地走完生命的旅程。

(三) 对安宁疗护实践的指导

1. 营造全社会参与的“社会沃母”环境 倡导医护人员和其他社会成员从身体、心理等角度来共同为终末期患者创造被关爱呵护的“社会沃母”环境。根据终末期患者的文化背景、生活环境、性格、对死亡的理解等差异给予个案分析，尽量满足患者需求，给予情感和精神上的关怀，为其带来慰藉并维护自尊。与对胎儿的支持一样，终末期患者需求同样应该被照护者事先考虑到、安排好，在社会母亲的怀抱中，在一群爱的使者身旁，在伟大、博爱的氛围中，享受温馨的“社会沃母”环境。

2. 提供真诚友善的帮助 社会成员积极参与，对终末期患者提供真诚的关爱。如在临终者行动不便时候，医务人员、社工和志愿者用他们的手臂代替终末期患者的双手，用轮椅代替他们的双脚；在咀嚼功能障碍时，将可口、营养的流质送到他们的嘴边；在疼痛不适时，进行抚触、按摩舒缓躯体紧张和抵抗，用柔软的靠枕帮助调节舒适体位，减轻躯体痛苦；在冰冷孤独时，照顾他们的情感需求，真诚和友善地与其握手与拥抱，陪伴在其身边唱歌和谈心，帮助联系家属，让患者体验亲情。社会成员的爱贯穿着生命末期的整个过程，让患者在生命发展的最后阶段延续生命的尊严，感受人间的温暖和友爱。

## 三、舒适护理理论

(一) 基本概念

满足患者的舒适需求是安宁疗护的核心内容。1992 年，美国凯瑟琳·柯卡芭(Katharine Kolcaba)等专家提出了舒适护理理论(theory of comfort care)，并且围绕舒适需求、舒适干预、干预协变量、寻求健康行为、机构的完整性 5 个主要概念形成舒适护理理论框架。舒适具有 4 个特点：①舒适度具有相同比例的状态和特征；②舒适度随时间变化而变化；③整体舒适度大于其各部分(放松感、愉悦感、超越感)之和；④虽然整体舒适度的提高只是针对特定的疾病状态，但维持长期持续有效的干预措施与患者整体舒适度的提高密切相关。

(二) 基本内容

舒适分为 3 种类型和 4 种情形。3 种类型包括：①放松感：指服务对象某种特定需求的满足所产生的状态；②愉悦感：指服务对象的满足与安适状态；③超越感：指服务对象不受病痛折磨的超然状态。4 种情形包括：①身体舒适：指机体生理功能达到满足的状态；②心理精神舒适：指内在的自我意识包括尊重、自我认同、性及生命意义；③环境舒适：指与人的经历有关的外部环境因素；④社会文化舒适：指个人、社会及家庭关系的影响。以舒适的 3 种类型为横轴，4 种情景为纵轴，将 3 种舒适感和 4 种情景相结合，形成舒适分类结构图(图 1-2-1)。在安宁疗护实践中运用舒适护理理论的整体和有效的思维模式，可以系统地理解终末期患者的舒适需求，采取促进舒适的行为和措施，使终末期患者在身体、心理、社会和精神方面处于轻松愉快的状态。

(三) 对安宁疗护实践的指导

1. 促进生理舒适 通过症状控制缓解终末期各种不适症状，提供各种有利于身体舒缓镇定的措施，充分考虑其他干预变量对改善患者功能状态与积极寻求健康行为的影响，使患者痛苦减轻和消失。

2. 促进心理精神舒适 给予终末期患者心理安慰和支持，帮助调整心态，缓解对死亡的不安和恐惧，以平静之心面对即将到来的死亡，使患者感到安全和满足，体验生命存在感与生命价值感，帮助家属平稳度过哀伤期。

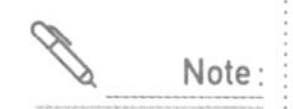

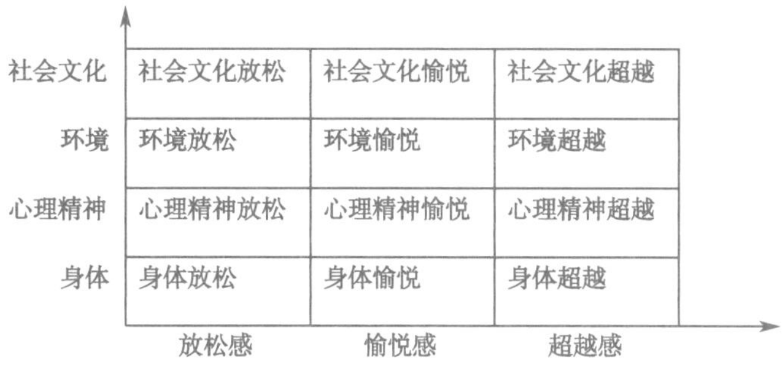

| | | | |
|---|---|---|---|
| 社会文化 | 社会文化放松 | 社会文化愉悦 | 社会文化超越 |
| 环境 | 环境放松 | 环境愉悦 | 环境超越 |
| 心理精神 | 心理精神放松 | 心理精神愉悦 | 心理精神超越 |
| 身体 | 身体放松 | 身体愉悦 | 身体超越 |
| | 放松感 | 愉悦感 | 超越感 |

图 1-2-1 舒适分类结构图

3. 促进社会文化舒适 保持终末期患者与家庭成员、工作环境等社会环境之间的联系和和谐，增进患者对文化习俗的适应性，鼓励亲友探视与参与照护过程，帮助患者获得尊重感及愉悦感。

4. 促进环境舒适 外在物理环境的改善可以给个体带来舒适感，通过温馨的病房，整洁的环境，无障碍的布局，适宜的声响、光线、气味、温湿度等为终末期患者营造无刺激、无干扰、无风险的舒适环境。

## 四、终末期患者及家庭生活质量理论框架

### (一) 基本概念

生活质量(quality of life，QoL)是指不同文化和价值体系中的个体对他们的目标、期望、标准以及所关心的事情相关的生活状况的体验。生活质量作为综合的评价体系，较生存期和生化指标等更能体现人在身体、心理和社会活动的状态。1999 年，美国斯图尔特(Stewart)博士提出了终末期患者及其家庭生活质量总体框架，包括影响医疗保健及其结果的患者和家庭因素、护理结构和过程、患者和家庭的护理结局三个维度。每个维度都进行了全面的阐述和细化，包括安宁疗护的内容、结构、影响因素、患者的生活质量和满意度的影响，为医务人员展示了全面的生活质量结构框架，该框架规定并整合了临终者及其家属的护理质量和结果的评估指标，特别是在生命最后阶段的护理质量和结局(图 1-2-2)。

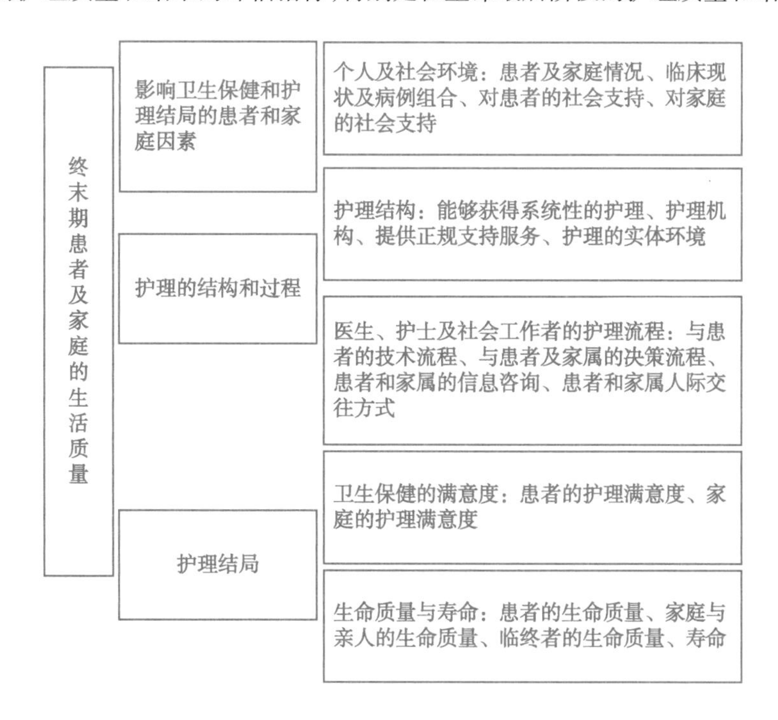


图 1-2-2 终末期患者及家庭的生活质量框架

Note：

(二) 基本内容

1. 影响医疗保健及其结果的患者和家庭因素

(1) 个人环境:包括患者和家属的情况,比如他们的经济来源和同时存在的生活问题等。由于安宁疗护是以患者和家庭为中心开展的,该框架认为患者和家庭的生活质量非常重要,除了关注终末期患者的临床状态,如临床诊断、严重程度、病史和疾病轨迹等,应当把与患者有密切关系、经常关心患者、了解患者、爱护患者的人都包括在内,这些家属也是患者寻求建议和情感支持的来源。

(2) 社会环境:社会环境是患者和家属可获得的主要社会支持,包括患者个人环境中未被满足但社会照护系统可以提供的支持。

2. 护理结构和过程　护理结构的因素包括获得护理组织、可提供的正式支持服务以及护理的支持性环境。护理组织侧重于管理和领导价值观,以及是否有受过安宁疗护护理培训;在照护服务中提供支持服务可以满足患者和家属的需求,比如选择死亡的地点、过程等;支持性环境主要指为患者和家属提供安静、舒适且方便照护的物理环境和轻松和谐的人文环境。在护理流程中,该框架将流程分为技术流程、与患者和家属的决策流程、向患者及其家属提供的信息和咨询以及护理提供者的人际关系和沟通方式。护理的结构和过程都会影响患者和家属对安宁疗护服务的满意度和自身的生活质量。护理结构可以通过多种方式影响护理过程,包括转诊限制、实际提供的服务和照护环境的类型(例如家庭、医院或疗养院)。反过来,护理过程可以通过过程的性质和质量影响护理结构。

3. 患者和家庭的护理结局　包括患者和家属的生活质量、患者的生存时间、患者和家属对护理服务的满意度。其中患者和家属对护理服务的满意度是安宁疗护临床实践中不可或缺的一部分。

(三) 对安宁疗护实践的指导

1. 改善终末期患者的个人和社会环境　评估终末期患者生理状况,如身体症状不适的频率、严重程度、持续时间、难以忍受或无症状的天数,以及经济状况等。了解患者日常生活困扰以及未被满足的需求,及时给予相应改善措施与支持帮助。此外,了解患者家属的照护负担,以及在照护知识、技能等方面存在的问题,提供相关的信息与指导,及时解答照护困惑。邀请社会工作者和志愿者共同提供终末期陪伴、倾听等人文关怀服务,为终末期患者和家属提供支持性的个人和社会环境。

2. 完善护理结构和过程　在护理结构方面,通过加强安宁疗护中的护理领导力,加强对建筑、病房设置、设备配备、组织机构、人员组成、规章制度、职责规范等护理结构的管理,提供全面、系统的安宁疗护服务,创造有利于安宁疗护发展的内部和外部环境。在护理过程方面,制订敏感、有效的安宁疗护护理质量标准,对安宁疗护过程进行计划、监测和控制,并通过计划、执行、检查和评价等一系列持续质量改进措施,以保证终末期患者得到高质量的服务。

3. 改善患者和家庭的护理结局　尊重终末期患者人格与尊严,使患者在身体、心理、社会和精神等方面处于轻松愉快的状态,减轻其不愉快的程度。帮助他们在不可避免的身体损失的同时尽量保持身体完整性。注重终末期患者的心理精神健康,缓解因濒死而产生的精神焦虑、社会孤立及其他精神症状。此外,缓解患者家属精神压力,进行死亡教育与照护技巧指导,为患者的死亡带来更积极的体验,从而改善患者和家属的生活质量,提高患者和家属的满意度。

## 五、优逝框架

(一) 基本概念

优逝(good death)也被称为“善终”,指临终者意识到并接纳即将来临的死亡,而且能够妥善处理情感和物质上的重要事宜。优逝是安宁疗护秉持的重要理念与追求的核心价值,生命终末期患者选择如何死亡的问题,核心在于临终者的生命如何终结。优逝的基本要素是减轻疼痛,患者在身体和情感上都能够在死前完成心愿。优逝需要基本符合患者及家属的意愿,与临床、伦理和文化的标准相一致。

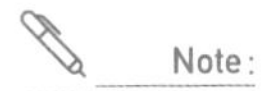

优逝框架是 1998 年 Emanuel 博士在拓展了优逝内涵的基础上提出的,她认为临终者的优逝体验是多方面的,包括症状、关系、支持、希望、期望、经济需求、护理需求以及精神和信念,可从患者本身特征、患者体验的可变因素、系统护理干预措施、总体结局四个方面了解和评估优逝,构成优势框架。在优逝框架下,生命终结的过程更加注重干净、平和、宁静地离去。

(二) 基本内容

优逝框架将临终体验过程包括四个关键组成部分。

1. 患者本身特征　包括患者的社会人口特征,以及疾病、预后的临床状况。

2. 患者体验的可变因素(或可能对事件或干预做出反应的要素)　包括身体症状、心理和认知症状、社会关系和支持、经济需求和照护需求、希望与期待、精神和生存信念六个方面的因素。

3. 家人、朋友、医护人员和其他人潜在干预措施　包括家庭和朋友的干预、群体干预、医疗干预、卫生保健机构干预、社会干预。

4. 总体结局　即临终体验。

(三) 对安宁疗护实践的指导

1. 充分考虑患者特征　针对不同疾病的临床特征采取相应的症状控制措施,在心理支持、社会支持中充分了解患者的年龄、文化背景、教育程度等,改善患者优逝体验。

2. 系统评估可变因素　多学科照护团队以优逝框架为理论基础,综合系统地评估患者体验,并判断影响患者临终体验各种因素间的相互关系,以期为患者提供更高质量的整体照护。许多有躯体症状困扰的患者常常伴有不同程度的心理困扰,并且心理困扰严重者甚至会加重身体症状,如抑郁的患者可能会有较低的疼痛阈值,更容易表现出身体症状,而那些精神良好的患者的身体症状较少。因此,在为患者控制症状时,要考虑心理因素对症状的影响。

3. 全面制订干预措施　重视医疗以外的社交网络对临终者体验的影响,例如家人朋友的陪伴,社区志愿者的支持帮助、患者同伴互助等提高患者的生活质量,并且要在适当的情况实施适当的干预措施。

4. 全方位改进患者优逝体验　除对患者的直接干预外,安宁疗护工作者及机构要积极改善支持性环境来提升患者临终体验质量,如发展专业的照护团队、优化团队关系、为政策改善开展研究、建言献策等。

知识链接

**优逝内容清单**

优逝内容清单是一种优逝测评工具。旨在从居丧期家属的角度出发,测评晚期癌症患者终末期的状态,也可作为评价家属安宁疗护的满意度指标之一。该量表包括 18 个维度,即:终末期身心舒适、对去世的地点是喜欢的、能保持希望和快乐、与医务人员的关系良好、不会成为别人的负担、与家人关系良好、有独立性、环境舒适、受到尊重、人生完满、接受足够的治疗、自然死亡、对死亡的准备、对未来的掌控、不知道死亡、自信与美丽、生命有价值、精神慰藉。每个维度包括 3 个条目,如“对死亡的准备”包括“患者见到了想见的人”“患者怀有了对人们的感激之情”“对亲爱的人说出了想说的话”,共 54 个条目。每个条目从“绝对不同意”到“绝对同意”采用 7 级评分,所有条目得分相加即为问卷总分,分数越高表明患者优逝目标实现得越好。该量表具有良好的信效度,已在多个国家进行验证和应用。

(丁永霞)

Note:

## 第三节 安宁疗护人文关怀

### 一、人文关怀的概念

#### (一) 人文关怀

也称人性关怀,人文关怀是一个哲学范畴的概念。概括而言,人文关怀的本质是“以人为本”,主要体现在以“生命价值”为本,具有“人权平等、人格尊重、人性自由、人情博爱”的人文或人道主义思想。

#### (二) 护理人文关怀

护理人文关怀是一个复合概念,是哲学与护理学的有机结合,是人文关怀理念在护理学科的具体运用。关怀作为护理的核心,在护理过程中,护士以人道主义精神,对患者的生命与健康、权利与需求、人格与尊严的尊重、理解、关心和帮助。护理人文关怀是以患者为中心的一种护理行为,反映了护士在照料工作中的责任心和职业道德,让患者感受到关爱和情感支持。

### 二、安宁疗护人文关怀的理论

#### (一) 华生关怀理论

华生(Watson)于 1979 年首次提出关怀科学理论,对人文关怀的概念和哲学基础进行了分析和探讨,明确了人文关怀的 3 个主要概念:关怀科学、超越个人的关怀性关系、关怀时刻,并在早期提出了十大关怀要素,后期演变为十大关怀程序。Watson 关怀理论在国内外广泛运用,美国 Lukose 基于该理论构建了人文关怀实践模式,强调护士和患者之间的互动,通过建立护士和患者之间真诚的人际关系等,实现对患者的关怀。

#### (二) 跨文化关怀理论

莱宁格(Leininger)于 20 世纪 60 年代提出跨文化关怀理论,从人类文化学角度,以文化和照护为核心,阐述了护理人文关怀的理论和实践指导,提出人类关怀需求和体验与其社会文化背景、信仰、价值观和生活方式等息息相关。该理论逻辑性强,易于理解和推广,在临床护理、护理科研、护理教育、护理管理等方面均有较广泛的应用。

### 三、安宁疗护人文关怀的原则

#### (一) 尊重原则

尊重是沟通的首要原则,是对患者最好的关怀。尊重原则对于临终患者具有特殊的意义,伴随着临终症状的出现,患者在此期间心理状态更加脆弱。尊重患者的自主性,保证患者的临终治疗意愿和其他相关决策得到实现。患者愿望的实现是践行安宁疗护人文关怀的具体体现。

#### (二) 共情原则

共情是指通过沟通等方式理解他人内心世界并对这种理解进行恰如其分的表达。站在临终患者角度感受他们的需求和困扰,多倾听患者的倾诉,并提供适当的帮助。学会在人际关系中换位思考既是一种态度,也是一种能力,它表现出对他人的关切、接受、理解、珍惜和尊重。共情原则使医务人员最大限度地理解临终患者,并用平和的心态与临终患者相处,具有共情能力的护士能耐心地以建设性的方式去处理与临终患者产生矛盾。共情不等于对他人的遭遇表示遗憾,也不是表达慰问,而是一种中立的价值观,温暖地传达切实的关怀,帮助患者解决问题,是建立良好护患关系的重要基础。

#### (三) 全面原则

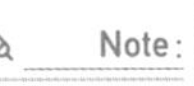


对临终患者的照护应是全面的、整体的,包括对患者的生理、心理、社会以及精神等方面的需求给

予全面的关心，从传统的生物医学护理模式转变为生物 - 心理 - 社会护理模式。护士既可为入院治疗的患者提供服务，也可为居家临终患者提供指导与帮助。另外，在护理工作中，既要关心患者，也要关心患者家属，向临终患者家属提供支持，帮助患者建立更加完整的家庭支持系统。

（四）个性化原则

由于每位患者的职业、年龄、受教育程度、社会角色等不同，不同文化背景的人有着不同的关怀体验，对于同一事物有不同的看法和决定，文化影响着人们的价值观、习俗和行为方式。因此，在对临终患者提供护理时需强调个性化原则，护理人文关怀需要了解不同个体和群体文化背景的关怀表达方式，提供精准个性化护理，满足不同文化层次的患者需要，充分尊重患者的文化多元性，协助、支持与促进患者改善面对死亡的态度和生活质量。

## 四、安宁疗护人文关怀的方法

（一）终末期患者人文关怀

1. 生理关怀　责任护士应密切观察患者病情变化，根据患者病情制订个性化护理措施，把整体护理落到实处。终末期患者受到多种临终症状折磨，疼痛是影响患者舒适最常见也是最严重的症状，故责任护士需同其他医务人员一起，在提供基础护理（如协助其翻身、拍背等）和饮食指导的同时，使用药物、护理技术控制和缓解患者临终症状，减少痛苦，促进舒适。

2. 心理关怀　临终患者在疾病末期常常具有焦虑、抑郁、恐惧等负性情绪，护士对患者实行初级普查 - 中级疏导 - 高级介入模式的“三步走”心理关怀计划，提供不间断、无缝隙的心理关怀服务。责任护士加强对患者心理动态评估与观察，及时满足患者心理需求。指导患者对自身情绪进行记录和分析，发现积极情绪对身心的影响。通过音乐疗法、家属或宠物陪伴等方式帮助患者降低焦虑水平，宣泄不良情绪，促进心理健康。

3. 社会支持　责任护士应及时了解患者社会需求，建立“医生 - 护士 - 患者 - 家属”共同参与的社会支持计划，协助患者在生命终末阶段心愿达成。家庭是临终患者最可靠的社会支持系统，家人的陪伴是对临终患者最大的安慰。良好的家庭支持系统离不开家属的理解和帮助，责任护士需充分调动家属的积极性，这也是人文护理的充分体现。

4. 环境要求　为临终患者营造一种充满人情味，关心患者、尊重患者、以患者利益和需要为中心的人文环境。同时注意尽可能予以临终患者独立单间，设有陪护床，满足亲人陪伴最后一程的需求。当病房紧缺，无法提供单间时，护士应进行屏风遮挡，保护临终患者的隐私。保持室内空气的舒适和流通，温度保持在 22~24℃，湿度保持在 50%~60%。光线适宜，因临终患者在生命末期视力逐渐模糊，且通常害怕处在黑暗的房间。病房的设计和设施布置应尽可能体现家庭式温馨、舒适、方便，可备有电视、书报，允许终末期患者在墙上粘贴自己喜欢的画、工艺品、相片等，尽量使患者在舒适的环境中度过有限的时光。

5. 死亡教育　了解患者的人生观、世界观及价值观，在评估患者的基础上，与患者进行深度的沟通，对患者进行死亡教育，使其能够正确面对死亡，帮助患者明白疾病和死亡每个人都必须面对，是不可逃避的，应以坦然、积极乐观的心态去应对。

（二）终末期患者家属人文关怀

1. 患者终末期　护理人员要学会换位思考，体会家属的心情，在不违背原则的情况下，尽可能满足家属的照顾需求。指导家属对临终患者的生活照料，鼓励家属表达感情，协助营造良好家庭氛围，同时帮助家属做好亲人离世的思想准备。

2. 患者逝后　患者的离去并不意味着服务链的终止，对丧亲者的关怀是人文护理本质的延伸。丧亲者在亲人离世后，既要安排逝者的各项身后事，又要处理自己的情绪，平复自身的哀伤。责任护士应对家属进行居丧护理，包括：协助家属安排临终者死后相关事宜、与家属共同应对患者的死亡、鼓励丧亲者宣泄不良情绪，充分表达感情和感受，而不是只说“节哀、保重”，使用合适的哀伤辅导技术

Note:

指导其学习和使用放松的方法，如深呼吸、冥想等尽快帮助家属从痛苦中恢复过来。

（三）人文关怀礼仪要求

1. 言语礼仪 诚恳、体贴、礼貌的语言，对于临终患者来说，就如一剂良药。人文护理实质上是一种实践人性化护理服务的行为和规范，需与患者加强沟通，营造人文氛围。

(1) 护士应注意善用礼貌用语，语言要文明、得体、谦和，能让临终患者心平气和、信任护士。

(2) 临终患者在生命末期充满了对死亡的恐惧，护士要表现出对患者善意的关怀与同情，言语要具有安慰性和鼓励性。

(3) 为临终患者健康教育时，做到言简意赅、科学规范、通俗易懂，切忌使用医学术语和啰嗦冗长，发音要准确、语调柔和，语意清楚、精练。

2. 工作礼仪

在为临终患者进行护理操作时，人性化的操作礼仪是取得患者良好配合的关键，也是护士对患者实施人性照护的具体体现。

(1) 操作前：解释操作的目的和意义，取得患者的配合。推治疗车和进出病房动作要轻，若操作涉及患者隐私要提前准备屏风或拉好病床隔帘，保护患者隐私。

(2) 操作中：操作时应注意动作轻柔，临终患者长期忍受疾病的折磨，尽可能一次成功，减少患者痛苦。同时注意与患者沟通，询问患者的感受，并适时给予安慰，消除临终患者对操作治疗的恐惧。

(3) 操作后：当患者配合护士完成工作后，护士应当对患者的配合表示感谢，询问患者的感觉，观察了解预期效果，交代相关注意事项等，对操作治疗给患者带来的不适和顾虑给予安抚。

（邓仁丽）

## 第四节 安宁疗护涉及的伦理及法律问题

### 一、安宁疗护的伦理原则

（一）自主与尊重原则

指在安宁疗护实践活动中，尊重患者的生命价值、尊严与权利，患者享有独立的、自愿的决定权，护理人员与患者双方应得到人格的尊重。自主与尊重原则的实现有必要的前提条件：一是要保证医患双方人格受到应有的尊重；二是要保证护理人员以合适的方式为患者提供适宜的疾病诊疗和护理的信息；三是要保证患者有正常的自主能力，情绪表现能力，并且具有理性决策的能力；四是要保证患者自主决策不危害他人和社会的利益。

（二）有利与不伤害原则

有利原则是指在安宁疗护工作中应遵循患者利益至上的原则，切实为患者谋福利，使医疗行为给患者带来最大可能的益处。不伤害原则是指在安宁疗护工作中尽可能避免和降低对患者不应有的伤害。这些伤害包括手术、药物、器械等相关的技术性伤害，语言、态度、过度医疗等相关品德性伤害，潜在医疗风险与不良反应、经济损失等相关的其他可能伤害。

（三）知情同意原则

是指与终末期患者和家属在病情进展、治疗与照护方案等方面进行充分沟通，对各种选择的益处、不良反应、危险性及可能发生的其他意外情况进行沟通。注意应将患者本人的诉求作为出发点，尊重患者的理性思考和自主选择。在得到患者的同意后，才能对患者采取相关的治疗措施。如存在知情同意代理人时，代理人一般应该是患者的至亲（父母、配偶和子女）、近亲以及合法的监护人，能够真正代表患者的利益。

（四）公正公平原则

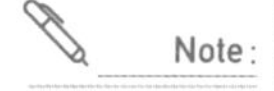


公正公平原则是指在安宁疗护中公平、正直地对待每一位终末期患者，他们都具有平等享受健

康卫生资源分配和使用的权利，站在公正立场上，对同样的患者给予同等适宜的安宁疗护服务。此外，在态度上做到平等对待所有患者，坚持实事求是和一视同仁，不歧视社会弱势群体、老年人、儿童等。

## 二、安宁疗护涉及的伦理问题

### (一) 病情告知

#### 1. 病情告知的伦理问题

(1) 是否进行病情告知：有的家属认为终末期患者无法接受自己即将临终的现实，病情告知可能会引起恐慌、焦虑等负面情绪，给患者带来巨大打击，让终末期患者失去对治疗和生活的信心，进而产生种种不利后果。因此，倾向刻意隐瞒病情，将此作为对患者的保护。殊不知这样反而可能让患者失去了适时进行终末阶段安排的机会，无法与亲友道爱、道谢、道歉、道别，带着遗憾与不甘离世。

(2) 如何进行病情告知：一方面，医务人员在终末期患者病情告知的过程中若对患者个人情况、教育程度、信息接受能力等因素考虑不全，表达过于专业，会使患者无法理解、理解偏差或者理解有误，使病情告知过程中医患信息交流不对称。另一方面，合理告知程度选择不当也可能给患者造成困扰。如告知时间、地点选择不当，将告知形式和内容过于夸大，将极小概率的风险也尽数告知，造成“过度告知”，给终末期患者带来“告而不知”的困扰。此外，如在没有任何铺垫的情况下，直截了当地告知患者病情，可能会加重患者的恐惧。

#### 2. 病情告知的伦理决策

(1) 明确病情告知的必要性：《中华人民共和国民法典》第七编“侵权责任”第六章“医疗损害责任”第一千二百一十九条规定：医务人员在诊疗活动中应当向患者说明病情和医疗措施。强调医务人员有告知患者病情的义务，患者有独立的、自主的决定权。首先，病情告知可以帮助患者及家属了解目前的病情及患者状态，规划下一步的照护计划，完成未尽事宜，减少患者及家属的遗憾。其次，通过病情告知可以让患者感到被重视、被尊重、被支持，形成彼此信任、彼此坦诚的护患关系，为安宁疗护创造良好的人际工作环境。

(2) 做好准备：告知前先评估患者疾病、心理状况等，了解坏消息对患者和家人来说意味着什么，理解患者在情感与精神上的需要，以及目前的社会支持现状。选择恰当的时间，选择安静、独立、不被干扰的空间，可以邀请患者家属在场，有利于沟通和患者及家属的情感释放，并保护隐私。

(3) 因人而异：以尊重患者自主权利为基础，评估患者知情意愿并实施人性化、个性化的告知策略。具有同理心，先问问自己“这个诊断对患者意味着什么”。如男性患者的病情告知则考虑男性习惯单独处理事情的特点，女性患者注意切入平缓，态度诚恳，言辞亲切、耐心细致。

(4) 阶段告知：病情告知是一个循序渐进的过程，在告知时应注意患者的接受情况，不能将全部病情信息一次性传递给患者，应进行分阶段告知的方式，一次不超过一个或两个概念，必要时进行举例说明，让患者对临终有一个充分的心理准备过程。

(5) 信息准确：向患者提供清晰、准确的信息，不能用模糊的语言混淆概念。使用简单易懂的语言，不使用专业术语和专业简称。语速适中、语气亲切，不采取冷漠或隔阂的态度，对关键信息做适当重复，面对患者的否认不去争论。

(6) 给予希望：在语言上使用坦诚又不乏同情心的陈述方式，结合非语言的暗示，向患者及家属传递温暖、同情、鼓励和安慰。需要注意的是，病情告知不是摧毁患者一切希望，即使不可能治愈，也要提供希望和鼓励。另一方面，给患者及家属释放情感的空间，在这个过程中，护士可能也会有感情共鸣，不需要过分回避，可留给患者或自己一些沉默与思考的时间。

### (二) 管饲营养与补液

1. 管饲营养与补液的伦理问题　一方面，终末期患者濒死最明显的迹象是进食逐渐减少，单纯的提高营养摄入和辅助液体治疗，并不能有效改善终末期恶病质患者的营养状况，不能使患者利益

Note:

最大化，还可能造成医疗资源的浪费。患者有自主选择权，有权放弃管饲营养与补液。另一方面，让终末期患者活得更长、活得更好，是医患的共同心愿，营养支持通过建立通畅的营养通道，选择合适的营养支持方案，可以一定程度改善终末期部分患者的营养状况和生活质量。与此同时，获得食物和水属于人的基本需求，尽管这些食物可能并不被人体吸收，但是也满足了终末期患者进食的愿望。

2. 管饲营养和补液的伦理决策

(1) 评估患者整体状况与需求：了解终末期患者的临床状况，与患者或家属有效沟通，告知患者可以选择的营养支持治疗方案，以提高患者生活质量为目标，考虑并讨论潜在的获益与负担。如患者的病情有无逆转的可能、营养支持能否使患者维持或重获良好的生活质量、营养支持治疗的并发症及对患者造成的潜在影响、是否只是延长濒死期的痛苦过程。如果患者不能明显从管饲营养和补液中获益，比如严重脱水或营养不良的晚期患者，管饲营养和补液并不能改善患者的功能状况、不能减轻疲乏等痛苦症状，可考虑中断营养支持。

(2) 尊重患者的知情同意与自主权：需要充分尊重患者的知情同意与自主权。医务人员有义务向患者提供有关医疗护理决策所需的信息，尊重患者感受以及做出同意或拒绝治疗的决定。鼓励患者参与医疗决策，增进护患之间的沟通与理解。如一部分患者认为营养支持使尊严感下降，在身体或情感上无法接受，患者想要停止积极的管饲营养与补液支持治疗时，要充分尊重患者的感受，尊重患者的自主意愿。

（三）姑息性镇静

1. 姑息性镇静的伦理问题　姑息性镇静是指当终末期患者出现无法忍受的难治性痛苦症状，而进行的任何常规治疗措施都无效时，在医护人员的严密监控下，通过药物使患者处于睡眠或镇静状态，以达到缓解终末期患者顽固性症状(如疼痛、呼吸困难等常见症状)所致的痛苦。

姑息性镇静在应用过程中仍存在争议。一是姑息性镇静的介入时机尚不确定，不同学者认为介入时间在死亡前几小时至两周不等。二是难治性症状通常是症状相互累积的结果，即一个症状诱发不同的痛苦的叠加(如严重的呼吸困难引起重度焦虑)，不同的症状累积的作用导致患者无法忍受的痛苦。

**知识链接**

**镇静反应**

镇静反应是指患者在接受阿片药物镇痛(包括经静脉途径自控镇痛和硬膜外镇痛期间)期间，其意识清醒程度持续发生改变的过程。临床表现中镇静反应程度评估分为5个等级：LOS 0级为“清醒，反应敏捷”；LOS 1级为“有些昏昏欲睡，但容易唤醒”；LOS 1S级为“正常入睡状态”；LOS 2级为“频繁发生昏昏欲睡，容易唤醒，但不能持续处于觉醒状态”；LOS 3级为“难以唤醒，不能处于觉醒状态”。对LOS 1、1S、2、3级的患者还需同时评估呼吸状态，包括呼吸频率、幅度、呼吸是否规则及是否打鼾。

2. 姑息性镇静治疗伦理决策

(1) 加强鉴别：关于姑息性镇静的介入，目前的共识是通过多学科照护团队进行评估与讨论，选择个体化的介入时机。当确定进一步的侵入性/非侵入性的干预措施不能充分缓解谵妄、呼吸困难、疼痛、呕吐以及非躯体性心理痛苦症状，伴有严重的或无法忍受的急慢性合并症，且不可能短时间内缓解症状时，可使用姑息性镇静。注意加强对于难治性症状的鉴别，不能仅用一项评价标准来解决所有问题，患者出现心理痛苦与生存痛苦时，需要通过专科心理评估进行排除，并在无法帮助患者缓解痛苦时，才能实施姑息性镇静治疗。

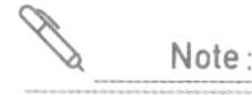

(2) 尊重患者的知情同意与自主权:《中华人民共和国民法典》第七编“侵权责任”第六章“医疗损害责任”第一千二百一十九条规定:需要实施手术、特殊检查、特殊治疗的,医务人员应当及时向患者具体说明医疗风险、替代医疗方案等情况,并取得其明确同意;不能或者不宜向患者说明的,应当向患者的近亲属说明,并取得其明确同意。因此,姑息性镇静实施前需要详细介绍患者一般情况和造成痛苦的原因;之前的治疗未能有效控制症状的事实;姑息性镇静的原理、目的、方法,以及计划镇静的程度、潜在风险及监护措施、预期效果,中断甚至停止镇静的可能性;其他可能缓解痛苦的替代方案等。

(3) 姑息性镇静不同于安乐死:姑息性镇静与安乐死有截然的区别。首先,姑息性镇静治疗是一种特殊的安宁疗护措施,当生命末期患者因痛苦变得躁动不安时,通过药物镇静降低患者的意识水平,让患者意识不到自己的痛苦症状,以缓解和平复激越、烦躁不安、负罪感、绝望等痛苦,并且不会缩短患者生存期。而安乐死则加速患者的死亡进程。其次,姑息性镇静可以逆转,安乐死不可以逆转。在姑息性镇静的过程中,护理人员应关注患者的心理状况,了解患者的担忧和特殊的愿望,如对濒死过程的焦虑、恐惧和担忧等。

## 三、安宁疗护涉及的法律问题

1. 生命支持治疗与心肺复苏的法律问题　当患者已经确定没有存活希望时是否仍需要进行积极救治、当终末期患者发生心脏骤停时是否需要进行生命支持治疗和心肺复苏等,这些问题一直存在争论。有观点认为对终末期患者而言,心肺复苏的成功率较低,只是徒增其痛苦。当患者明确表示要求拒绝或撤除心肺复苏术及生命支持治疗措施时,医务人员是否应该尊重患者拒绝医疗救治的权利、患者拒绝医疗的意愿是否有效是安宁疗护相关的法律问题。

2. 生命支持治疗与心肺复苏的法律问题对策

(1) 尊重患者的生命权:《中华人民共和国民法典》第四编“人格权”第二章“生命权、身体权和健康权”第一千零二条规定:自然人享有生命权。自然人的生命安全和生命尊严受法律保护。任何组织或者个人不得侵害他人的生命权。任何医疗决策应该从保护患者的生命权出发,挽救患者生命既是医务人员的职责所在,也是不容推辞的义务。

(2) 尊重患者的自主权:自主决定权是每个人的基本权利,当患者本人要求不再使用相关心肺复苏术、停止生命支持治疗等措施时,在充分沟通和理解的基础上,应在满足法律条文基础上尊重患者的决定。

(谌永毅　许湘华)

## 思考题

1. 护士在安宁疗护中的角色和作用有哪些?
2. 如何发展有中国特色的安宁疗护理论体系?
3. 安宁疗护的未来发展趋势有哪些?

Note:

URSING

# 第二章

# 安宁疗护服务模式

第二章　数字内容

## 学习目标

- **知识目标：**

1. 掌握安宁疗护服务模式主要类型及相关概念。
2. 熟悉安宁疗护转诊时机与标准。
3. 了解不同安宁疗护服务模式的照护内容。

- **能力目标：**

1. 能够根据患者不同需求情况选择适宜的安宁疗护模式。
2. 能够比较不同安宁疗护服务模式发展特点。

- **素质目标：**

具有识别患者安宁疗护照护资格，帮助患者进行辅助决策，并组织协调适宜安宁疗护转诊机会的职业素养。

随着人口老龄化程度的逐渐深入和疾病谱不断变化，失能、失智老年人及慢病患者的数量也与日俱增，随之而来的安宁疗护服务需求愈加迫切。我国从20世纪80年代开始探索安宁疗护服务模式，发展至今衍生出多种安宁疗护服务模式，具体可归纳为：医院、社区、居家及养老机构的安宁疗护服务模式。这些模式以各自照护内容和收治原则为基础，根据终末期患者需求，整合各方资源开展安宁疗护照护工作，虽各有特点，但可以通过转诊管理形式互为渗透联系，安宁疗护转诊体系的建立是缓解不同机构安宁疗护资源供需不平衡状态的有效途径。本章阐述不同安宁疗护服务模式照护特点，介绍安宁疗护转诊体系、时机和标准。

导入案例

李爷爷，82岁，两周前因肺癌病情加重入院，一儿两女都很孝顺，轮流守护在老人身边。经评估后，医生决定召开安宁疗护家庭会议。老人的儿子开门见山地说："医生，不用给我父亲治疗了，以前我母亲离世的时候就在医院治疗，一直抢救，瘦得皮包骨，太痛苦了。你们也不用跟我说了，我们三兄妹都了解医院的流程，只想让我爸少受痛苦，没有必要开会了，我们完全同意。"

请思考：

(1) 李爷爷的安宁疗护将可能在哪些场所开展？

(2) 安宁疗护转诊时机和标准有哪些？

(3) 安宁疗护转诊流程是怎样的？

# 第一节　医院安宁疗护

## 一、门诊安宁疗护

门诊安宁疗护是由医院开设专门的安宁疗护诊室，并由安宁疗护医生进行评估和诊疗的一种模式，参与就诊的通常为具有安宁疗护需求的终末期患者，该模式在疼痛控制、缓解症状、提升患者及家属生活质量和医疗资源合理利用等方面都至关重要。

### （一）门诊安宁疗护特点

门诊安宁疗护可以为符合条件的患者提供相关诊疗服务。医生会评估患者所患疾病、患者目前的躯体及其他痛苦状态、本人或家属对疾病的认知和困惑、就诊目的、家庭支持系统状况、对疾病的治疗目标等，记录终末期患者倾向的照护地点和死亡地点等，梳理患者的照护需求并针对性地给予解决。在这一过程中，识别符合安宁疗护照护需求的患者是实施安宁疗护照护工作的前提。门诊安宁疗护特点从患者准入标准和照护内容两方面可以概括为以下几点：

1. 准入标准

(1) 恶性肿瘤晚期。

(2) 慢性非肿瘤性疾病，存在1个或多个器官功能严重受损，无有效治愈手段，就诊目的为减轻症状，改善生活质量。

(3) 患有慢性疾病且针对这种慢性疾病的治疗手段已全部充分使用，但患者仍然有痛苦症状。

(4) 患者预期寿命在6个月左右。

(5) 年龄大于85岁，虽无致命性疾病，但生活质量欠佳且伴有痛苦及重度衰弱症状的生命期有限老年人。

2. 照护内容　医护人员根据准入标准，向符合门诊安宁疗护诊治条件的患者详尽介绍安宁疗护的宗旨和服务内容，引入安宁疗护治疗决策，开展照护工作。

Note:

(1) 症状控制：评估患者疾病状态，护士需要与医生合作，共同对门诊终末期患者疼痛、呼吸困难、恶心呕吐等主要症状进行控制，包括药物治疗和非药物治疗，如在门诊实施疼痛神经阻滞和射频等介入治疗、伤口清创换药护理等。若患者症状难以通过门诊控制时，护士可帮助患者转诊至安宁疗护病房或机构进行集中照护。

(2) 心理精神抚慰：评估患者及其照护者心理、精神健康状况，提高照护质量。由于终末期患者心理状态较为复杂，需要多次门诊就诊解决心理和精神抚慰问题，安宁疗护门诊常常从解决患者躯体症状开始，之后再逐渐解决患者身体、心理、社会、精神等多方位的需求。

(3) 参与决策：与患者及家属共同决策，帮助患者或家属解决治疗决策上的纠结难题，缓解患者或家属在决策时的不舍、哀伤、愧疚等多种复杂情绪。

#### (二) 门诊安宁疗护形式

门诊安宁疗护有助于及时控制终末期患者症状困扰，并予以心理精神抚慰，其虽不能成为解决所有安宁疗护需求的唯一场所，但它是安宁疗护全面综合照护的重要组成部分之一。由于各地区发展水平与医院发展规划的不同，各地区、各家医院安宁疗护门诊各具特点，大致可以分为独立门诊、嵌入式门诊、基于远程医疗的安宁疗护门诊 3 种形式。

1. 独立门诊 独立门诊通常配有独立的门诊安宁疗护收费系统和多学科诊断及治疗团队，包括医生、护士、心理咨询师、营养师、社工和志愿者，可有计划地为终末期患者提供满足其身体、心理、社会、精神多方位需求的整合照护，从而有效发挥安宁疗护多学科团队在终末期患者治疗中的作用。在多学科团队协作下，独立门诊可设定明确的转诊标准，优先考虑患有身体或社会心理症状困扰的患者当天进行紧急转入。同时独立门诊有条件针对具有复杂护理需求的患者量身定制个性化的门诊环境，如根据患者行动能力的不同，安放可调节高度的检查桌、播放柔和音乐、提供健康教育处方等。

2. 嵌入式门诊 嵌入式门诊是将安宁疗护团队成员嵌入肿瘤科、老年医学科等相关科室，即安宁疗护成员和这些相关科室的治疗团队共享同一诊所空间，除了进行单独诊疗外，亦可以相互合作在同一天为同一患者进行共同诊疗。这种模式可以促进成员间深入交流、协作和支持性照护，有利于共同讨论患者病情并为患者提供及时的安宁疗护诊疗机会。

3. 远程门诊 远程门诊是指以远程医疗形式开设的安宁疗护门诊，有利于扩大现有门诊的服务范围，对于获得三级医疗服务较为困难的基层地区和偏远地区患者具有重要意义。在该模式中，安宁疗护团队能够为患者提供在线健康教育、疾病问诊和症状监测，致力于改善患者依从性，提高患者安宁疗护转诊的效率，从而最大限度地减少患者的急诊就诊。

**知识链接**

**"互联网＋安宁疗护"服务模式**

"互联网＋安宁疗护"高效利用智能手机中移动健康软件程序等技术的优势，实现对安宁疗护患者健康教育、症状管理、信息共享、决策和沟通的远程干预，是护理模式的升级，也是创新"互联网＋医疗"模式发展的需要。"互联网＋安宁疗护"服务模式有利于医护人员运用互联网技术将紧缺的医疗资源进行更合理的分配，弥补传统护理工作模式的不足，极大促进医患间信息交流，提高安宁疗护的服务范围，优化安宁疗护医疗资源的利用效率，缓解医疗资源紧缺的现状。

### 二、急诊安宁疗护

由于终末期患者病情危重并且变化快，急诊安宁疗护是急诊科最常见的留观类型。在急诊护理的情境下，除了要为终末期患者进行症状缓解，患者及其家属相应的情感和精神支持也非常重要。急诊医护人员还应具备判断安宁疗护照护对象的能力，通过转介等方式，将患者转至具有安宁疗护照护

Note:

能力的科室，从而提高急诊安宁疗护患者的识别效率和照护质量。

### （一）急诊安宁疗护特点

终末期患者具有较高的急诊入院率，因而对于终末期患者尤其是临终老者，急诊是其就医的重要特殊的场所之一。与门诊安宁疗护不同，急诊安宁疗护患者通常为发生急性症状而求助急诊科的终末期患者，且急诊安宁疗护的护理环境中存在诸多治疗决策上的不确定性，其中最主要的便是急诊安宁疗护与传统抢救之间的决策矛盾。因此护士需尽早判断患者是否满足安宁疗护照护标准，帮助其做出合理决策，避免不必要的抢救措施。

#### 1. 准入标准

（1）患者存在威胁生命的疾病如终末期肝病、晚期癌症等。

（2）症状无法控制且存在至少 1 项临床指标。以帕金森为例，相关临床指标包括：对治疗 / 药物的反应降低；日常生活需大量帮助；疾病控制不佳；运动障碍、行动不便、跌倒；中 / 重度吞咽困难。

（3）安宁疗护相关筛选评估标准显示急诊患者有明显的安宁疗护需求。如姑息性表现量表得分 <50 分（附录 1）。

（4）患者近阶段因相关急症频繁入院，预期寿命在 6 个月内。

（5）取得患者与家属的知情同意。

#### 2. 照护内容

（1）早期识别：护士须及早识别急诊终末期患者的安宁疗护照护需求，既可直接于急诊环境中为其提供安宁疗护照护，也可通过转诊的方式，将患者转诊给安宁疗护专业人员，以减少不必要的治疗和急救措施，提高安宁疗护的工作效率和质量。

（2）症状控制：与传统急救模式不同，急诊安宁疗护情境下，当患者有濒死症状时，医护人员往往是通过提供促进患者舒适的药物，缓解患者痛苦，给予濒死患者及其家属最贴心的照护，而非实施非必要的心肺复苏术等急救措施，从而有利于医疗资源的合理利用。

（3）心理精神抚慰：为急诊末期患者和家属提供满足其心理、情感、精神的照护支持具有重要意义。护士可在急诊情境下为患者及其家属召开家庭会议，提供安宁疗护决策咨询，减少患者和家属的无助感和焦虑紧张感。护士还需要创造独立的安宁疗护空间，让患者与家属不受嘈杂的急诊氛围干扰，共享陪伴时光，安静地走完人生最后一程。

### （二）急诊安宁疗护形式

为了有效应对急诊环境中日益增加的终末期患者，需要设计及开展安宁疗护相关治疗和咨询服务。当前急诊安宁疗护模式主要包括以下三种类型：

**1. 急诊 - 安宁疗护团队合作形式** 该模式通常由同一家医院内部的安宁疗护团队与急诊科联合发起，鼓励终末期患者及其家属进行相关咨询。其中安宁疗护团队可以设计和组织急诊工作人员的安宁疗护培训，研制安宁疗护筛查工具，参与急诊科例会，并根据急诊医护人员的需要及时参加会诊，以建立和谐的医疗合作关系。安宁疗护团队通过识别急诊就诊患者中需要安宁疗护的照护对象，并及早为这些患者配置相适应的安宁疗护照护资源，减少患者的住院时间和住院费用。

**2. 急诊 - 安宁疗护咨询小组形式** 急诊 - 安宁疗护咨询小组中，急诊科医护人员需具备急诊与安宁疗护两个学科的专业知识，可独立地为符合条件的患者提供安宁疗护咨询服务，辅助终末期患者做出适宜的安宁疗护照护决策，制订安宁疗护照护方案，并能够运用转诊的方式，将患者转至安宁疗护病房。

**3. 急诊 - 安宁疗护专业机构合作形式** 该模式中急诊科医护人员与具有相应资质的安宁疗护专业机构（如医院或安养院、护理院）合作，在患者及家属知情同意的前提下，通过与安宁疗护专业机构工作人员共同确定符合急诊安宁疗护资格的患者，可直接在急诊情境下配合急诊科医护人员首先进行患者疼痛和其他症状控制。在充分评估患者安宁疗护照护需求的基础上，急诊医护人员与安宁疗护机构工作人员共同决定患者是否需要转诊至院外安宁疗护机构。

Note:

## 三、住院安宁疗护

在我国，住院安宁疗护通常是综合医院设立的独立安宁疗护病房，或者是于二级、三级医院的肿瘤科或老年科内设置的安宁疗护病床，强调通过安宁疗护多学科团队（multi-disciplinary team，MDT）合作，给予患者身体、心理、社会和精神多方位的照护支持。

### （一）住院安宁疗护特点

综合性医院或肿瘤专科医院往往承担着各地区安宁疗护专业人员教育、培训和科研工作，是有效推动各地区安宁疗护事业建设及学科发展的重要阵地。以综合性医院为依托的住院安宁疗护通常需要体现"入院—住院—出院"的全程照护模式，从患者准入标准和照护内容两方面，其特点可概括为以下几点：

#### 1. 准入标准

（1）已无治愈希望且病情不断恶化，预期生存期在6个月左右，需要住院以控制复杂症状的患者。

（2）经医师、家属及患者共同决策，确认不再接受治疗性措施，愿意住院接受安宁疗护的患者。

#### 2. 照护内容

（1）入院：主要是与门诊或急诊安宁疗护的衔接，医护人员根据患者病历资料和病情状态评估符合安宁疗护转入标准的患者后，需要与患方沟通安宁疗护照护方案。在保证患方自愿接受安宁疗护理念、选择入院接受安宁疗护照护等知情同意原则的基础上，医护人员与患者或家属签署《安宁疗护病房入院同意书》，并根据患者或家属需求签署《放弃临终抢救同意书》等相关医疗文件。

（2）住院

1）症状控制：针对终末期患者的突出症状如疼痛、呼吸困难等进行筛查、评估、记录，确定导致患者不舒适的主要症状及发生原因，尽快对症处理。

2）舒适护理：鼓励家属参与，共同做好患者的生活护理，增加终末期患者的舒适度。舒适护理侧重于患者身体清洁、异味控制、失禁性相关皮炎、压迫部位的皮肤护理等。

3）心理精神抚慰：评估患者心理精神状态，判断患者对死亡的心理接受程度及是否伴有心理问题，必要时可以邀请精神科医师、心理咨询师等提供专业的心理疏导；多倾听陪伴患者，帮助患者进行生命回顾，尽力达成临终心愿，共同探讨生命价值和意义。

4）家属照护：评估家属有无照护负担及情绪困扰，并给予针对性的照护支持和心理疏导；待患者离世后，还需向家属提供哀伤辅导等照护工作。

5）健康教育：护士可以通过设置宣传栏、发放健康教育资料、召开病友健教会等方式向患者和家属宣传安宁疗护的理念及知识，必要时可以针对有特殊需要的患者和家属设计个性化的健康教育方案。

（3）出院：对于住院过程中病情稳定且有出院需求的患者，护士应通过探访、电话、网络平台等做好出院追踪和院外随访工作，帮助联系居家安宁疗护资源，为患者和家属提供症状缓解及心理疏导等照护工作，实现出院后安宁疗护照护管理、团队、信息、服务的延续。

### （二）住院安宁疗护的形式

1. 安宁疗护病房　通常是医院内部根据自身实际情况与环境设施，结合《国家卫生计生委关于印发安宁疗护中心基本标准和管理规范（试行）的通知》（国卫医发〔2017〕7号）文件要求建设的独立安宁疗护病房，具有合理的病房规划，严格的人员准入资质，明确的组织结构。在安宁疗护患者准入原则、服务标准、症状管理、心理支持、舒适护理等方面通常会制定规范的护理实施准则。

2. 安宁疗护病床　与安宁疗护病房不同的是，该模式是内置于综合性医院肿瘤中心或老年科的病室房间，病床规模一般小于安宁疗护病房的病床数量，且病区负责人需组建符合条件的MDT团队，开展病区安宁疗护工作，然而在该模式中需要注意的是，由于安宁疗护病床的特殊性，护士需做好同病区其他患者的沟通协调工作，加强其对该病床的认知度。

Note:

## 四、重症监护室安宁疗护

重症监护室（intensive care unit，ICU）通常被视为“技术医学”，但ICU患者同样需要安宁疗护，并且有很大一部分患者符合安宁疗护的准入标准。

### （一）重症监护室安宁疗护特点

#### 1. 准入标准

（1）患者收入ICU后，住院时间已≥10天。

（2）存在威胁生命的疾病如Ⅳ期活动性恶性肿瘤、终末期肾病、严重充血性心力衰竭等。

（3）患者症状严重，如频发心搏骤停、需长期行机械通气。

#### 2. 照护内容

（1）动态评估：随着ICU患者病情的发展，护士应该动态系统地评估患者生命支持治疗需求。因此，护士应在ICU患者入院早期，对其进行安宁疗护照护评估，根据评估结果，动态调整照护目标，对符合条件的患者尽早启动安宁疗护照护方案，及时为患者与其亲属提供见面陪伴的机会。

（2）维护患者尊严：在ICU安宁疗护中，当患者生命即将终结时，护理不仅应该包括管理疼痛等不适症状，还应根据实际情况，减少患者约束，保护患者隐私，支持和尊重患者的死亡尊严。

（3）药物使用：对于停止机械通气的患者，阿片类药物和镇静剂的使用频率往往会显著增加，因此护士还应注意患者镇静、镇痛药物的使用反应，促进患者平静、没有痛苦地离开。

### （二）重症监护室安宁疗护形式

1. 整合形式　该形式将安宁疗护照护原则和干预措施整合到ICU所有危重疾病的患者和家属的常规实践中，因而需要ICU医护人员学习安宁疗护相关知识和技能，在日常照护实践中注入与整合安宁疗护的照护原则。ICU患者获得安宁疗护照护后，患者机械通气、肌力支持、人工营养等有创治疗措施会大大减少，多数患者会采取“拒绝心肺复苏术（do not resuscitate，DNR）”诊疗决策，因而该模式有助于提高终末期患者生活质量、提高安宁疗护的参与率以及减少终末期患者采取非受益性的延长生命措施。

2. 会诊形式　会诊形式是对于预后结局不佳的ICU患者提供安宁疗护会诊，筛选符合安宁疗护准入标准的患者，通过安宁疗护专家与ICU医护人员的协作从而联合处理与患者安宁疗护相关的照护问题，从而有助于提高终末期重症患者安宁疗护的转诊率和照护质量、减少住院时间和住院费用。与整合模式不同，会诊模式中，由于安宁疗护团队的协作，可以减少ICU医护人员对发展自身安宁疗护知识和技能的需求。除了医护人员，其他安宁疗护多学科团队成员，如心理咨询师和社会工作者都可为患者及其家属提供与心理、社会和精神领域相关的会诊服务。

（李惠玲）

# 第二节　社区安宁疗护

## 一、社区安宁疗护特点

社区作为居民生活的基本单位，具有覆盖面广、服务对象多的特点，可以满足广大民众“落叶归根”的传统观念。当前以社区为依托的安宁疗护模式，多以社区卫生服务中心成立的安宁疗护科为主，以及建设安宁疗护门诊与病房，组建社区安宁疗护跨学科专业团队，为终末期患者及家属提供社区上门与病房相结合的安宁疗护服务，从社区安宁疗护患者准入标准和照护内容两方面，其特点可以概括为以下几点。

### （一）准入标准

1. 病种准入　标准社区安宁疗护患者可纳入的病种包括恶性肿瘤、老年衰弱、慢性肾病、慢性肺

Note:

病、脑血管疾病、心血管疾病、血液系统疾病等，但急性传染病、病情不稳定的重性精神障碍患者（危险评估为 3 级及以上）及妊娠期妇女应排除在外。

2. 生存期准入标准 需满足以下 4 个条件中的任意一条。

(1) 预期存活期 <3 个月。

(2) 终末期患者（生存期）评估单得分 <50 分。

(3) 卡氏功能状态（Karnofsky Performance Status，KPS）评分 <50 分。

(4) 综合医院建议转入社区安宁疗护机构治疗。

3. 满足患方主观知情同意主要包括以下两种情况。

(1) 当患者知晓自身病情且有民事行为能力时，患者同意进入社区安宁疗护机构为首要准入原则，同时为保障患者安全，还需征得患者主要监护人同意，才可最终准入。

(2) 当患者不知晓自身病情或没有民事行为能力时，则需要征得患者主要监护人同意，即可准入。

(二) 照护内容

社区安宁疗护照护内容应在患者开展全面评估的基础上进行，MDT 团队根据患者需求，共同协作以提供患者全方位的照护。

1. 队伍建设 社区安宁疗护科至少需要配备具有市级及以上培训资质的执业医师 2 名和注册护士 4 名，其中至少需要包括中级资格以上的临床执业医师 1 名和注册护士 1 名。科室需配备护士长 1 名，每增加 4 张病床至少多配备 1 名执业医师、1 名注册护士。同时应当配备与诊疗业务相适应的药师、心理咨询师 / 精神科医生、中医医生、临床营养师等其他医技人员，同时建议在社区安宁疗护病房配备医务社工和社会志愿者（表 2-2-1）。

表 2-2-1 社区安宁疗护工作人员功能角色

| 人员 | 功能角色 |
|---|---|
| 执业医师 | 管理患者的全程治疗<br>控制症状，进行疼痛管理<br>提供疾病咨询<br>提供团队成员成长技术指导 |
| 安宁疗护护士 | 协助和指导患者入院、转诊咨询<br>病案登记及保存<br>持续评估，制订照护计划<br>舒适护理<br>常见症状护理<br>肿瘤相关护理操作实施<br>对患者及其家属心理、精神问题予以照护支持<br>提供照护和康复等方面的咨询教育<br>遗体护理<br>逝后家属情感支持 |
| 医务社工 | 对患者及其家属提供心理关怀、社会服务<br>对医护人员提供减压、情绪舒缓及疏导<br>承担志愿者的组织管理工作 |
| 安宁疗护志愿者 | 协助患者食物准备与喂食<br>简易肢体运动及按摩<br>为患者读报或代写书信<br>关怀、倾听、鼓励及陪伴患者<br>组织患者相互沟通交流<br>协助患者心愿完成 |

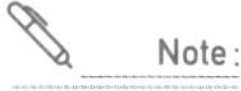
Note:

2. 服务内容

(1) 安宁疗护评估：护士需在患者入住病房24小时内完成入院评估，其次在日常护理工作中需每日评估患者疼痛等症状情况、心理状况、社会需求、生活质量，还需定期评估终末期患者的生存期。

(2) 开展死亡教育：结合患者和家属的死亡态度及自身特征进行评估，护士可以通过媒体、图片、典型故事等方式进行引导、启发、教育及鼓励，让患者认识到死亡是生命的自然过程，能够坦然接受死亡。

(3) 病情告知：在尊重患者权利和尊重家属意见的基础上，因人而异地告知病情，同时护士需要注意病情告知中的伦理问题，以不伤害的原则为基础，尽可能达到终末期患者真实病情告知的最佳效果。

(4) 症状控制：针对终末期患者常伴有疼痛、便秘、水肿、呼吸困难等症状予以积极对症处理，症状控制应当以缓解患者的痛苦和提高其生活质量为目的。包括但不限于以下措施：三阶梯止痛、镇静、抗惊厥、止吐、排泄护理、清创换药等。

(5) 舒适照护：以舒适照护原则开展相应的安宁疗护照护项目，护士不仅要做好安宁疗护基础护理的评估与观察，为增加患者舒适体验，可以运用中医护理技术的优势，如全息治疗、经络按摩、药膳食疗等；亦可尝试其他非药物治疗技术，如音乐治疗、芳香治疗、水疗等。

(6) 心理支持和人文关怀：护士在与患者沟通陪伴过程中，应识别患者情绪反应，帮助患者主动应对情绪问题。其次，护士可与社工、志愿者协作共同建立患者社会支持系统，满足患者临终愿望，使患者了无遗憾地走完人生最后旅程。另外，护士也要注意家属情绪反应，做好相应的心理社会支持与哀伤辅导。

## 二、社区安宁疗护形式

1. 社区上门服务　主要特点是“由社区提供照护”，可以有效对接居家安宁疗护服务资源，即社区卫生服务中心担负着本社区安宁疗护患者的居家照护。社区卫生服务中心需组建安宁疗护医护团队，定期接受规范的安宁疗护专科培训，对终末期患者进行家庭访视和各类咨询服务，患者离世后，社区安宁疗护团队还需定期追踪家属哀伤状况，根据需要开展哀伤辅导工作，帮助其度过哀伤期。

**知识链接**

**安宁共同照护模式**

安宁共同照护模式是指由院内安宁疗护团队与原治疗团队协作，通过设立安宁小组，以会诊、转介等的形式共同为终末期患者提供安宁疗护服务。安宁共同照护团队在功能上可分为两种：一种是只提供院内的安宁照护服务，安宁共照团队起到辅助者的作用；另一种是提供社区的照护服务，进而形成医院、家庭、社区的共照网络。该模式可打破患者观念、照护场所等因素限制，将安宁疗护服务推广至各个非安宁疗护病房，使患者能够有机会享受“无围墙”的安宁疗护服务，从而实现安宁疗护理念全院化、跨场域、跨科别的覆盖。

2. 社区安宁疗护病房　与安宁疗护社区上门服务形式的不同之处在于，该模式的主要特点是“在社区提供照护”，即有条件的社区卫生服务中心可设置安宁疗护科，提供患者安宁疗护照护服务，典型代表是我国安宁疗护发展的第一批试点单位，如“上海模式”，在该模式中，MDT团队各司其职，实施病房管理，为安宁疗护患者制订个性化的照护方案。为更好地实现社区安宁疗护的本土化发展，向患者提供舒适照护，部分社区卫生服务中心将中医适宜技术应用于安宁疗护服务中，运用中医哲学思维推进社区安宁疗护的本土变革与发展。

(李惠玲)

Note:

# 第三节 居家安宁疗护

## 一、居家安宁疗护特点

居家安宁疗护将照护的地点设立在患者家中，有助于患者在临终之时在自己熟悉的环境中及家人的陪伴中安然离世，达到“生死两无憾”，其在照护的准入标准和内容上具有如下特点：

### （一）准入标准

1. 患者存在威胁生命的疾病如终末期肝病、晚期癌症等，但应排除妊娠期妇女、急性传染病、病情不稳定的重性精神障碍患者（危险评估为3级及以上）。

2. 生存期准入要求　需满足以下3个条件中的任意一条：

（1）预期存活期 <6个月。

（2）KPS评分 >50分。

（3）综合医院建议及同意患者接受居家安宁疗护团队上门照护。

3. 满足患方主观知情同意的原则。

### （二）照护内容

1. 照护流程　居家安宁疗护照护流程的特点是以居家为主体，转诊为辅助，各级医院或社区卫生服务中心安宁疗护医护团队为主力，提供包括照护对象准入、评估、居家照护、转诊服务及逝后护理的工作流程（图2-3-1）。

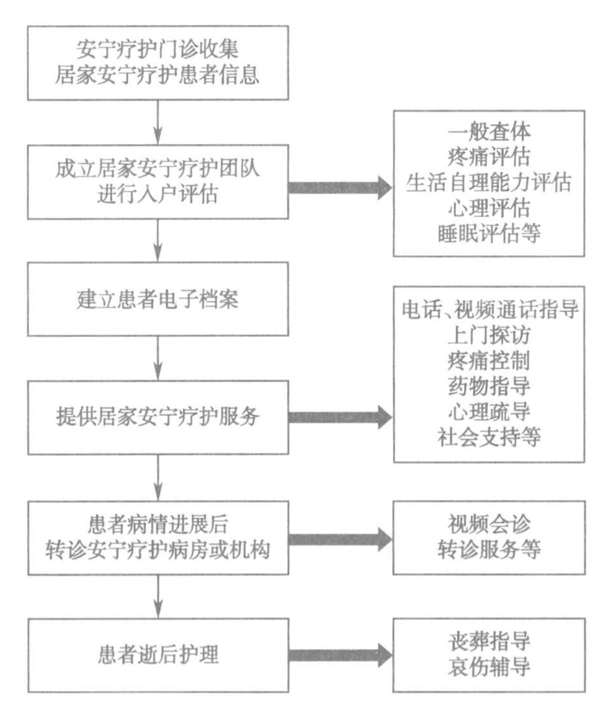


图2-3-1　居家安宁疗护工作流程

2. 服务内容　居家安宁疗护需按照适宜服务的原则，通过居家探访、现场指导及电话指导等方式为提供患者及其家属相关医疗护理服务、心理咨询、精神情感方面的照护。

（1）生理照护：居家安宁疗护团队需关注患者居家照护的生活环境，尽可能在患者原有居家环境基础上提供简单、整洁卫生、安静的环境，尽量选择患者熟悉的日常生活房间作为其主要起居室。同时团队成员除了定期协助患者生活照护外，还需要指导家庭照护者关于患者饮食、排泄、身体清洁的

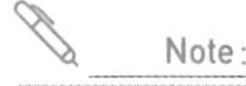
Note:

照护指导及皮肤压力性损伤的预防指导。

(2) 症状控制：由于居家环境的特殊性及医疗资源的不可及性，在居家安宁疗护模式中，居家护士对于患者症状控制的侵入性操作及相关药物治疗需秉承适宜照护的原则。如在患者疼痛控制中，居家护士需要规范化、适度使用止痛药物，监测患者的止痛效果及药物不良反应，当患者症状难以控制时，则需适时提供转诊服务，提供适宜照护。

(3) 心理支持：终末期患者常伴有恐惧、焦虑、抑郁、孤独等精神心理障碍，居家安宁疗护护士应有足够的耐心，给予患者陪伴、倾听服务，精准判断患者所处的心理状况，实施个体化的心理支持，在最大程度上让患者心理处于舒适状态。同时居家安宁疗护护士可以鼓励患者说出自己的心理愿望，与家属配合，促使其临终愿望达成，不留遗憾。

(4) 社会支持：在居家安宁疗护模式中，居家安宁疗护护士需评估终末期患者的社会支持系统，及时发现患者的社会支持问题，并与社工合作，为患者匹配相应的社会资源，建立社会支持系统。

(5) 精神抚慰：终末期患者在生命的最后时光内遭受着情绪、社会心理、精神上的巨大折磨，以及由于疾病或身体功能减退等原因引发的失能痛苦。因此居家安宁疗护护士不仅要从身体、心理及社会陪伴三方面对患者进行护理，更要从精神上抚慰患者及家人。

## 二、居家安宁疗护形式

1. 常规居家照护　该模式中终末期患者的家庭成员是主要照护者，而居家安宁疗护团队则负责定期提供上门监督、协调及常规家庭照护服务。提供的内容包括：非侵入性的专业护理服务、物理治疗、社会服务等。此外居家安宁疗护团队成员需要每天 24 小时保持电话畅通，从而在患者出现症状时，为家庭照护者提供症状处理的指导。

2. 连续居家照护　当终末期患者的症状不受控制且无法在家中由家人照护和管理时，例如无法缓解的疼痛、严重的呼吸困难及谵妄，甚至是主要照护者支持系统匮乏等情况，则可以为其提供连续居家照护。该模式中，居家安宁疗护团队服务的时间通常为每天 8 小时以上，甚至是连续 24 小时为患者提供居家护理，以管理患者难以控制的复杂症状。

3. 特殊居家安宁照护　指有医院或社区医护志愿者作为服务主体的团队，在临终者或其家属需要专业的医护求助时，给予临时性的志愿上门照护服务，该项照护服务需要得到医院或社区相关部门的许可和支持，或通过“互联网 +”的形式，以免造成法律纠纷，目前国家正通过长期护理保险等制度给予支持和保障。

（李惠玲）

# 第四节　医养结合机构安宁疗护

## 一、医养结合机构安宁疗护服务特点

医养结合机构安宁疗护是通过充分利用医养结合机构医疗资源来改善终末期老年人及家属生活质量的照护模式。以下通过准入标准、照护内容两个方面分别介绍医养结合机构安宁疗护服务的特点。

### （一）准入标准

目前，我国医养结合机构收治的终末期患者在病重情况及预期生命时限方面没有统一准入标准，大部分机构根据自身医疗水平收治患者，多采用如下标准：

1. 患者所患疾病已无治愈可能，且病情不断恶化，预计生存时间小于 3~6 个月。

2. 医养结合机构安宁疗护的收治类型

(1) 晚期终末期癌症临终老年人。

Note:

(2) 高龄(≥80岁)衰老临终者,尤其是4个以上重要器官持续衰竭,卧床1年以上的丧失生活自理能力的高龄终末期患者。

(3) 其他处于疾病失代偿期的临终老年人。

### (二) 照护内容

各类医养结合机构应积极开展安宁疗护服务,改善机构入住老人终末期生命质量,并将其作为机构养老护理服务的重要内容。医养结合机构为终末期老年人及家属提供的安宁疗护服务,主要包括身体照护、心理照护、社会支持、精神抚慰等方面(图2-4-1)。

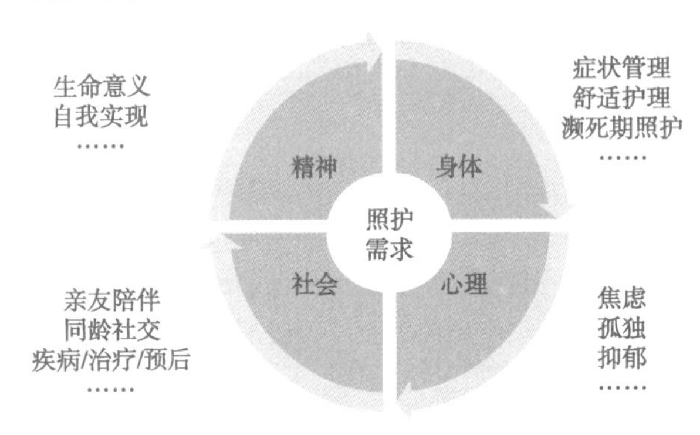


图2-4-1 安宁疗护多维度照护需求

1. 身体照护 对医养结合机构终末期老年人实施的身体照护主要包括症状管理、舒适护理、濒死期照护三个方面。应根据老年患者的个体健康状况和能力提供个性化照护方案,尤其注意要对其进行包括疼痛、疲乏、呼吸困难、厌食、谵妄等在内的症状护理,保证其获得持续照护,确保终末期老年人享有舒适、清洁、安全的日常生活照料。

2. 心理照护 步入老年阶段后,老年人先后面临社会角色转变、疾病、空巢、丧偶等事件,当适应不良时可能出现焦虑、孤独、抑郁等心理问题,入住医养结合机构接受安宁疗护后,需要持续关注这一系列心理问题,且由于医养结合机构场所多相对封闭,入住后的老年人与社会和家庭的接触进一步减少,远离亲人,独自生活在陌生环境中,导致其与既往的社会联系脱离情况更加明显,因而需要更多心理层面的关注与照护。

3. 社会支持 随着时间推移,老年人的社会支持必然呈现下降趋势,应据其需求制订个性化支持方案,包括家庭层面和社会层面。如主动协助终末期老年人寻求亲友陪伴,积极协调社会资源,创造条件组织机构内的同龄社交活动,切实维护老年人在医疗保障、社会福利、慈善捐助和法律等方面权益。还应强调信息支持,主动向老年人及其家属提供疾病、治疗、预后等信息,协助其选择最适合的现代数字健康媒介,了解最新医护信息,鼓励其享受现代信息技术带来的快捷和便利。

4. 精神抚慰 精神抚慰是全人照护的重要内容,应帮助医养结合机构的终末期老年人通过对生命意义和价值的挖掘,激发其精神力量,协助其获得精神上的安宁和舒适。准确评估老年人的精神需求是提供有效精神抚慰的首要前提,照护过程中适时开展生命关怀教育和死亡教育,陪伴老人回顾人生中经历过的大事,启发其思考个人的人生价值和生命意义;尊重照护对象的文化背景,协助老年人完成未了的心愿,尽力满足其自我实现的需求等均为精神抚慰的具体体现。

## 二、医养结合机构安宁疗护形式与优势

### (一) 医养结合机构安宁疗护形式

医养结合机构是为老年人提供生活照料、康复、护理、医疗保健等综合服务的组织之一,可通过以下两种形式提供安宁疗护服务:

1. 具备医疗资质的医养结合机构可内设独立的关怀科 / 室,直接为机构内的老年人提供安宁疗护照护。

2. 尚不具备医疗资质的机构可与区域范围内有资质的医疗机构建立合作或签约关系,通过协同设立关怀科室或区域的方式,共同开展安宁疗护服务。

### (二) 医养结合机构安宁疗护优势

安宁疗护可在医院、家庭、临终关怀院、各类长期照护机构等各类场所中展开,与其他安宁疗护服务模式相比,医养结合机构在满足老年人群体养老服务需求的同时为其提供额外的安宁疗护服务,在

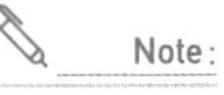

人口老龄化程度不断加剧的现实情况下，能显著改善入住的终末期老年人的生命质量，医养结合机构老年人的中长期照护越来越受到重视，具有不可替代的优势。

1. 人员更有保障　医养结合机构拥有专业类型更丰富、相对数量更充足的工作人员，机构内的医生、护士、药师、心理咨询师、临床营养师等医务人员，以及医务社工和社会志愿者等多类型工作人员能为安宁疗护工作的开展提供多学科的服务支撑。

2. 资源易调配　随着医养结合养老模式的推广，医养结合机构已积累了较丰富的养老服务和照护经验，具有资源丰富、人员易调配等优势，展开安宁疗护时在原基础上进行部分岗位调整或增设即可更快速推进，效率更高。

3. 运行成本较低　医养结合机构开展安宁疗护时已具备一定基础设施设备和人力资源，相较于医院和专业机构全新组建安宁疗护病区，其运行成本和维持经费相对较低。

需要注意的是，不同于医院和居家安宁疗护模式，医养结合机构中实施安宁疗护的难度和挑战更大，需得到足够重视。首先，医养结合机构中的安宁疗护对象均为老年人，其预后更难准确预测；其次，老年患者认知功能下降、沟通难度大，且常出现多种突发严重合并症，对其实施安宁疗护的难度更大。

（罗　羽）

# 第五节　安宁疗护转诊

## 一、安宁疗护转诊类型

### （一）普通转诊

普通转诊是指在基于终末期患者自身症状和个人需求的基础上，重点考虑满足预设时间标准（如预计生存时间在确诊后 3~6 个月内）的一种安宁疗护转诊方式。虽然普通转诊能确保符合条件的全部终末期患者获得照护，有利于大范围提升患者后续生活质量等优点，但其区分度不高，部分尚不需要安宁疗护的患者也可能直接转诊至安宁疗护专业机构，导致有限的安宁疗护资源面临更大压力，尚缺乏执行层面的现实可能性。

### （二）选择性转诊

选择性转诊是目前较为常用的转诊方式，主要由依据就诊医院的专科医生根据患者需要（患者极度痛苦或有强烈的支持性照护需求等）或医生的专业判断做出转诊决定。选择性转诊时机相对灵活，主要考虑患者的照护需要而非简单强调规定的时间节点。其优点在于针对性更强，促使有限安宁疗护资源更充分地保障真正需要者的迫切需求；其不足在于转诊的决定权受接诊医生自身因素影响较大，医生的专业判断能力、对安宁疗护理念的认识和接纳程度上的差异等均可能导致其转诊时机掌握上的差异。

### （三）基于需求评估的转诊

基于需求评估的转诊是普通转诊和选择性转诊相结合的转诊方式，主要是利用标准化的需求评估来确定患者的转诊时机。标准化系统能及时识别有安宁疗护需求的患者，并及时提示该患者应尽快转诊到专业的安宁疗护共同照护小组或机构。该转诊方式更具针对性、及时性，能最有效地利用有限的安宁疗护资源。基于需求评估的转诊优点在于将安宁疗护资源与照护需求相匹配，最大限度地提高安宁疗护的照护质量，使患方有最大获益。

### （四）延迟转诊

延迟转诊是安宁疗护转诊过程中普遍存在的现象，属于后评估类型。通常是用患者转诊到安宁疗护专业机构或共同照护小组至逝世的这段时间的长短进行后评估，判定其是否属于延迟转诊。一般认为转诊至安宁疗护专业机构或共同照护小组的最佳时间是逝世前 3 个月左右，该时间长度有助于安宁疗护充分发挥作用，提高患者临终生活质量和死亡质量。但目前大部分接受安宁疗护服务的

Note:

转诊患者在转诊后1个月左右即逝世，甚至出现刚转诊后数天就逝世的个别案例，这说明安宁疗护的作用发挥尚不够充分。延迟转诊现象的出现与患者自身、家属、医护人员以及转诊评估系统均密切相关，安宁疗护理念的社会推广范围不广、社会公众认识不足、专业人员知识技能不够、专业服务资源配置不充分等均是造成延迟转诊的重要原因。

## 二、安宁疗护转诊流程

### （一）安宁疗护院内（病房 - 安宁共同照护小组）转诊流程

安宁疗护院内转诊应基于"跨场域、跨科别"的全院安宁疗护理念，依托医院信息化平台，联通安宁疗护病房和普通病房，实现有限资源的最大化整合利用，让有安宁疗护照护需求的住院患者均能接受安宁疗护服务。院内转诊需要原医疗护理团队成员和安宁共同照护小组成员的相互配合，时刻体现以患者需求为中心的观念，展开专业转诊管理。具体转诊流程（图2-5-1）。

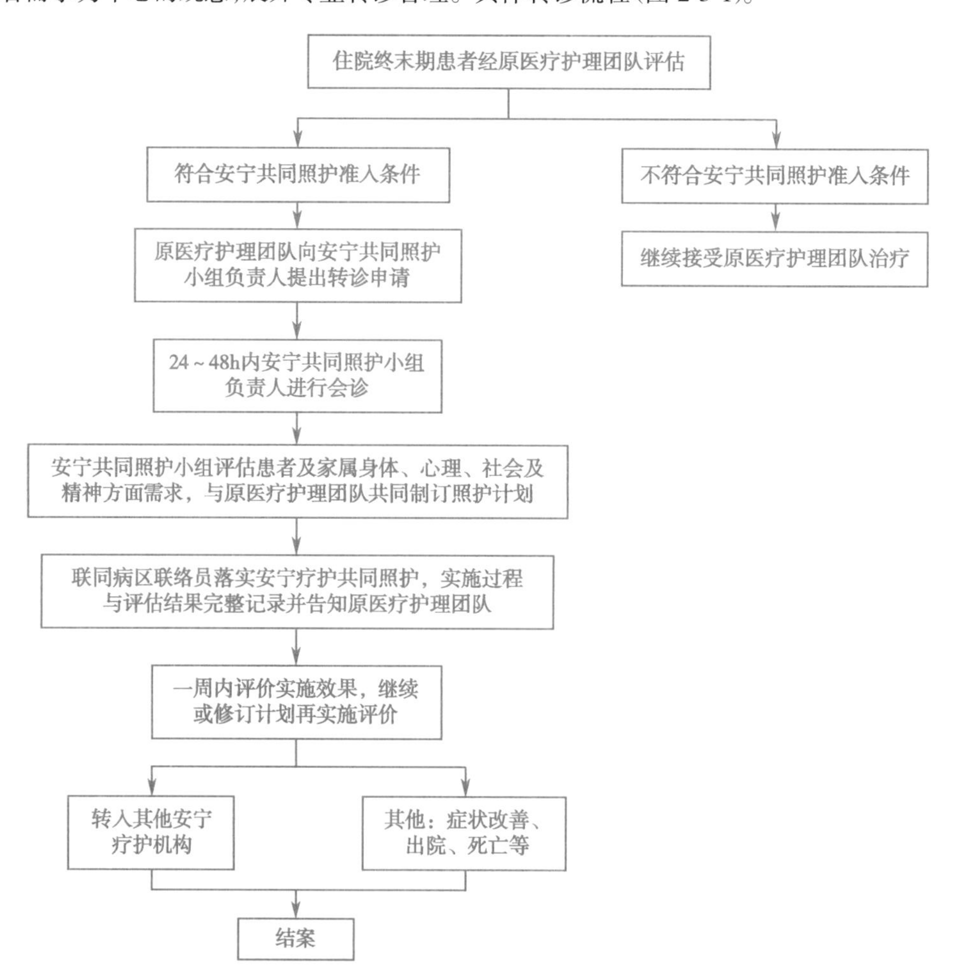


图2-5-1 安宁疗护院内（病房 - 安宁疗护共同照护小组）转诊流程

### （二）安宁疗护居家 - 社区转诊流程

安宁疗护居家 - 社区转诊是将社区医疗资源与居家照护模式充分结合的体现，该流程有助于实现患者从社区到家庭医疗、照护、心理等多种照护服务的无缝对接，在满足终末期患者对系统规范的治疗和护理需要的同时，还符合中国传统"落叶归根"的患者及家属期望。该转诊应根据患者预期存活时间的长短、病情严重程度及照护难易程度等标准进行综合评估后，在社区与居家安宁疗护模式间展开合理转诊。这既能体现社区慢病分级诊疗和连续性照护模式的优势，更能充分发挥终末期患者家庭病床 - 社区机构安宁病床 - 上级医院病房"全程照护模式"的优越性，具体转诊流程（图2-5-2）。

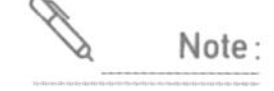

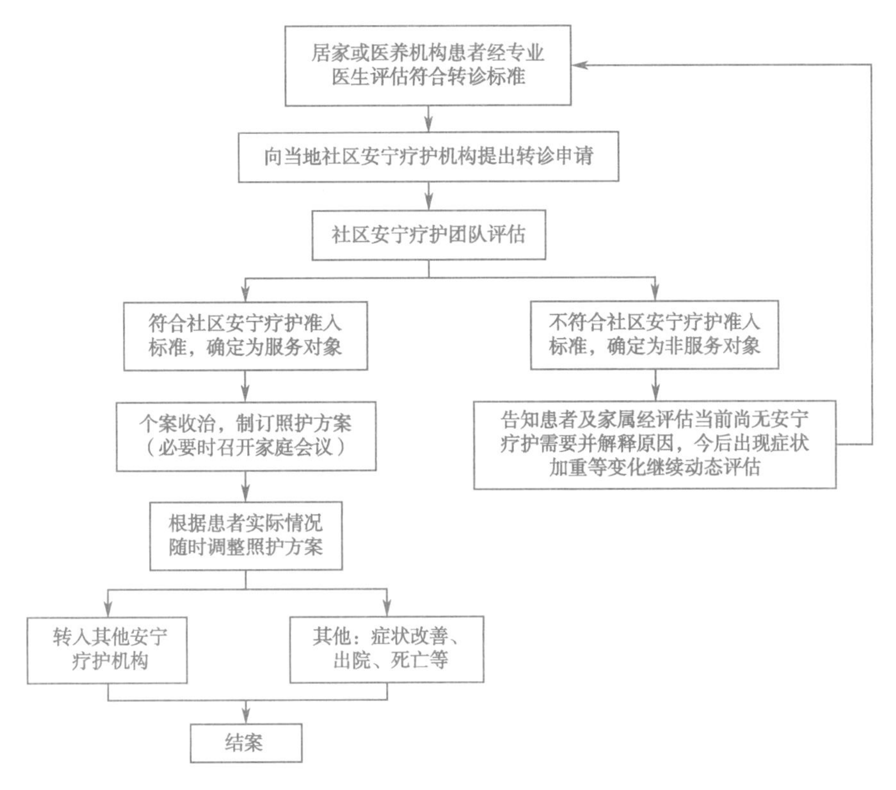


图 2-5-2 **安宁疗护居家 - 社区转诊流程**

（三）医院 - 社区转诊流程

已内设了安宁疗护服务项目的社区卫生服务中心在与医院安宁疗护服务之间的转诊流程由各机构内部自主制订，未设立安宁疗护项目的社区卫生服务中心在与上级医院间的“上送”多在社区卫生服务中心申请并经医院批准后实施；与此同时，由于现阶段大部分医院对处于不可逆疾病终末期的患者仍采取积极治疗方案为主，其“下转”渠道的畅通性还需不断加强，应着力探索“上下”联动性更强的安宁疗护服务网络体系的建设。

## 三、医养结合转诊体系

我国安宁疗护转诊的规范和政策正处于不断完善中，目前医养结合机构形成的转诊体系为安宁疗护转诊服务体系的健全提供了参考，需要明确的内容主要包括转诊相关单位和转诊模式。

（一）转诊单位

1. 医院 医院服务主要分为病房服务、小组服务（安宁共同照护）和出院延续护理服务三种类型，为医养结合（安宁疗护）转诊体系提供了综合性的医疗支持。在充分发挥大型综合医院技术辐射和带动作用的基础上，应通过对口帮扶、医联体协作等多种方式，促进各级医疗资源的纵向整合，积极引导优质资源下沉，不断提升基层医疗机构内部的安宁疗护服务能力。其中，医院社会服务部作为医养结合转诊体系的总调度，是连接医院内和医院外的重要枢纽，负责医养结合服务的线上信息传递及线下实地转诊的对接工作，全面协调并启动各联动单元的医养结合（安宁疗护）对接服务。

2. 社区和医养结合机构 医院社会服务部与区域范围内社区卫生服务中心及周边医养结合机构签订医联体协议，形成医养结合（安宁疗护）协议运作模式，帮扶社区和医养结合机构进行慢性病诊治、安宁疗护的双向分流转诊。还可通过双向转诊的绿色通道，将社区和医养结合机构有需要的患者及时转送至医院，及时满足社区和医养结合机构老年人的医护救治紧急需求。

3. 家庭 家庭是患者接受医养结合（安宁疗护）服务的终末单位，居家护理（居家安宁疗护）主

Note:

要为患者及家属提供居家照护服务，满足患者和家属心理、社会以及精神层面的需求。家庭服务在保持照护连续性的同时，还有利于缓解大型医院床位紧张的现状，促进有限卫生医疗资源的合理使用。

（二）转诊模式

1. 基于医疗联合体的医养结合双向转诊模式　该转诊方式是在帮扶的医联体机制下，借助统一的组织架构来平衡转诊和接诊双方的权责利，理顺转接环节。在“医养结合”养老服务共同体内，医院与医养结合机构均是将符合标准的患者转至对方的责任机构，包括医养结合机构将需要接受诊疗服务的患者转诊至医院的“上送”方式，以及经医院诊疗后，达到出院标准的老年人转回至医养结合机构的“下转”两种类型。医院和医养结合机构在进行“医”“养”对接，将患者相互送转至对方时，均须得到患者及家属的同意，由“120”急救专业车辆进行转运，确保其转运安全。

2. 医养结合 - 四元联动整合照护模式该模式　是指医院 - 医养结合机构 - 社区 - 家庭等四层级单元进行全流程、闭环管理的新模式，是以医院社会服务部为联动中心，依托信息化平台，根据需求进行医养资源的合理调配，实现医院 - 医养结合机构 - 社区 - 家庭四层级各单元的老年人分层递进流转闭环，为老年人提供医养结合联动、线上线下联动的整合照护服务。提供以家庭为平台的居家照护服务，以社区为平台的社区照护服务，以医疗机构为平台的医疗照顾服务，和以医养结合机构为平台的养老照护服务。

（罗　羽）

## 思考题

1. 安宁疗护各类服务模式之间的异同点是什么？
2. 医养结合机构安宁疗护的服务内容有哪些？
3. 安宁疗护各类转诊时机的优缺点是什么？

Note：

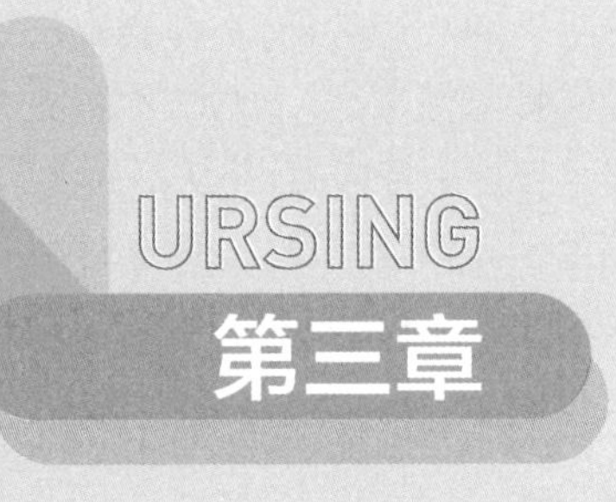


# 第三章

# 不同人群安宁疗护

第三章　数字内容

学习目标

**知识目标：**

1. 掌握不同疾病终末期患者的特点、常见身体、心理问题和护理。
2. 掌握儿童、中青年及老年患者终末期护理措施。
3. 熟悉不同生命阶段终末期患者的身体、心理特征。
4. 了解疾病对不同生命阶段终末期患者家庭的影响。

**能力目标：**

能根据不同生命终末期人群的身体、心理及家庭情况，进行安宁疗护实践。

**素质目标：**

具备尊重、理解、关怀患者及其家属，保护患者权利，并且与安宁疗护团队协作提供安宁疗护服务的专业素质。

安宁疗护的服务对象为没有治愈希望的终末期患者及其家属,不以患者的年龄与疾病作为区分条件,但不同年龄阶段和不同疾病患者具有不同的生理和心理特征,在社会及家庭中的角色以及疾病给家庭带来的影响各不相同,所开展的安宁疗护需针对性考虑。因此,本章从不同年龄人群的生理、心理特征视角下,探析疾病对家庭的影响以及安宁疗护服务内容;并从不同疾病患者的流行病学、治疗和预后出发,介绍终末期患者在疾病期间常见生理和心理问题,进而探讨不同疾病患者的安宁疗护服务,旨在为多学科团队开展不同生命阶段和不同疾病患者的针对性安宁疗护实践提供参考和借鉴。

导入案例

林先生,男,41岁,肺癌,两年前在胸腔镜下行右肺中段切除,术后未行其他治疗。一个月前,患者出现食欲减退,消瘦,一周前患者因持续咳嗽、胸痛,体重下降明显来院就诊,医生诊断肺癌淋巴转移遂再次入院治疗。患者入院后,主诉胸痛,胸闷、气促、咳嗽、咳痰,NRS评分7分,心理痛苦温度计评分5分,汉密尔顿抑郁量表评分14分。患者有两个孩子,女儿8岁,儿子6岁,妻子全职在家照看小孩。患病前患者是家庭主要经济来源,患病后,家庭经济来源减少,妻子除了照顾患者,还要照顾尚在读小学的子女,身心疲惫。另外,患者有年迈的父母,患病前也由患者一家照顾。目前患者对生活失去信心,对自己的疾病结局和家庭未来的生活极度担忧。

请思考:

(1) 林先生患病后可能会出现哪些生理和心理的变化?

(2) 疾病对患者的家庭造成了怎样的影响?

(3) 护士可运用哪些措施来对患者及家属进行照护?

## 第一节 不同生命阶段安宁疗护

### 一、儿童安宁疗护

依据联合国《儿童权利公约》第一条规定“儿童系指18岁以下的任何人,除非对其适用之法律规定成年年龄低于18岁。”我国法律规定未满18周岁的为未成年人,因此《儿童权利公约》中的“儿童”与“未成年人”的概念基本相同,均指未满18周岁的公民。近年来,儿童恶性肿瘤发病率呈上升趋势,除恶性肿瘤外,因艾滋病、先天畸形、神经系统病变等疾病死亡的儿童也不在少数。

世界卫生组织(World Health Organization,WHO)对于儿童安宁疗护(pediatric palliative care)做出如下说明:儿童安宁疗护有别于成人,除了对儿童的生理、心理、社会、精神全方面的照顾外,还包括给予家庭的支持。在跨学科团队的支持下,儿童安宁疗护可于医院、社区或者儿童家庭中实施,并且从疾病确诊开始,持续整个病程。

#### (一) 终末期儿童生理特征

终末期儿童在此阶段面临疲乏、疼痛、嗜睡、恶心等多种身体不适,相关症状和治疗过程中的身体反应与成人存在较大差别。一方面,儿童正处于成长发育期,细胞更替周期短,新陈代谢快,在进行手术、化疗等治疗后身体恢复快于成人,对化疗也相对更为敏感。另一方面,由于在胎儿时期疼痛神经已经发育,且儿童对疼痛具有较强的感知能力,敏感性强于成人。因此,儿童终末期的疼痛控制和症状管理是安宁疗护中重要的内容。

#### (二) 终末期儿童心理特征

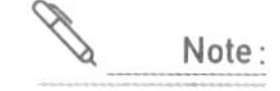


终末期儿童的心理反应可分为三个阶段。

1. 疾病初期的恐惧　患病初期，由于疾病所致的疼痛、各种诊疗操作和化疗引起的恶心、脱发、口腔溃疡等不良反应，易使患儿产生恐惧心理。

2. 确诊后的叛逆　确诊后，父母对患儿可能会表现出比以往更多的关注、特殊照顾和保护，患儿由此会猜测自己的病情而变得敏感。当患儿对自身病情有些了解时则会表现出任性、敏感、易怒等叛逆心理与行为反应。

3. 临终时的焦虑和悲伤　当患儿身体功能和精神状态日益弱化、消沉，父母的悲伤情绪也愈发明显，长时间住院治疗会导致患儿出现明显的焦虑与悲伤情绪。

（三）终末期儿童对家庭的影响

儿童尚未有独立的民事行为能力，家庭是儿童的首要支持来源，在儿童的治疗和护理全过程中都起着重要的作用。同时，终末期儿童的疾病也会给家庭造成沉重的精神压力、照护压力和经济压力，其中精神压力尤为明显。由于终末期儿童的家庭通常是年轻家庭，相对缺乏应对突发事件的经验，儿童的死亡容易带来其父母及亲属长久的心理问题，如焦虑、抑郁、创伤后压力、复杂性悲伤，甚至出现自杀。同样，如果患儿父母缺乏处理危机事件的经验和能力，或是心理防御机制较弱，在患儿面前表现过度悲伤也会对终末期患儿心理产生巨大影响，继而影响到患儿病情发展和治疗效果。

（四）儿童终末期安宁疗护

1. 症状管理　常见症状处理包括：①疼痛控制：评估患儿疼痛程度、疼痛性质等，遵照 WHO 疼痛控制原则，遵医嘱给予止痛药控制躯体疼痛。②呼吸困难：通过调整体位、氧疗、辅助排痰等措施辅助患儿改善呼吸状况，维持正常呼吸。③控制感染：对于肺部感染、泌尿系感染的患儿可适当使用抗生素治疗。

2. 营养支持　食欲缺乏发生在几乎所有终末期儿童中，应针对患儿病情和营养状况制订营养食谱，病情危重的患儿可通过管饲饮食改善营养状况。但是，积极的营养支持并不会改善病情，由于患儿食欲和代谢水平随着疾病的进展会逐渐下降，所提供的营养支持有时还可能增加患儿额外的症状负担。因此，在补充营养时，应以促进患儿舒适，减少对各系统的负担为原则给予适当的补充。同时，帮助父母了解孩子不断变化的饮食习惯和营养需求。

3. 舒适护理　对于婴幼儿期的患儿，应根据喜好在病房中摆放玩具、布偶或鲜花，播放患儿熟悉的音乐或动画视频，鼓励家长参与照护过程，适当皮肤接触，减少无必要有创护理操作，增加婴幼儿安全感。及时更换尿布，保持患儿皮肤清洁干燥，适时为患儿进行口腔清洁。对于 6 岁及以上的儿童或青少年患儿，护理人员应多与患儿沟通和交流，及时发现患儿病情和治疗所带来的疼痛或不适，提供必要的疼痛控制和症状管理。

4. 心理支持　医护人员应及时了解患儿心理和情绪变化，从而提供针对性的心理干预。如通过音乐疗法、游戏、讲故事等方法促进患儿情感表达，获得内心平静；鼓励监护人参与照顾和陪伴患儿，与患儿坦诚沟通，适时表达关怀和爱。

5. 尊重患儿知情权和自主权　医护人员可与其家属沟通，允许患儿在能力范围内参与决定自己的终末期照护，遵从患儿对临终照护场所和侵入性治疗措施的意愿。

6. 死亡教育　儿童对于死亡的认知缺乏清晰的认知，需结合年龄特点和认知能力开展死亡教育，引导其了解当前疾病状况，表达临终心愿，与亲人告别。

7. 丧亲护理　帮助家属进行情绪宣泄，通过病友经验分享，协助家属学习正面的适应方法；尊重逝者地方习俗或信仰进行尸体护理，允许家属参与；协助家属保存患儿遗物或进行患儿器官捐献等，将患儿死亡的事实赋予正面意义。

（五）终末期儿童家长的需求及护理

1. 满足信息需求　患儿家长的首要需求体现在对患儿疾病、治疗、安宁疗护服务等方面。首先，医护人员应由浅入深，循序渐进地向患儿家长说明疾病进展、预后、治疗和用药等情况，如实回答相关

Note:

疑问。当患儿的病情和治疗方案有变化时应及时告知家长，让家长做好充分的心理准备。其次，患儿家长面对孩子即将死亡的现实通常难以接受，希望竭尽全力挽救患儿生命，医护人员应耐心向其解释，及时提供患儿病情变化等必要信息。

2. 促进共同决策 患儿家长所面临的、最困难的决定是由积极治疗，转向舒适的终末护理。当患儿病情进入到终末期时，护理人员应帮助家长了解患儿身体状况恶化以及采取有创治疗所带来的痛苦，引导家长关注患儿的需求，将护理焦点转移到安宁疗护，以重点控制疼痛及其他不适症状为主要照护内容。同时，对于患儿当前的治疗方案与家长协商，确定患儿终末期的医疗护理目标，解释目前实施的安宁疗护目的，达成医疗决策共识。

3. 满足心理需求 当患儿病情进入终末期，应尽量满足家属希望尽可能地陪伴和亲近患儿的心理需求。护理人员可以按照探视制度在患儿病情需要和病房条件允许的情况下，安排家长探视。同时，在病房外设置专门的家属休息室，通过电话、通信软件及时让家属了解到患儿情况，对家属给予心理安慰。

4. 满足精神需求 患儿的死亡将会给家属带来巨大的精神创伤，医护人员需针对家属的精神需求提供护理。首先，及时评估患儿父母的精神压力，陪伴、倾听、鼓励其表达悲伤情绪；在病房设置关怀室（告别室），引导家属向患儿告别，陪伴患儿平静走完生命最后一程；调动志愿者和社工等社会支持力量为患儿父母提供精神支持。

## 二、中青年人群安宁疗护

### （一）中青年人群终末期生理特征

1. 循环系统 表现为皮肤苍白、发绀、湿冷、大量出汗，脉搏快而弱、不规则，血压逐渐下降等。

2. 呼吸系统 表现为呼吸困难、咳嗽、咳痰，出现鼻翼呼吸、潮式呼吸、张口呼吸等异常呼吸，听诊伴痰鸣音，肺部可闻及湿啰音。

3. 消化系统 表现为胃肠道功能紊乱，恶心、呕吐、腹胀、食欲缺乏、便秘或腹泻等。

4. 运动系统 表现为肌张力丧失和软弱无力等，无法维持良好、舒适的功能体位（被动体位）。

5. 神经系统 表现为不同程度的意识障碍、淡漠、嗜睡、昏睡、昏迷，也可产生幻觉等，感知功能减退或消失，各种深浅反射减退或消失。

终末期患者除上述临床表现以外，还会涉及疲乏、疼痛、谵妄和临终喉鸣音等身体症状和体征。

### （二）中青年人群终末期心理特征

1. 求生意愿强烈 中青年患者在生病前是家庭的支柱，承担着赡养老人、抚育子女的家庭责任，在得知病情时多表现为强烈的求生欲，希望尽全力医治以延长生命。

2. 负性与正性情绪交杂 中青年患者得病后意识到自己可能成为家庭的负担，容易丧失自我价值，产生回避、愤怒、内疚、悲伤、绝望等负性情绪。但也有患者表现为平静、希望、乐观、珍惜生命和活在当下的积极情绪，以缓解家人的心理压力。

3. 挫折后心理防卫反应强烈 不可治愈性疾病对于中青年来说无疑是重大的人生挫折，其会导致患者出现压抑、否认、幻想等心理防卫反应。

4. 希望心理的改变 从希望奇迹性治愈发展到希望争取更多的生命时间，再到希望剩余生命时间过得有质量（如希望身体舒适、希望保持尊严），以及在最后时刻希望活在当下和做好死亡准备（如希望内心平和地死去）。

### （三）中青年人群终末期对家庭的影响

1. 家庭负担增加 中青年患者因患病不能正常工作导致家庭收入减少，同时伴随巨额医疗花费，给家庭造成沉重的经济负担，可能因此出现因病致贫、因病返贫的现象。

2. 家庭适应不良 家庭作为密不可分的整体，在面对重大疾病时需激发和调整家庭抗逆力以达到家庭适应。在面临年轻家庭成员死亡问题时，家庭出现适应状态失衡或危机，但如果能充分调动家

Note:

庭凝聚力，以及家庭内外支持性资源，适应状态也会有转机。

3. 照顾者生活质量下降　照顾者因长期照顾患者，在身体层面会出现疲乏、睡眠失调、原有躯体疾病加重等问题；社会层面出现社会活动参与减少，倾诉和减压方式减少；在心理层面承受较大的精神压力，感到无助、害怕和焦虑。

#### （四）中青年人群终末期安宁疗护

1. 症状控制　患者在生命的最后阶段，往往会经历很多痛苦症状，生存质量受到了严重影响。终末期患者常见的症状包括疼痛、呼吸困难、咳嗽、咳痰、咯血、恶心、呕吐、呕血、便血、腹胀、水肿、发热、谵妄等。医护人员需做好患者症状的评估和观察，寻找症状的诱因，在尽量控制原发病的基础上，进行针对性、个体化的药物治疗和症状护理，促进患者舒适。

2. 舒适照护　终末期患者的舒适照护应从满足患者进食、饮水、排泄、活动、清洁、环境等方面的舒适需求入手，制订并实施个性化的舒适照护方案，满足机体生理功能所需，提高患者的舒适水平。内容主要包括保持病室环境安静和适宜的光线、气味、温湿度，保持床单位清洁，为患者提供口腔护理、会阴护理，协助进行沐浴或床上擦浴、床上洗头，协助进食及饮水，进行肠内营养、肠外营养的护理，静脉导管护理，留置导尿管护理，排尿异常护理，定时更换体位等。

3. 心理支持和人文关怀　随着疾病进程和生存时间的缩短，终末期患者容易出现焦虑、抑郁、恐惧等负性情绪，与此同时，患者的精神需求也亟须关注。医护人员应恰当运用沟通技巧与患者建立信任关系，引导患者面对和接受疾病状况，帮助患者应对不良情绪反应，并鼓励患者和家属共同参与疾病治疗护理措施的讨论，尊重患者的意愿做出决策，帮助患者保持积极乐观的心态度过终末期阶段，舒适、安详、有尊严地离世。

### 三、老年人群安宁疗护

#### （一）老年人群终末期生理特征

终末期老年患者大多伴随着食欲减退、便秘、腹泻、恶病质、呼吸困难、睡眠紊乱、疼痛、运动障碍、意识改变等临床表现；并发症较多，如感染、出血、骨折等；躯体的痛苦较为明显，且不易缓解。

#### （二）老年人群终末期心理特征

1. 心理反应各异　临终患者在面对治愈希望渺茫，生命即将终结时，往往都会经历对死亡恐惧、悲伤和对生命消逝的遗憾。然而，在老年临终患者面临死亡时，其心理反应受到性别、职业、文化程度等影响表现会有所不同。有的老年人对自己所患疾病有清楚的了解，可以接受并正向面对临近死亡的现实，表现出对即将来临的终末期变化的接受和平静。另外一些老年人在临终时，会与大多成年患者一样表现出对生命的眷恋和对家庭事务的担忧，有时会出现性情暴躁、焦虑抑郁、依赖性增强等心理特征。

2. 对身后事的担忧和顾虑　多数老年人对财产分配，死后的遗体处理方式，配偶生活问题，未成年子孙的成长等后事问题存在担忧和顾虑。同时，基于“优逝”的定义，终末期老年患者也希望选择临终阶段死亡方式，减少过度治疗，能够有尊严、舒适、体面地度过最后时间的意愿。但是，在目前我国文化背景下，子女多为老年终末期患者的决策代言人，因此，在临终阶段老年人为了不给子女造成负担往往选择不表达或压抑自己对终末期治疗护理和死亡方式选择的真实想法，给老年患者带来抑郁、沮丧等情绪改变。

#### （三）老年人群终末期对家庭的影响

1. 家庭角色调整和适应　老年患者作为家庭中的长辈，其家庭角色消失后，家庭成员需进行新的角色调整，以保持家庭的稳定。

2. 照顾者负担　患者家属在照护过程中承受着身体和精神压力。如果家属不堪重负，既会影响患者的临终照护质量，也对自身造成不良影响。

3. 对家属的身心影响　丧亲作为重要的生活压力事件不可避免地给家属带来悲伤和痛苦的内

Note:

心感受。对于患者配偶的影响更大，配偶常出现悲痛欲绝、生活失去希望的心理，持续下去可能引发抑郁症等精神疾患，加重身体原有疾病，甚至导致死亡。

（四）老年人群终末期安宁疗护

1. 病室环境布置家庭化 保持病室环境安静、温度适宜。在病室的布置上可以考虑家庭式的设计，必要时安装电视、衣柜、简单厨房，摆放绿色植物或鲜花。老年人病室需要安装安全扶手，浴室地面防滑垫和可以与护士联系的呼叫器等。

2. 症状控制 终末期老年人安宁疗护的目标是减轻患者疼痛，改善症状增加舒适感。首先应做好对终末期老年患者身体综合评估，控制疼痛，对于由于化疗或各种疾病原因导致的恶心、呕吐、便秘、尿失禁、营养不良等症状进行针对性护理。在症状控制中，应考虑终末期老年患者的身体耐受性选择治疗方案。对于给患者带来过强副反应的治疗可以考虑与老年人沟通，将治疗方案尽早从积极治疗转入到缓和治疗的安宁疗护阶段。

3. 预防并发症 对于行动不便或失能的终末期老年人，满足患者清洁卫生的需要，做好基础护理，包括口腔护理，定时翻身叩背，预防肺炎及压力性损伤。协助患者饮食，对于失禁患者做好排尿和排便护理，预防泌尿系感染和会阴部皮肤损伤，适当使用安眠药保证老年患者睡眠质量。在患者活动和日常护理时务必做好安全防护，及时拉好床挡防止坠床，协助患者如厕和沐浴，防止跌倒。

4. 心理护理 对于老年终末期患者，护士可以通过抚摸患者的手臂、握手给予患者心理支持。鼓励家属多陪伴患者，与患者交谈，表达关怀和爱。鼓励患者表达内心最真实的感受，了解并帮助患者达成临终心愿，与老年患者共同回忆生命历程，减少患者的遗憾。尊重患者的习俗和信仰，了解其在生活和饮食方面的禁忌。

5. 尊重患者自主权 临终决策与患者后期的生活质量密不可分，医护人员可通过死亡教育、预立医疗照护计划等措施，促进患者表达临终治疗护理意愿，做出自主性医疗决策。

6. 哀伤辅导 遗体护理尊重逝者的地方习俗，允许家属参与；为家属提供哀伤辅导，鼓励发泄情绪，帮助其顺利度过居丧期；为家属提供告别空间和机会；指导亲友之间相互安慰和诉说；必要时为哀伤者提供心理咨询相关信息。

知识链接

**世界安宁缓和医疗日**

“World Hospice and Palliative Care Day”中文翻译为世界安宁缓和医疗日，时间是每年10月的第二个星期六。2004年由世界卫生组织发起，世界安宁缓和医疗联盟（Worldwide Hospice Palliative Care Alliance，WHPCA）组织协调并在全球推行，旨在庆祝和支持安宁疗护与缓和医疗事业发展的联合行动。截至2021年世界安宁缓和医疗日已获得77个国家相关组织的积极响应与大力支持，在每年的纪念日举办艺术表演、学术会议、电视纪录片、演讲等形式多样的活动，以宣传推广安宁疗护理念。2016年北京生前预嘱推广协会在WHPCA正式注册成为其授权的会员机构。WHPCA每年都会通过与处于生命末期或受重大疾病影响的患者、世界安宁缓和医疗联盟的成员和支持者，以及全球安宁疗护与缓和医疗倡导者的公开讨论，选定当年的宣传主题。通过系列主题宣传活动的推进，安宁疗护在世界范围内的影响力不断扩大、深化。

（绳 宇）

Note:

# 第二节　不同疾病安宁疗护

## 一、终末期肿瘤患者安宁疗护

### （一）终末期肿瘤患者的特点

肿瘤（tumor）是指机体在各种致病因子作用下，引起细胞遗传物质改变导致基因表达异常、细胞异常增殖而形成的新生物。肿瘤细胞失去正常调控功能，具有自主或相对自主生长能力，当致病因子消失后仍能继续生长。恶性肿瘤（malignant tumor）是指具有侵袭和转移能力的肿瘤，肿瘤通常无包膜，边界不清，向周围组织浸润性生长，生长迅速，瘤细胞分化不成熟，有不同程度异型性，对机体危害大，常可因复发、转移而导致死亡。终末期肿瘤患者由于长期经受疾病的折磨，机体功能降低、自理能力下降，遭受着癌性疼痛、吞咽困难、失禁性皮炎、疲乏、呼吸困难等症状困扰，加之疾病给家庭造成的经济压力、照顾负担等导致焦虑、悲观、绝望、抑郁、死亡恐惧等不良情绪，承受着巨大的身心压力。

### （二）终末期肿瘤患者的安宁疗护

#### 1. 常见症状的管理

（1）癌性疼痛：癌性疼痛是由恶性肿瘤疾病或治疗引起的疼痛。终末期恶性肿瘤患者癌性疼痛的发生与肿瘤浸润骨组织、侵犯内脏、侵犯神经系统、肿瘤诊断和治疗等有关。应以患者主诉为依据，遵循常规、量化、全面、动态的原则评估疼痛；合理选取疼痛程度评估工具和全面评估工具，评估疼痛的程度、频次、部位及带来的影响等；依据疼痛评估结果，对患者实施多学科管理的个体化干预；遵医嘱指导患者及时、准确用药，监测镇痛效果并预防不良反应；对终末期患者和主要照顾者进行疼痛相关知识教育，指导患者主动报告疼痛、预防不良反应的方法、阿片类药物取药和贮存的方法，不应自行调整药量。

（2）吞咽困难：吞咽困难是由于终末期患者的下颌、双唇、舌、软腭、咽喉、食管括约肌或食管等器官结构和/或功能受损，不能安全有效地把食物输送到胃内的过程。评估终末期患者的合作程度、咀嚼能力、吞咽功能等，根据评估结果，为患者选择适宜的进食途径；协助患者调整进食体位，进食时保持坐位或头高侧卧位，以协助食物下咽；指导照顾者改变饮食性状，将固体食物经过机械处理为泥状或布丁状半固体，稀薄液体可加入增稠剂提高其稠度，以减少误吸；协助患者保持良好的口腔卫生，及时清除口腔分泌物，避免口腔残留物导致再次误吸或下行感染。

（3）失禁性皮炎：失禁性皮炎是潮湿相关性皮肤损伤中的一种，是由于皮肤暴露于大小便中而引起的一种刺激性皮炎，主要发生于会阴部、骶尾部、臀部、腹股沟、男性的阴囊、女性的阴唇、大腿的内侧及后部。临床表现为皮肤出现红斑、破损、丘疹和水疱；皮损部位形状不规则，边界通常不清晰，呈弥散状；伴有瘙痒、疼痛、继发真菌感染。应全面评估患者的如厕能力、组织耐受性和会阴部环境，采取预防性皮肤保护隔离；及时清除尿液或粪便，避免对皮肤的刺激；清洗后可用皮肤保护剂涂抹皮肤，加快皮肤修复；合理使用辅助器具，如一次性尿垫、成人纸尿裤、肛门袋、留置尿管等。

#### 2. 心理社会精神支持

（1）心理支持：终末期肿瘤患者因疾病迁延、身体自理能力下降常出现焦虑、悲观、绝望、抑郁、死亡恐惧等不良情绪与心理问题。护理人员应通过真诚的态度、细心的呵护、耐心的倾听，赢得患者的信任，了解患者的心理需求及照护期望。与照顾者、社会工作者、心理治疗师等多学科团队合作，为患者制订个性化的心理需求照护计划，可指导患者采取放松训练、冥想、不良情绪宣泄等方法，针对患者死亡恐惧心理可及早开展死亡教育，帮助其正确面对死亡，摆脱死亡恐惧的心理困扰。

（2）精神支持：终末期肿瘤患者面临着疾病进展及死亡的威胁，存在不同程度的精神困扰。精神需求是马斯洛需要层次论自我实现之上的更高层次需求。美国医学博士、精神病学家伊丽莎白·库伯勒·罗斯（Elisabeth Kubler-Ross）（1926 年生于瑞士）将终末期患者的精神需求进行了归纳，主要包括：

Note：

寻找生命的意义、自我实现、希望与创造、信念与信任、平安与舒适、获得支持、爱与宽恕等。常用的精神支持方法包括叙事疗法、生命回顾、生命意义疗法及尊严疗法等，以帮助患者处理未完成事务，与他人建立并维持和谐的关系，寻求内心的平静。

(3) 社会支持：终末期肿瘤患者承受着巨大的身心压力，面对死亡的恐惧和身心的痛苦，常常希望有人能陪伴左右。社会支持主要包括家庭支持、医护人员支持及其他社会支持等，其中家庭支持占据主要地位。部分终末期患者在渴望得到社会支持的同时更希望得到家人的关怀。因此应指导家人主动营造和谐美好的家庭氛围；以尊重、平等、接受的态度站在患者的角度思考问题，并及时给予关心、安慰，疏导和排解不良情绪。常用的社会支持方法包括同伴支持、团体治疗、家庭会议、倾听和同理等，帮助患者减轻心理负担并感受到被关爱。

## 二、终末期心力衰竭患者安宁疗护

### （一）终末期心力衰竭患者的特点

心力衰竭（heart failure），简称心衰，是由于各种原因所致心脏结构和 / 或功能异常导致心室充盈和 / 或射血功能受损，心排血量不能满足机体组织代谢需要，以肺循环和 / 或体循环淤血，器官、组织血液灌注不足为临床表现的一组综合征，主要表现为呼吸困难、体力活动受限和体液潴留等。终末期心力衰竭（end-stage heart failure）也称晚期心力衰竭、难治性心力衰竭，是指患者器质性心脏病不断进展，虽经积极的内科、外科及器械治疗，患者仍然存在进行性和 / 或持续性的严重心衰症状和体征，如频繁的心源性休克、严重的运动限制等。终末期心力衰竭患者常伴随全心衰竭，出现体循环和肺循环淤血征象，预后较差。

### （二）终末期心力衰竭患者的安宁疗护

#### 1. 常见症状的管理

(1) 呼吸困难：呼吸困难是终末期心力衰竭患者最常见和最令人痛苦的症状。患者在休息时亦感呼吸困难，被迫采取端坐呼吸。终末期心力衰竭患者的呼吸困难大多是难治性的，容量负荷过重及肺水肿是其主要原因。心衰终末期往往同时存在肺循环和体循环淤血。肺循环淤血使气体弥散功能降低、肺泡张力增高、肺循环压力升高；体循环淤血使右心房与上腔静脉压升高，同时血氧含量减少以及乳酸等酸性代谢产物增多，均反射性刺激呼吸中枢，使呼吸急促。此外，淤血性肝大、腹水以及胸腔积液等也会导致患者的呼吸运动受到限制，加重呼吸困难。

呼吸困难是一种主观体验，应及时了解患者呼吸困难的感受，观察呼吸的频率、节律、深浅度，患者口唇及皮肤黏膜发绀情况、有无鼻翼扇动、三凹征等。根据患者意愿协助采取舒适体位：半卧位时床尾用软枕抵挡以防止下滑；端坐位时，提供床上餐桌，并放一软垫以便于患者趴在餐桌上休息，或协助患者坐在有靠垫及扶手的椅子上休息；夜间协助患者采取高半卧位休息。指导患者穿着宽松柔软衣服，松解领扣，以缓解憋闷及压迫感。保持室内通风、凉爽，必要时手持风扇扇风。遵医嘱给予低流量、鼻导管湿化吸氧，长期吸氧可能会造成患者鼻部不适，可于鼻孔周围涂抹润肤霜。遵医嘱使用利尿剂、正性肌力药等减轻其呼吸困难症状，并注意观察药物的不良反应。

(2) 疲乏：疲乏是困扰终末期心力衰竭患者的常见症状，表现为持续的疲劳感及日常活动能力下降，可在诸多方面影响患者的生活质量。贫血、抑郁、睡眠障碍、营养不良等也是终末期心力衰竭患者疲乏的影响因素。应及时评估患者疲乏的状况、识别疲乏的诱因并进行针对性管理，通过睡眠管理、营养支持、心理社会干预等方法帮助患者缓解疲乏状况。

(3) 水肿：终末期心力衰竭患者水肿以双下肢水肿为主。其发生原因是心排血量减少，静脉回流受阻，毛细血管流体静压增高；同时由于肾血流减少，肾小球滤过率降低，肾小管重吸收水钠增多，导致水钠潴留；加之营养不良导致血浆胶体渗透压下降、淋巴回流受阻等。终末期心力衰竭患者水肿的控制主要以容量管理为主，适度限制钠盐和水分的摄入，准确记录出入量。遵医嘱给予利尿剂，并尽量集中在上午给药，避免夜间频繁排尿影响患者睡眠。体质虚弱患者应留置尿管，避免频繁排尿

Note:

带来的不便。使用利尿剂期间,还应观察低钾血症、低钠血症,有无口渴等症状。口干者可给予口腔护理、漱口、咀嚼口香糖等减轻不适。同时应注意做好水肿部位皮肤的护理,避免皮肤破溃及压力性损伤。

(4) 厌食恶病质综合征:终末期心力衰竭患者由于胃肠道及肝脏淤血、腹水等原因,会出现不同程度的食欲下降,肠壁负荷增加、吸收差等导致患者营养失衡,出现厌食恶病质综合征。应做好营养管理的解释,鼓励患者进食,少食多餐,根据患者喜好选择和烹饪食物,给予高蛋白、高热量、清淡、易消化、低盐饮食,以流质、半流质为主。

2. 心理社会精神支持　终末期心力衰竭患者由于长期遭受严重呼吸困难、疲乏等症状的困扰,常出现抑郁、焦虑、恐惧等心理问题。应主动了解患者及照顾者的心理变化,适当与其讨论病情及治疗方案,尽可能地解决和满足其需求,增加患者及照顾者的安全感。调动患者的社会支持系统,鼓励患者亲密照顾者及朋友陪伴并参与患者的基础护理,让患者感受亲情关怀及精神支持。同时,照顾者由于长期照顾患者,身体和精神上承受着巨大的压力,还面临着即将丧亲的痛苦,应做好照顾者的哀伤辅导。

## 三、终末期慢性阻塞性肺疾病患者安宁疗护

### (一) 终末期慢性阻塞性肺疾病患者的特点

慢性阻塞性肺疾病(chronic obstructive pulmonary disease,COPD)简称慢阻肺,是一种常见的、可预防和治疗的特异性慢性气道疾病,其特征是持续存在的气流受限和相应的呼吸系统症状;其病理学改变主要是气道和/或肺泡异常,通常与显著暴露于有害颗粒或气体相关,遗传易感性、异常的炎症反应以及与肺异常发育等众多的宿主因素参与发病过程。慢阻肺具有发病率高、病程长、共患病多等特点。慢性咳嗽、咳痰和呼吸困难是慢阻肺患者的主要症状。在疾病早期患者通常会出现咳嗽、咳痰症状,随病情进展症状日益加重,终末期慢阻肺患者以呼吸困难为最主要表现,同时伴随疲乏、食欲减退、体重下降和失眠、焦虑、抑郁、恐惧等生理和心理症状。

### (二) 终末期慢性阻塞性肺疾病患者的安宁疗护

1. 常见症状的管理

(1) 呼吸困难:呼吸困难是终末期慢阻肺患者最显著的症状。终末期患者往往已进展为肺气肿,合并有限制性肺通气障碍,晚期患者还会出现肺动脉高压和肺源性心脏病,患者回心血流量减少,导致肺通气比例失调,呼吸困难加重甚至引起呼吸衰竭。终末期患者由于长期气道阻塞,呼吸肌做功持续增加,呼吸肌疲劳甚至无力,肺通气的原动力不足而加重呼吸困难。此外,分泌物过多、无效咳嗽和营养失调也会加重呼吸困难。

1) 一般护理:帮助患者戒烟,脱离污染环境,避免或防止粉尘、烟雾及有害气体的吸入。神经肌肉电刺激、胸壁振动和风扇向脸上吹风或冷水喷雾可以减轻呼吸困难症状。

2) 氧疗护理:一般采用经鼻导管吸氧,氧流量设定为1~2L/min,持续时间>15h/d。呼吸衰竭时氧疗保证 $SpO_2$ 在88%~92%,避免因氧浓度过高而引起二氧化碳潴留。如患者存在二氧化碳潴留或合并阻塞性睡眠障碍,可考虑给予无创通气治疗。

3) 药物治疗:使用 $\beta_2$ 受体激动剂、抗胆碱能药、茶碱类等支气管舒张剂持久松弛支气管,缓解终末期呼吸困难症状。支气管舒张剂也可与糖皮质激素联合使用,有助于减少急性发作频率。低剂量强阿片类药物可延长呼吸肌耐力。

(2) 营养不良:由于长期缺氧和高碳酸血症,终末期慢阻肺患者胃肠道出现淤血,导致消化功能障碍的发生,最终影响了营养的吸收。患者因呼吸做功增加,基础代谢率提高,造成肌细胞线粒体代谢异常和瘦体组织消耗。营养的补充可以增强患者的呼吸肌力量,并改善整体健康状况。营养摄入以口服为主,少量多餐。提高食物的色、香、味及烹饪方法增加进食量,避免摄入引起腹胀的食物,如生萝卜、干豆等。可考虑给予营养性补充剂,如抗氧化剂维生素C、维生素E,锌和硒等。

Note:

(3) 疲乏：终末期慢阻肺患者由于长期气道阻塞，呼吸肌氧耗大，呼吸做功增强，进而导致广泛的骨骼肌和呼吸肌的疲乏感。另外，患者营养摄入低于机体需要量、夜间睡眠不足等均会加重疲乏。疲乏也常常由于心理社会因素而加重。疲乏可通过自我管理教育、康复训练、营养支持和身心干预来改善，但需要先对患者进行全面评估，关注患者的身体活动、心理状态、信念和睡眠习惯。

2. 心理社会精神支持 终末期慢阻肺患者长期经受失眠、焦虑、抑郁及恐惧等心理症状的困扰，这与患者长期患病导致社交丧失、病情反复加重、经济状况下降有关。正念疗法、瑜伽和放松等身心干预与认知行为疗法可减轻终末期患者的焦虑和抑郁。可采用尊严疗法引导患者回顾人生，肯定患者的生命价值。尽早进行讨论并签署预立医疗照护计划，以确保在患者失去表达能力后的照护符合患者的意愿。同时，还应关注照顾者的心理状况，给予专业的关怀照护。

## 四、终末期肾病患者安宁疗护

### (一) 终末期肾病患者的特点

慢性肾脏病(chronic kidney disease，CKD)指各种原因引起的慢性肾脏结构和功能异常，伴或不伴肾小球滤过率下降，表现为肾脏病理学检查异常或肾脏损伤；或不明原因的肾小球滤过率下降 <60ml/(min·1.73m$^2$)超过3个月。当肾小球滤过率 <15ml/(min·1.73m$^2$)时即发展为终末期肾病(end-stage renal disease，ESRD)，主要表现为水电解质和酸碱平衡紊乱，糖、脂肪和蛋白质代谢障碍，可伴有食欲缺乏、高血压、心力衰竭、气促、贫血、出血、瘙痒、肾性骨营养不良等症状。终末期肾病患者可进行肾移植、血液透析和腹膜透析等肾脏替代治疗。因肾源匮乏，绝大部分终末期肾病患者以血液透析和腹膜透析为主要的治疗方式，不同透析方式患者生存率不同，可能与各国医疗政策、卫生条件及经济水平等有关。

### (二) 终末期肾病患者的安宁疗护

1. 常见症状的管理

(1) 瘙痒：是终末期肾病患者的常见症状，发病可能与高钙高磷、高维生素A、周围神经病变、继发性甲状旁腺功能亢进、干燥症、透析等相关。患者因为瘙痒而搔抓皮肤，影响饮食及睡眠，降低了患者的生活质量。临床上多根据患者个体差异及个人意愿进行干预：患者应穿着质地柔软的纯棉内衣。宜保持皮肤清洁，可用清水或无刺激性洗剂清洁皮肤，皮肤干燥者可涂抹无刺激性润肤剂。宜将指甲剪短，睡眠时可戴上手套，避免不自主抓伤皮肤。轻症患者可给予局部皮肤保湿，重症患者可通过透析治疗保持适宜的钙磷水平。

(2) 肾源性水肿：终末期肾病患者的肾小球滤过率降低，但肾小管的重吸收功能却相对正常，因此造成"球-管失衡"以及肾小球滤过分数下降，最终因水钠潴留产生水肿。水肿部位常伴发疼痛和紧缩感，影响患者自我形象、生理功能和日常活动能力。应根据终末期肾病患者病情限制钠盐及水分摄入，重度水肿者每日摄入钠盐2~3g，摄入液体量以前一日24小时尿量加不显性失水量为宜，观察患者水肿程度变化。应指导患者保持水肿部位皮肤及皱褶处的清洁、干燥，并适当涂抹润肤霜。协助患者做简单的被动运动，可抬高肢体减轻重力导致的肿胀。坐位或站立位时可佩戴手臂支撑带缓解肿胀。可通过绷带加压包扎减轻患者水肿程度，加压方法应以患者自我感觉舒适为宜。遵医嘱使用利尿剂时注意观察药物的疗效和不良反应。

(3) 营养不良：引起患者营养不良的原因有：透析不充分导致患者毒素蓄积、代谢性酸中毒；炎性细胞因子白介素-6、肿瘤坏死因子-α等引起肌蛋白分解代谢增加；患者厌食、呕吐等导致蛋白质和能量摄入不足。护理人员应加强对患者的营养支持。未透析患者给予低蛋白饮食[<0.6g/(kg·d)]，限制钠盐；透析患者蛋白质摄入量为1.0~1.2g/(kg·d)，根据需要摄入钠盐。将能量摄入控制在30~35kcal/(kg·d)，出现营养不良风险时嘱患者在营养师的指导下口服营养补充剂、维生素等。依据患者喜好准备食物和餐具，烹饪时可适当使用调味品。宜少量多餐，鼓励家人与患者共同进餐。营造温馨、舒适的就餐环境，呕吐后及时清理呕吐物，保持室内空气清新。

Note:

2. 心理社会精神支持

(1) 患者心理社会精神支持：因为长期透析治疗、各种穿刺、不良反应以及沉重的经济负担，导致大多数终末期肾病患者出现抑郁、焦虑、悲观等不良情绪。患者失去劳动能力，自感已成为社会和家庭的负担，继而产生孤独感。医护人员应注重评估患者心理状态，及时关心、安慰患者，给予患者充分的理解和尊重。此外，还可以鼓励患者的家人和朋友经常陪伴患者，帮助患者积极面对疾病的治疗。

(2) 照顾者心理社会精神支持：终末期肾病患者的照顾者在陪伴患者治疗期间经历沉重的情感变化和经济负担，但却很少被关注。医护人员应充分意识到关心及支持照顾者的重要性。在为患者进行心理护理的同时，应注重对照顾者的心理疏导，同时帮助照顾者接受亲人即将逝去的事实，能够以积极的心态面对以后的生活。

## 五、终末期肝病患者安宁疗护

### (一) 终末期肝病患者的特点

终末期肝病(end-stage liver disease)一般泛指由各种慢性肝脏损害所导致的肝脏疾病的晚期阶段。我国终末期肝病最常见的病因是慢性乙型性肝炎。终末期肝病的范畴包括各种慢性肝脏疾病的终末期阶段，如急性肝功能衰竭、肝硬化急性失代偿、慢性肝功能衰竭和晚期肝细胞癌。终末期肝病的主要临床表现是肝脏功能严重受损及失代偿，患者常出现多种严重并发症，如腹水、消化道出血、肝性脑病、肝肾综合征等；患者表现为腹胀、尿黄、极度乏力、食欲缺乏等。

### (二) 终末期肝病患者的安宁疗护

1. 常见症状的管理

(1) 营养不良：终末期肝病患者普遍存在营养不良，肝脏是各种营养物质代谢的主要器官，终末期肝病患者的肝功能状况极差，导致碳水化合物、脂肪及蛋白质三大营养物质、维生素和微量元素等的代谢异常，进而导致患者发生营养不良。为此类人群提供安宁疗护时，需加强对患者的饮食指导，包括分餐及夜间加餐、补充维生素和微量元素等，注意监测患者的能量及蛋白质等营养素摄入，尤其注意监测血清蛋白等指标，以了解患者的营养状态；必要时给予经口或经鼻胃管/空肠管管饲肠内营养，在肠内营养不能满足需求时，给予肠外营养。

(2) 腹水：终末期肝病患者的肝功能较差，血浆白蛋白合成减少，引起血浆胶体渗透压降低，导致血浆外渗，同时肝功能损害使肾上腺皮质的醛固酮和抗利尿激素在肝内分解减少，导致水钠潴留，进而引起腹水。若患者出现腹部胀满、移动性浊音阳性及呼吸困难等症状，则应考虑为大量腹水。为终末期肝病伴腹水患者提供安宁疗护时，需协助患者取舒适卧位，评估患者腹水程度、测量腹围及体重；选取柔软衣物和轻软被服，减轻对患者腹部的压迫；下肢水肿时嘱患者抬高下肢，足下垫软枕；必要时遵医嘱使用利尿剂，并注意观察尿量及维持水电解质和酸碱平衡；放腹水时需注意避免过多过快，同时指导患者进食高蛋白、低盐饮食。

(3) 肝性脑病：肝性脑病是指由严重肝脏疾病引起的、以代谢紊乱为基础的中枢神经系统功能失调综合征，主要表现为意识障碍、行为失常和昏迷等。护理终末期肝病伴肝性脑病患者时需注意观察肝性脑病的症状，若出现表情淡漠、扑翼样震颤时及时通知医生，给予吸氧，减少氨的产生，保护肝功能；遵医嘱使用减少肠内氨源性毒物的生成与吸收、促进体内氨的代谢、调节神经递质等药物，或血浆置换、血液透析等人工肝支持治疗方式促进有毒物质的代谢清除；避免诱发肝性脑病的因素，如避免患者出现上消化道出血、便秘、感染等，同时注意减少蛋白质的摄入等；对轻微肝性脑病患者，可不减少蛋白质的摄入，但对严重肝性脑病的患者需酌情减少或短暂限制蛋白质的摄入；同时注意评估患者周围的环境，做好安全警示标识，以防患者坠床及跌倒。

(4) 黄疸：终末期肝病患者因肝内胆汁淤积、阻塞等原因导致肝内胆管的压力不断升高，引起胆管不断扩张并导致肝内小胆管、微细胆管、毛细胆管等破裂，使得结合胆红素溢出，反流入血，从而导致黄疸的发生。黄疸患者多表现为皮肤瘙痒、巩膜黄染、腹胀及消化不良、凝血功能障碍、大便陶土色、

Note:

尿呈浓茶色等。终末期患者出现黄疸时，需注意协助患者保持皮肤清洁，温水擦浴，避免使用肥皂或碱性等刺激性液体，告知患者穿宽松、肥大的棉质衣物，剪短指甲，勿抓挠皮肤，可涂止痒药膏，减轻瘙痒；记录大小便颜色、性质等；夜晚可使用镇静药物，保证睡眠；使用热水袋时，水温不宜过高，防止烫伤。因终末期肝病患者多为低蛋白性水肿，患者的骶尾部较易发生压力性损伤，可预防性使用减压敷料，如泡沫敷料、水胶体敷料等。

(5) 消化道出血：终末期肝病患者多出现门静脉高压，导致以食管胃底静脉曲张为主的消化道血管曲张，若血管曲张破裂则导致消化道出血。食管胃底静脉曲张破裂出血时多表现为上消化道出血，患者表现为呕血，颜色多为鲜红色，也可为暗红色；若出血量多，可呈喷射状，出现柏油样或紫红色便；出血量大时可伴心悸、心率加快、头晕或晕厥、皮肤灰白湿冷、血压下降，甚至出现休克等。遵医嘱使用血管升压素、生长抑素等止血药物，注意观察止血效果及药物不良反应；护理活动性消化道出血的患者时，要告知患者禁食禁水，避免因经口进食而增加消化液分泌、促进胃蠕动、增加脾脏及门静脉血流等加重消化道出血；准确记录每日出入量；观察患者大便颜色；出血停止 24~48 小时后，可逐渐恢复经口进食；同时遵医嘱做好患者禁食期间的肠外营养，注意及时补充热量和多种营养素，并密切观察和监测患者的精神状态及神志。

2. 心理社会精神支持　终末期肝病患者多产生焦虑、抑郁、悲观等不良情绪，应主动了解其心理社会精神需求；预先与医生、患者及照顾者讨论并制订照护计划，满足患者及照顾者的需求；鼓励照顾者尽可能陪伴、安慰患者，让患者感受到关爱与支持；采取恰当的护理干预措施如放松训练、生命回顾等协助其调整负性情绪，提升生命意义感；患者离世后需关注丧亲照顾者，及时给予哀伤辅导。

## 六、终末期艾滋病患者安宁疗护

### (一) 终末期艾滋病患者的特点

艾滋病(acquired immunodeficiency syndrome，AIDS)，其医学全称是获得性免疫缺陷综合征，是由人类免疫缺陷病毒(human immunodeficiency virus，HIV)引起的全球性恶性传染病，致死率高。人体感染 HIV 病毒后，其免疫系统被破坏，对疾病的抵抗能力逐渐丧失，最终死亡。从初始感染 HIV 到终末期是一个较为漫长复杂的过程，根据感染后临床表现及症状、体征，HIV 感染的全过程可分为急性期、无症状期和艾滋病期。艾滋病期为感染 HIV 后的终末阶段，主要临床表现为 HIV 感染相关症状、体征，如持续一个月以上的发热、盗汗、腹泻，体重减轻 10% 以上，神经精神症状，持续性全身性淋巴结肿大等，及各种机会性感染和肿瘤。

### (二) 终末期艾滋病患者的安宁疗护

#### 1. 常见症状的管理

(1) 脂肪营养不良综合征：长期使用抗反转录病毒药物是导致此症状发生的主要原因，表现为脂肪萎缩、脂肪沉积和脂糖代谢异常。目前认为与核苷类反转录酶抑制剂的线粒体毒性和蛋白酶抑制剂引起的胰岛素抵抗有关。ART 需要终身服用，因此，除定期监测血糖、血脂水平外，还需识别脂肪沉积的危险因素，如高龄、女性、体脂率高、$CD4^+$ T 淋巴细胞基数低、AIDS 病程长等。

(2) 营养不良：终末期艾滋病患者发生营养不良的原因如下：一方面，感染 HIV 后患者对营养素的需求增加，另一方面，患者营养素的吸收因感染 HIV 后导致的厌食、慢性腹泻等受到影响。终末期艾滋病患者的饮食方案需要根据其食欲、进食受限情况、胃肠道功能状况、饮食习惯、经济条件等进行个体化合理设计，并应常规增加口服营养补充。

(3) 机会性感染：HIV 侵犯人体的免疫系统后，人体细胞免疫功能发生缺陷，促使条件致病菌致病条件的出现，引发各种机会性感染(如肺孢子菌肺炎、结核病、非结核分枝杆菌感染、巨细胞病毒感染等)。终末期艾滋病患者免疫力降低，医院需建立完善的感染控制制度，建立独立的艾滋病就诊区域；医护人员要积极做好院内感染的监控管理工作，对终末期艾滋病患者实施保护性隔离；密切监测终末期艾滋病患者的病情变化和生命体征；加强口腔卫生和皮肤清洁，防止继发感染；感染发生后根据血

Note:

常规、血培养等检查结果，遵医嘱合理使用抗生素。

(4) 皮肤瘙痒：人体感染 HIV 后其免疫系统出现紊乱，引发过敏性及免疫性皮肤疾病，出现皮肤瘙痒。人体各部位的皮肤均可发生瘙痒，四肢伸侧尤其是下肢伸侧好发。可为单纯皮肤瘙痒或伴发红斑、丘疹、结节、水疱、糜烂、鳞屑等。应指导患者和照顾者做好皮肤管理，避免搔抓皮肤，遵医嘱涂擦抗菌药；同时需注意在皮肤发生破损时，保持破损处皮肤清洁干燥，给予局部用药包扎，避免感染的发生。

(5) 腹泻：由于胃肠道感染 / 胃肠功能紊乱，腹泻是终末期艾滋病患者常见症状之一。因胃肠道机会性感染导致的腹泻，需遵医嘱采用抗感染治疗；护士应注意观察大便的量、颜色和性质；如果患者出现严重的长期腹泻、血便或伴有发热等情况，医护人员需注意控制原发感染；腹泻患者同时伴发呕吐时，遵医嘱进行补液、对症治疗，以免出现水、电解质紊乱；饮食宜清淡易消化；排泄物及污染物不可直接倾倒，需要进行消毒处理，以免发生交叉感染。

**2. 心理社会精神支持** 由于艾滋病缺乏特效治疗，预后不良，加之疾病带来的病耻感，终末期艾滋病患者经历了复杂的心路历程，大部分患者在经历了休克期，否认期，罪恶感、愤怒和害怕期，磋商与烙印期，接受与面对期后，进入了悲伤期，安宁疗护团队应当充分理解患者所遭受的心理打击和精神创伤，在尊重其各项合法权利的前提下，注意保护其隐私和自尊，不要歧视和批判患者；根据患者的生活环境、成长背景、文化程度、个性素质等提供不同层次的心理支持和人文关怀；选取适当的时机和语言，和患者探讨死亡的含义，并鼓励患者表达自身的哀伤和抑郁，宣泄不良情绪，必要时邀请精神科医生或心理治疗师对患者开展专业心理治疗；做好照顾者的思想工作，鼓励照顾者给予关爱与陪伴，并关注其预期性悲伤和丧亲后支持。

## 七、终末期阿尔茨海默病患者安宁疗护

### （一）终末期阿尔茨海默病患者的特点

阿尔茨海默病（Alzheimer Disease，AD），是一种起病隐匿的进行性发展的神经系统退行性疾病，病因迄今未明。主要表现为记忆力、定向力、判断力、计算力、注意力、语言等认知功能衰退，伴有精神异常和人格障碍，病程可长达数年至数十年。随着疾病进程，患者病情逐渐加重，日常生活能力受到严重影响甚至完全不能自理，四肢出现强直或屈曲瘫痪，括约肌功能障碍。患者晚期常可并发全身各系统疾病的症状，如肺部及尿路感染，压力性损伤及全身性衰竭性症状等，最终因严重的并发症而死亡。

### （二）终末期阿尔茨海默病患者的安宁疗护

**1. 认知障碍的护理**

(1) 认知能力评估：晚期阿尔茨海默病对患者影响最大的是认知功能损害，随着疾病的进展，患者记忆力、注意力、执行力、表达能力等均有明显降低。护士可通过简易精神状态量表（Mini-Mental State Examination，MMSE）、蒙特利尔认知评估量表（Montreal Cognitive Assessment，MoCA）等对患者认知障碍程度进行评估后，结合患者行为、语言能力，密切观察患者临床症状及表现，对患者采取有针对性的护理。由于阿尔茨海默病患者认知功能受损，自我症状表述不很清晰，护士应运用恰当的沟通交流技巧以及手势、简单文字书写等交流工具，并与患者家属沟通，尽可能了解患者的需要，为患者提供身心支持，最大限度地维护患者的尊严。

(2) 用药管理：阿尔茨海默病患者由于认知功能问题往往不能自行完成服药，护士应指导照顾者为患者建立照护日记，认真记录用药情况（药名、剂量、用药时间）及症状缓解时间、方式等。如果患者有多种药物同时服用，护士应帮助照顾者做好药物的分类，严格按照药物特性协助服药，避免用药不当给患者带来多药共用的风险。如果患者有吞咽困难，不能简单将药片研碎或溶解于水中喂服，应报告医生调整服药途径或方法，避免由于服药导致患者误吸或吸入性肺炎发生。

(3) 尊重患者：护士应充分认识阿尔茨海默病的发展进程，对于中重度认知障碍的阿尔茨海默病患者，护士在护理前做好准备，在护理中应适当移情，表现出耐心、关爱和尊重患者。如果患者有躁动、

Note:

拔管等行为，应加强看护，遵医嘱予以镇静，避免滥用约束或约束不当。

(4) 感觉刺激：即使在AD晚期，患者仍有能力对刺激作出反应，护士应把患者视为仍具有身、心、社、精神的整体。护士在护理过程中应密切观察患者对外界的各种反应，向患者的长期照顾者学习和了解患者细微声音及动作的特殊意义，耐心陪伴，用语言及非语言，恰当的身体触摸及按摩给予患者适当感觉刺激，以保持患者对外界的感知，满足患者的身心需要。

### 2. 激越行为的护理

(1) 评估及去除可逆因素：中晚期AD患者可能会发生激越行为，主要表现为言语和行为的激进、攻击、侮辱或其他不当的言语和行为。护士应及时和正确地评估患者激越行为发生的频率、严重程度、诱发和加重因素。如果患者一直持续地发出尖叫、叹息或哼哼声，应寻找是否有未被满足的需求，如想要大小便或便秘、体位不适、身体下有硬物等。同时，护士应评估患者目前服用的药物，了解患者近期是否有生活中的重大事件或不良刺激等，尽力寻找可逆转的因素开展实时护理。

(2) 环境管理：AD患者很难适应环境的改变，为其提供熟悉、稳定的生活环境，安排有规律的作息，是照护的重要原则。如果患者居家，空间应尽量宽敞，环境一定要干净整洁不杂乱，将常用的物品放在随手可拿取的地方。如果入住机构，房间里可配备家庭设施，尽量将仪器设备放在不易看见的地方，既方便使用，又可减轻不良的救治环境给患者带来的刺激及造成的恐惧感。另外，应重视环境的安全性，防坠床、防跌倒，一些不安全的用具、药物等均应妥善保管，防止出现自杀、自伤及伤人事件。

(3) 分散注意力：不可斥责患者，激化矛盾，这样只能加剧患者的激越表现。护士应多给予患者理解和表扬，同时可以根据患者喜好及身体状况采用听音乐、看画册、喝水、观看宠物等方式来转移其注意力，以终止激越行为或降低发作程度及频率。

### 3. 并发症护理

(1) 肺部感染：晚期AD患者由于长期卧床和管喂饮食可能会带来肺部感染或坠积性肺炎。护士应首先做好患者呼吸评估，了解呼吸频率、深度、是否存在呼吸困难、咳嗽等，在此基础上做好晨间护理，适当抬高床头，调整好体位，为患者拍背，遵医嘱吸氧、给予雾化吸入治疗，视情况给予吸痰，保持呼吸道通畅。必要时，采取心电监护监测患者生命体征和血氧饱和度情况，遵医嘱给予低剂量吗啡减轻呼吸困难。需与医疗团队、患者和家属共同探讨机械通气等相关侵入性治疗手段的使用，尽量减少患者痛苦、促进舒适。

(2) 泌尿系统感染：高龄及长期卧床使泌尿系统功能退化，排尿反射减弱，临床常为终末期AD患者留置导尿管，如果未做好尿管护理，加上水分摄入不足、大小便失禁污染、抵抗力低下等因素，容易发生尿路感染。因此，护士在安置尿管时应选择材料刺激性小、管径大小合适的尿管，做好无菌操作，留置尿管期间应做好局部皮肤护理及管道护理，保持管道的密闭性，不做常规膀胱冲洗以免增加刺激及感染的风险。日常应多为患者补充水分。如果患者居家，护士应对照顾者实施尿管护理教育，避免外源性及逆行性感染。

(3) 压力性损伤的预防：长期卧床者有必要安置气垫床并予以定时翻身。终末期AD患者的压力性损伤可能迁延不愈，护理的目标不是使创面愈合，更重要的在于保持创口不再扩大及防止感染，并处理异味和分泌物，做好皮肤护理，清洁、湿润皮肤，尽可能减少压力和摩擦，可在创口处理前20~30分钟使用镇痛药物。

**4. 疼痛评估方法** 终末期AD患者较多有疼痛经历，而其疼痛往往由于患者自我报告疼痛的能力逐渐减弱或消失而被低估，不仅疼痛得不到有效处理，还可增加行为障碍的发生。尽管终末期AD患者的疼痛不易识别，但对其疼痛管理的重点仍然在于疼痛识别和评估，这是护理人员对AD患者疼痛控制中非常重要的第一步，疼痛评估可以通过观察和测量两种方法获得。①护士可以通过对患者面部表情、声音、手势及其他肢体语言、行为变化等观察患者的反应，寻找疼痛的征象。某些自主神经反应如出汗、血压升高、心率和呼吸频率的改变提示可能出现疼痛，一些肢体动作或特殊发声也应纳入观察，以确定是否为疼痛所致。②如果患者尚能自我报告疼痛，则应尝试让患者自

Note:

评。可首选 NRS、FPS 等疼痛测量工具进行初步评估,之后使用专门针对 AD 患者疼痛测量的评估工具进行较为全面的疼痛评估。这些工具包括:晚期老年痴呆症疼痛评估量表(Pain Assessment in Advanced Dementia Scale,PAINAD)、Doloplus-2 疼痛评估量表、痴呆疼痛行为动态观察量表(Mobilization Observation Behaviour Intensity Dementia-2 Pain Scale,MOBID-2)、Abbey 疼痛量表(Abbey Pain Scale,APS)等。正确识别并评估疼痛后,针对性采取措施尽力去除导致疼痛的因素,给予药物及非药物措施控制或减轻疼痛。

5. 满足患者基本需要　人的基本需要是个体化的。终末期 AD 患者各系统功能退化,消化吸收能力减弱,应尽力保障患者营养需求,少食多餐,能经口进食则尽量不采取其他途径,对有吞咽困难者,进食浓稠液体及缓慢喂食有助吞咽及避免噎呛的恐惧,或与医师、营养师讨论改用管饲或肠外途径满足营养需求。由于患者日常生活活动能力(Activities of Daily Living,ADL)重度依赖,护士需帮助患者保持身体清洁、及时清理污物,舌头无法清理食物残渣或不能经口腔进食时,口腔护理需增加频率并认真执行,避免口腔感染及其带来的严重后果。患者可能有视力、听力下降,应根据需求为其提供眼镜、助听器等。

6. 睡眠障碍的护理　由于脑部的萎缩变化,患者可能出现昼夜节律紊乱或对昼夜分辨障碍而影响睡眠,护理人员应根据患者情况,尽量在白天多为患者安排各种下床、轮椅或非离床活动,养成良好的作息规律。尽可能将患者所处房间的环境改变为熟悉的家庭环境,白天光线需充足,夜间无声、光刺激,并经常向患者强化现在是白天或夜晚。在患者视线正对的墙面涂上黑漆及星月图案,或悬挂相应的幕布均有助于帮助患者作出"夜晚"的判别。睡前不看可能导致兴奋的视频,不听激昂的音乐,不喝刺激性饮料。温度适宜的热水洗澡或泡脚对睡眠有益。

（三）对阿尔茨海默病患者照顾者的护理

1. 身体护理　目前,入住养老机构的 AD 患者数量有限,大多数患者仍居住于家中,其长期照顾者多数是家庭成员,也可能是雇佣人员。在整个病程中,照顾者不仅要照顾患者的饮食起居,还要面对可能的精神行为症状,有的还要料理家务及管理子女,承受繁重的身心负担,加上有的配偶照顾者年事已高,长此以往使自身身体变得虚弱,导致不适或疾病发生,各种疾病中以心血管系统疾病较为多见。护士应向照顾者提供相应的支持:①帮助照顾者树立正确的观念。必须认识到,照顾好患者虽然是今后生活的固定部分,但不是生活的全部,应该照顾好自己,保持健康与活力。②教会照顾者使用正确、节力的照护方法以避免过劳或受伤。③照顾者在患者的休息时间见缝插针地做身体上的放松及调整,定期体检。④在照顾者没有能力同时照顾好患者及自身时,考虑将患者送去专门机构。

2. 心理、精神护理　终末期 AD 患者病程长、照护负担重,照顾者照护知识不足,可能还会担心经济及家庭的其他问题,因此,照顾人员面临的困难高于普通患者的照顾者,久而久之可出现焦虑、抑郁、疲溃感、孤独等心理问题,个别照顾者可能不堪重负而选择自杀,也有照顾者把愤怒等情绪投射到他人身上,对其他家庭成员甚至 AD 患者施以不当言语或行为。护理的支持主要包括:①给照顾者以教育,让照顾者了解疾病的大致表现和发展趋势,以及治疗疾病的常用药物的服用方法和注意事项,增加与医护及外界的沟通交流,以获取信息,保持及增强照护能力,具备照顾信心,减轻压力感。②帮助照顾者积极面对生活。照顾者对于自身所犯的无心的过失要及时放下,不要内疚与自责,多为患者和自己创造成功,从而获得成就感,感知生命的积极意义。③给照顾者长期持续的情感及精神支持,通过定期组织同类照顾者聚会,互相交流心得体会,或通过书写照顾日记、社交平台发表信息等方式抒发情绪,使照顾者能保持以平和的心态投入照护工作。④协助照顾者应对即将面对的照顾对象离世的哀伤。

3. 社会支持

(1) 教会照顾者处理好与患者的关系:AD 患者经常伴有抑郁焦虑、个性改变或认知减退,出现不当言行,对此,照顾者应明白是疾病所致,要宽容,不计较和抱怨,要允许患者表达情绪。当照顾者理解和认可患者感受时,自身的压力也随之得到释放。照顾者不仅要注重照顾行为本身的细节,知道何

Note:

时开口说话以及说什么，更应该去了解患者通过语言或眼睛、肢体动作在表达什么，主动替患者思考，获取患者信任。

(2) 人际的支持是照顾者的重要力量源泉：由于身陷长期照顾，照顾者可能失去外出聚会、社交的机会，应动员亲戚、朋友、社区工作人员等定期予以关心、支持。在一些情况下，照顾者可以考虑带着患者一起参加活动，这对双方均有好处。

(3) 社工介入：社工可以协助链接有用的资源，这些资源不仅可以缓解一部分物质或经济压力，其中的志愿者还可以直接为患者提供照顾，这样可以减轻照顾者负担，给照顾者定期放假或做照顾者轮换，使其有时间抽离照顾者角色或做自己想做的事，比如来一次旅行，见自己喜欢的人，学习唱歌，或者是安心地睡一觉，都可以使身心得到喘息。

（强万敏 刘 艳）

## 思考题

1. 安宁疗护团队如何为终末期患者家庭实施支持性照护？
2. 终末期患儿心理特征包括哪几个阶段？主要内容是什么？
3. 成年终末期患者疾病对家庭有哪些影响？护士如何为患者及家庭提供有效的安宁护理？

Note:

URSING

# 第四章

# 安宁疗护沟通

第四章　数字内容

## 学习目标

- **知识目标：**

1. 掌握安宁疗护中护患沟通的原则。
2. 掌握患者病情告知的原则。
3. 熟悉我国文化背景下安宁疗护人文关怀实质与内涵。
4. 了解预立医疗照护计划的概念。

- **能力目标：**

能运用沟通技巧与患者、照护者及多学科团队进行有效沟通。

- **素质目标：**

具有与患者共情，尊重患者、关怀患者、与患者平等交流的职业素养。

安宁疗护是医学与人文的有机结合，强调将关心、关怀和尊重患者作为安宁疗护服务的内在核心与价值导向。安宁疗护实践中涉及多学科团队照护、病情告知与预立医疗照护计划讨论、心理支持与人文关怀等，需要多学科团队之间、医患之间、患者与家属之间达到良好的沟通效果才能为患者提供高质量的安宁疗护服务。沟通是安宁疗护中不可或缺的一部分，良好的沟通是提供高质量安宁疗护服务的基础，是促进患者积极决策，维护患者尊严、自主权的重要途径。因安宁疗护中的护患沟通的主题和讨论问题的特殊性，有别于一般性的治疗性沟通。本章将重点阐述安宁疗护中沟通的交流原则、注意事项、对患者的病情告知、预立医疗照护计划概念与应用以及对安宁疗护患者的人文关怀等内容。

导入案例

患者，女性，62岁，2年前因卵巢癌行一侧卵巢切除术，半年前复查发现癌细胞腹部广泛转移，之后开始化疗，由于不耐受先后更换三套化疗方案。3天前，因恶心呕吐、严重腹痛，不能解出大便前来就诊。CT结果显示：不完全性肠梗阻。昨日以晚期卵巢癌，急性肠梗阻收治入院。入院后，护士遵医嘱为患者行胃肠减压，引出约500ml青绿色液体后，引流量逐渐减少，患者胃肠蠕动恢复，开始排气。患者不知道肠梗阻是病情恶化的结果，以为症状缓解了，感到很高兴，并要求出院。

请思考：

(1) 此时，是否需要对患者实施病情告知?

(2) 护士如何进行人文关怀视角下的坏消息告知?

(3) 在病情告知时，是否考虑与家属、医生一起进行预立医疗照护计划谈话?

## 第一节　安宁疗护沟通的类型

### 一、专业照护者与患者/家属之间的沟通

#### (一) 沟通特点

1. 沟通对象　安宁疗护沟通人群主要是专业照护者与终末期患者及家属就患者疾病状况、治疗方案及临终相关事宜的交流。终末期患者及家属是安宁疗护专业照护者沟通的主要对象。专业照护者指经过教育和培训，在医疗机构或家庭保健机构为患者和家属提供有偿照护服务的专业人员。安宁疗护的专业照护者以多学科团队的形式合作，包括在医院、社区医疗机构、医养结合机构及居家照顾工作的医生、护士、物理治疗师、营养治疗师、心理咨询师、药剂师、医务社工等。

2. 沟通时机　安宁疗护沟通伴随患者临终医疗照护过程而持续进行，发生于患者照护的全过程，既可以贯穿于护理操作过程中，也可以在相关终末期问题讨论中进行。护理人员在为患者提供治疗护理时，应细致、全面地了解患者及家属对于终末期的需求，建立良好的护患信任关系，为开展死亡教育、预立医疗照护计划讨论奠定基础。

3. 沟通技巧　相较于与一般人群沟通，安宁疗护沟通对象的疾病状况和心理状态有很大的不同，通常会遇到很多敏感词汇或伦理问题，安宁疗护沟通比一般护患沟通更为复杂，挑战也更大。因此，护理人员除了掌握常规沟通方法，还须掌握更多适用于终末期患者身心特点的沟通技巧。

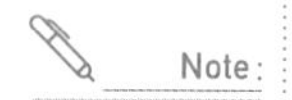

（二）沟通原则

1. 以患者为中心原则 安宁疗护是以终末期患者为中心开展服务的，护理人员应避免在潜意识中把自己放在主导地位，这是护患沟通中要遵循的重要原则之一。

2. 尊重与接纳的原则 护理人员在沟通中需要适当移情和换位思考，尊重患者的意愿与选择，接纳可能出现的行为（良好的和不良的），实现与患者的有效沟通。

3. 诚信原则 护理人员始终以诚恳守信的态度与患方进行沟通，可以信息有所保留，但绝不能欺骗患者。

4. 保护患者隐私的原则 护患沟通时，应注意一定的隐秘性，保护患者隐私权。

5. 文化敏感性原则 护理人员应对患者所处的文化背景保持敏感性，在沟通过程中理解并尊重患者在特定文化下所表现出的行为和思维观念，避免不符合其文化的语言或非语言行为。

（三）注意事项

1. 选择恰当的沟通时机 安宁疗护中沟通的主题一般比较敏感，需要待患者病情稳定或症状得到基本控制时进行沟通。

2. 分阶段主导谈话过程 交谈初期，护理人员应采用“开放式”提问，了解患者目前的状况和亟待解决的问题；交谈中期，采用“启发式”谈话进一步挖掘相关信息，了解患者的真实想法；交谈末期，应说一些安慰体贴的话，不可突然中断谈话或无缘无故离开患者。

3. 运用多种沟通技巧

(1) 肯定：护理人员应肯定患者所表达感受的真实性，切不可妄加否定。

(2) 允许适当停顿和沉默：这可以为患者吐露一些重要的事情或情感提供缓冲的空间。

(3) 适时总结：在一段谈话内容结束后，护理人员可适当总结谈话的内容，使患者意识到护理人员在认真倾听，还有助于放慢谈话节奏，让患者回忆和确认自己说过的内容。

(4) 总结后询问：在总结后可询问患者“还有没有别的问题”，以确定患者是否还有其他问题想讨论，这可能引出患者心中最担忧的问题。

(5) 表达同理心：表达同理心有助于建立融洽的护患关系。当护理人员从患者语言和肢体表达中感受到其情绪时，尝试理解并接受。但注意不要在真正了解患者问题或担忧之前过早地安抚。

(6) 减少引导性问题和要求解释性质的提问：例如“您的疼痛现在好些了吗？”这类带有主观判断的提问可能难以获取患者的真实信息；或是“您昨晚为什么没休息好？”这类问题具有一定的对抗性，会让患者觉得“当场”有责任回答，容易引起患者反感情绪。

(7) 结合非语言沟通技巧：借助目光接触、面部表情、手势动作及空间距离等方式达到良好的沟通效果。例如友善地点头、轻轻地挥手或拍拍背，会使患者感到温暖，有安全感和受尊重感。

4. 对沟通内容保持谨慎 护理人员与患者沟通时注意谨慎用词，避免未经协商便告知患者真实病情，避免告知不确定的疾病预后问题，避免疾病信息的歪曲、改变。

## 二、专业照护者之间的沟通

（一）沟通特点

1. 相互合作，共同承担 多学科团队是由普通或专科医生、护士、专职医疗从业人员（例如药剂师、物理治疗师、康复师、营养师）、心理咨询师、社会工作者和志愿者等组成。团队成员有各自的分工和角色功能，各角色之间相互合作，共同承担责任。在配合完成相同的实践内容时有各种不同的角色组合。例如，在患者病情告知中医生更多地承担了告知角色，而在预立医疗照护计划沟通中，则依靠医生、护士和社会工作者的通力合作。

2. 多轮沟通，持续协商 多学科团队以终末期患者和家属为中心开展多学科协作模式，是传递安宁疗护服务的载体，是开展安宁疗护实践的主力军。团队内部以及团队与患者及其家属之间往往

Note:

要进行多轮、持续的沟通和协商，讨论患者的病情变化。团队的成员必须具备相应的工作资质和丰富的实际工作经验，既能为患者及其家属提供医疗帮助，又能兼顾患者的情感与心理需求，从而明确患者照护目标和任务。

（二）沟通原则

1. 以患者为中心的原则　关注患者的安宁疗护需求和意愿，保护患者的隐私权和知情权，允许患者及其家属参与医疗护理决策、医疗护理过程。

2. 遵从安宁疗护理念的原则　开展多学科团队沟通时，应遵从安宁疗护理念，时刻关注患者的生命质量、尊严和自我价值，尊重患者与家属的选择。

3. 平等开放的原则　团队成员积极表达各自领域内的专业判断和看法，发挥各自专业特长，不可因职务高低而对观点有所保留。

（三）注意事项

1. 明确共同目标和职责分工　由于多学科团队来自不同职业，因专业背景、培训经历与工作经验不同，团队成员对相互承担角色、工作任务和方法等方面的理解存在差异，然而，团队共同目标都是利用专科所长为终末期患者减轻痛苦与不适，满足家属的照护需求。因此需要明确团队成员的职责分工，做到在分工的基础上有合作，共同探讨照护方案，并促进照护目标的达成。

2. 明确多学科团队的协调者　安宁疗护需要多学科整合协作，团队在组建时即明确协调者，有利于保障多学科团队沟通的顺利进行。协调者是多学科团队的建设者、照护服务的提供者、合理诊疗的促进者、团队交流学习的组织者、案例讨论的召集者、照护资源的协调者、患者及其家属的全程随访者和支持者。协调者不限于特定学科或专业，只要能够履行好职责皆可担任，主要任务为调配照护资源、促进多方协作、支持患者和照护团队等。在医疗机构，协调者一般由护士担任，在组织多学科讨论、协调安排照护事宜等方面发挥着重要作用；在社区，协调者一般由社会工作者担任，通过协调多方照护资源为社区终末期患者提供服务。

## 三、非专业照护者与患者之间的沟通

（一）沟通特点

1. 患者的亲属或朋友　临终患者的亲友与患者之间或具有血缘关系，或具有友情关系，在患者终末期通常是最重要的照护者，由于他们并不是具有医学或其他学科背景的专业人员，因此，也被称为非专业照护者。非专业照护者虽然不具备专业背景，却与临终者有着亲密的关系和良好的信任感，在与终末期患者交流中能够更好地了解患者本人的真实意愿，而患者也更信任和乐于将自己的想法与需求与非专业照护者分享。因此，专业照护者可以与非专业照护者进行沟通，以便于从非专业照顾者处了解到患者真实的信息，并通过非专业照护者转达患者的意愿和需求。

2. 照护者间沟通　作为护患沟通及医疗团队沟通的中间衔接环节，除了帮助专业照护者了解患者的意愿和需求以外，专业照护者还通过此过程向非专业照护者提供照顾患者的相关指导。此过程有助于照护者之间相互配合进行患者照护，获知并满足患者身、心、社、精神各方面需求。

（二）沟通原则

1. 实事求是　专业照护者在与家属沟通时，要帮助其客观定位患者的病情，了解现存的、潜在的风险，在知晓病情和预后的基础上进行沟通。

2. 相互信任　照护者间建立彼此信任、共同参与的关系，这是有效沟通的基础。

3. 尊重患者权利和意愿　照护者应在尊重患者权利和意愿的基础上沟通相关话题，尽量避免以个人主观想法干预患者的治疗决策。

（三）注意事项

1. 树立正确的死亡观　专业和非专业照护者均应接受一定的死亡教育和/或安宁疗护培训，树立正确的死亡观，以便沟通时能够保持相对理性客观的思考。

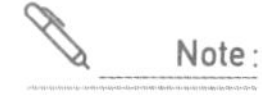

2. 个性化沟通 专业照护者应详细评估非专业照护者的心理状态、心理需求、疾病相关知识和参与沟通的积极程度，针对非专业照顾者不同的心理状态，采取个性化的沟通方法。

3. 专业照护者为非专业照护者提供支持 为患者提供照护的亲属或朋友同时也是医护人员安宁疗护实践中的照护对象。在沟通患者临终相关话题时，专业照护者应理解非专业照护者的心理，鼓励其表达内心感受，提供相应的心理支持。

知识链接

**特鲁多医生的墓志铭**

“To cure sometimes, to relieve often, to comfort always”，这句英文是长眠在美国纽约东北部萨拉纳克湖畔的特鲁多医生的墓志铭，中文翻译简洁而富有哲理：“有时去治愈，常常去帮助，总是去安慰”。我们常说，医学不仅是一门科学，更是一门人学，离不开高精尖的科技、精湛的技术、充足的知识储备，也同样需要人性的光芒与对生命的敬畏，如此才真正称得上仁心、仁术。面对不可治愈的终末期患者及其家属，医护人员需要关心、关爱、关怀患者，发挥安宁疗护沟通在其中的重要作用。

（绳 宇）

## 第二节 安宁疗护病情告知

### 一、病情告知的概念

病情告知是安宁疗护中常见并且非常重要的一个部分，是指在医疗活动中，医护人员运用适当的沟通交流技巧，如实向患者本人告知病情、疾病诊断、可能采取的治疗措施、预后和费用等信息的过程。病情告知有利于医患双方坦诚地针对疾病治疗、预后及预立医疗照护计划进行沟通，让患者对疾病与生命末期有清晰的认识，感到被尊重，进而为自己有限的生命进行规划，完成未尽事宜，减少遗憾。

### 二、病情告知的原则

（一）诚实原则

医护人员在病情告知中应以诚恳守信的态度，以不伤害患者为出发点，尊重客观事实，适时运用恰当的沟通交流技巧进行病情告知，不能以“善意谎言”的方式欺瞒患者及家属。

（二）保密原则

患者对自己的病情享有隐私权。对于患者的个人敏感信息，医护人员有义务对信息保密，并采取相应的管理措施防止信息泄露。

（三）知情同意原则

患者对自身病情、检查、治疗等知情同意权应受到医护人员的尊重。患者在就诊和住院期间，在接受治疗措施之前，医护人员对医疗诊断、病情进展、治疗方案及不良反应需要向患者进行详细的解释和说明并确认患者理解。

（四）自主原则

树立患者至上和尊重患者权利的理念。在患者及其家属作出决定前，应确保他们理解治疗方案、治疗选择利弊等信息，同时有能力对相关信息理性思考，作出决策。

Note:

#### （五）个体化原则

告知过程循序渐进，不同的患者对病情告知的需求不同，需要逐渐渗透，充分评估，在告知过程中密切观察，根据患者的反应调整进程和方法。从心理学角度来讲，短暂多次的弱信号刺激比快速的强信号刺激更容易被接受。

#### （六）“以人为本”的原则

在告知的过程中传递温暖、同情、鼓励和安慰，让患者仍保有希望。在病情告知的同时，要试图提供一些好的消息，例如：“尽管癌症目前还不能被治愈，但并不意味着就没有应对的办法。目前对于疼痛我们有很好的疼痛管理方法，能够保证您的舒适等。”

### 三、病情告知的模式

#### （一）SHARE 模式

SHARE 模式主张用通俗易懂、直接且患者更易接受的方式进行告知，鼓励患者或家属提问，鼓励家属参与，并且告知时间短，整个过程 10~15 分钟。

S（supportive environment）设定支持性的环境　设定充分的时间，确保在不被干扰、便于会谈的私密场所进行。确保面谈不被中断，建议家属一同在场。

H（how to deliver the bad news）如何告知坏消息　医护人员在传达信息时应态度诚恳、话语清晰易懂，仔细说明病情，包括疾病的诊断、复发或转移，并采用患者易于接受的说明方式。避免反复使用“癌症”等字眼。用字遣词应格外谨慎，恰当使用委婉的表达方式，例如“接下来要说的是您这几天一直担心的问题（停顿），您准备好之后，我再继续说明（停顿，面向患者，视线停在患者身上，等待患者的回应）。我可以继续说吗？”鼓励对方提问，并积极回答对方的疑问。

A（additional information）提供附加信息　就患者的治疗方案及疾病预后，及其对患者日常生活的影响进行对策讨论。鼓励患者说出疑问或不安。根据患者的具体情况，适当适时提出替代治疗方案、第二意见、预后情况等话题。

RE（reassurance and emotion）提供保证和情感支持　医护人员应表现真诚、温柔、温暖、体贴的态度，鼓励患者主动表达自己的情感并真诚地理解接受患者的情感。同时，对患者及家属进行情感支持。尽力帮助患者维持求生意志，对患者表达“我会和您一起努力的”的保证。

#### （二）SPIKES 模式

SPIKES 模式是在癌症患者病情告知中提出较早、应用较广的一种方法，以癌症告知的操作步骤来架构，操作指导性强、易于掌握和推广，是国际权威的关于癌症诊断与预后讨论的告知模式，整个告知过程约为 60 分钟。

S（setting up the interview）面谈前准备　安排隐私的环境，允许 1~2 名家属参加，营造轻松的氛围，可适当使用肢体语言与患者建立融洽关系，避免面谈中途受到干扰。

P（assessing the patient's perception）评估患者的认知　在病情告知前，医生可采用开放性问题来了解患者对病情的认知情况。例如，“目前您知晓哪些病情信息呢？”

I（obtaining the patient's invitation）确认患者对信息的需求度　尽管大多数的患者都表示渴望知晓信息，但却有少数患者表现出回避的态度。医生可向患者引导提问：“您想详细了解您的病情信息吗？还是简要地告知检查结果而详细讨论诊疗计划呢？”如患者不愿知晓细节，可与家属交流。

K（giving knowledge and information to the patient）向患者提供知识和信息　医生根据第 2 步和第 3 步中患者提供的信息和态度，准确告知病情，并更正患者理解错误的信息。在告知之前，先暗示坏消息即将来临，可能会减轻坏消息告知给患者带来的冲击，举例：“很抱歉，我有一些不好的消息告诉您”。

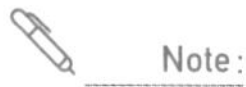


E（addressing the patient's emotions with empathic responses）以共情来应对患者情绪　应对患者的

情绪是癌症告知最困难的挑战之一，患者的情绪反应可能会从沉默到怀疑、哭泣、否认或愤怒，医生需通过共情来为患者提供情感支持。共情回应由4个步骤组成，即观察患者的反应、识别患者的情感、找出产生情绪反应的原因、在患者表达自己的感受之后做出回应。

S(strategy and summary)策略和总结　在讨论诊疗计划之前，应询问患者是否做好了充分的准备，对未来有明确诊疗计划的患者，其焦虑和不确定感更少，更有信心战胜疾病。

## 四、病情告知的技巧与方法

### (一) 重视告知前评估

告知前全面评估患者的职业、文化程度、性格、心理承受能力、认知能力、对疾病和死亡的看法或感受、家属的态度、治疗费用、家庭经济条件和惯用的语言等，把握告知的尺度，再区别告知。例如，对于不同性格的患者应采取不同的策略，对于性情乐观、心理承受能力较强的患者，可视情况如实告知病情，并争取其配合治疗。对于性情悲观，心理承受能力较差的患者，可向其逐步渗透病情信息，使其有心理准备和心理适应的过程，切不可一下将全部实情说出。

### (二) 寻找恰当的告知时机

在告知时机的选择上，患者确诊后及时告知最合乎伦理，但在临床实践中，如在确诊时立即告知实情可能对患者造成巨大的心理压力。医护人员可以针对患者的具体情况，与家属充分沟通和讨论，达成病情告知的共识，同时结合患者的病情、告知需求及情绪状态，确定恰当的告知时间。当患者主动询问，直接或含蓄表达要安排后事时，引导其表达内心想法。对于不同意告知患者病情的家属，医护人员应聆听其想法，给予家属一定的缓冲时间，并提供支持和鼓励。

### (三) 营造良好的告知氛围

理想的告知地点是安静、私密且不被打扰的房间，最好选无人打扰的病室或会议室，在有充足时间的情况下，面对面地告知。是否需要家属陪同可以征求患者的意见。

### (四) 选择合适的告知方式

告知前需要有足够的准备和团队协作，医护人员与家属共同商讨后制订适当的告知策略，以团队的形式告知是目前比较推荐的方法之一。具体的告知方法可以患者已知的信息作为告知的开始，在交流中探寻患者对已知信息了解的程度，之后再确定具体信息的告知。在与患者的沟通中应注意使用倾听、移情、恰当的非语言交流等沟通方式鼓励患者说出所关心和担忧的问题，使用开放式问题询问患者和家属感受，给予患者充分表达的机会，对他们的情感给予肯定和支持。

### (五) 进行告知总结

病情告知结束时，医疗团队应简要记录告知过程和已告知内容，总结和确认患者对告知内容的理解程度，询问是否还有其他问题希望讨论，并确定下一次面谈或随访时间，跟进处理患者遇到的问题和发现新问题。

### (六) 给予告知后的支持

病情告知后，患者可能会出现不同程度的负性情绪，比如，哭泣、生气或其他激烈情绪，医疗团队应及时识别和正确帮助患者或家属应对情绪反应，给患者留有空白时间，让患者从震惊中慢慢镇定，陪伴患者度过情绪低谷期，消化所接收的信息，必要时还可进行一对一的心理干预或团体干预。

## 五、不同疾病阶段的病情告知

从患者被确诊为不可治愈性疾病开始，患者就有权知晓其真实病情。然而，患者及家属对病情的接受需要有一定的缓冲过程。不同疾病阶段患者需要了解和知晓的内容有所不同，医护人员需要依据患者的疾病进展阶段、治疗效果以及患者的需求、心理承受能力、性格、受教育程度等给予不同程度的病情告知。尽管安宁疗护倡导告知患者本人病情和给予患者对于疾病的自我控制权，但是，在目前

Note:

我国传统文化的影响下，家属的参与依然是病情告知中不可忽略的部分。因此，在病情告知中也需要考虑患者家属的意见与需求。

（一）疾病确诊期

在疾病确诊初期，大部分患者希望医生如实告知真实的疾病诊断、患病程度和疾病结局等。此时，医护人员应认真评估患者疾病严重程度、目前病情发展和疾病结局的严重性，结合患者性格、受教育程度等外部因素，做好医疗诊断告知的准备。同时，在告知前应与家属沟通，选择恰当的告知时机、告知环境和告知方式，尽量降低对患者的身心影响。同时，医护人员还应该告知患者后续治疗的目的和预期效果等，最大限度地给予患者和家属支持。

（二）积极治疗期

不可治愈性疾病医疗诊断一旦明确，积极治疗依然是安宁疗护的重要部分。患者有权了解手术、放化疗方案及其可预见的不良反应，接受心理支持以应对学会与他人交往建立新的"互助"关系，通过同伴支持小组获得沟通资源完成疾病学习。在此阶段，医护人员应该密切观察患者治疗效果，病情发展和患者情绪变化，经常与患者沟通，了解患者需求，适时给患者及家属提供病情变化和治疗方案改变的信息，鼓励患者表达和与他人进行交往。

（三）姑息 / 缓和治疗期

患者接受治疗后逐渐进入到治疗的平稳阶段，常规治疗成为患者生活的一部分。此时，适应新的自我形象，接受社区或居家照护方式，了解症状控制和选择治疗方案、疾病结局以及疾病末期如何获得专业团队和医疗资源支持、相关信息指导，成为患者和家属的重要需求。此时，关于患者的病情告知需要根据患者和家庭的具体情况，分析告知与否的利弊，确定告知内容和告知过程。此时，可以参考使用 SPIKES 模式或 SHARE 模式进行告知。

（四）生命终末期

随着疾病发展，患者逐渐进入终末期阶段，此时，患者对病情告知的需求可能包括了解自己临终生存时间，如何减少临终痛苦，比如，对疼痛、恶心、呕吐等不适症状控制，生命危重时刻可选择的抢救措施等。患者可能还会针对自己的死亡方式和对自己后事的安排等希望与医护人员及家属交谈。因此，医护人员可以在患者及家属自愿的情况下，与其讨论抢救过程及可能出现的状况，临终告别方式、对子女家庭未来安排等事宜，尽量满足患者未完成的心愿。

## 六、不同人群的病情告知

（一）儿童

1. 儿童对疾病接受的心理特点　不同年龄段的儿童对死亡的认知稍有差异。0~1 岁婴儿不知道死亡，但死亡能改变婴儿睡眠模式；1~2 岁学步期幼儿认为死亡是暂时的和可转变的；3~5 岁学龄前幼儿认为死亡是短暂的消失，开始觉察死亡的不可逆性，会情绪化和产生较高的恐惧；6~11 岁学龄儿童开始理解死亡的概念，询问更多关于死亡的话题。儿童在受到挫折或面临焦虑、应激等状态时，会出现放弃已经学到的比较成熟的适应技巧或方式，而退行到使用早期生活阶段的某种行为方式，以原始、幼稚的方法来应付当前情景，来降低自己的焦虑。这就是儿童的"退化行为"。12~18 岁青少年对死亡的理解接近于成人，会表达更强烈的情绪，可能存在退化行为。

18 岁以下儿童的家庭，家长作为监护人与患儿同为一体，因此，家长具有对患儿病情的知情权和治疗决策权，并在患儿疾病诊断和治疗的过程中扮演着重要的角色。此年龄段的患儿及其家长在疾病诊断初期会经历否定、愤怒、孤独、悲伤、内疚、焦虑、困惑、无能为力等情绪及行为反应。

2. 儿童的病情告知　终末期儿童病情告知的主体是患儿家属，医护人员在对患儿告知病情时，须考虑家属的意见。在病情告知时，信息应该是准确的、真实的，由于患儿病情变化较快，在初期病情告知时应留有余地。当面对家属提出较难回应的问题，如"我的孩子是否会死亡"，可以请高年资医护人员与之交流，在告知真实的病情信息时注意运用移情、倾听和非语言交流等沟通技巧。

Note：

对于青春期患儿，在患儿对自己的病情有一定的了解的情况下，可以与其适当交流真实的病情，鼓励其表达感受和意愿。虽然患儿不能自己做出所有决定，但通过分享信息、听取他们的意见，可以保护患儿内在价值感和尊严感。同时，家属的陪伴非常重要，不仅能够给予患儿心理和精神支持，更能及时察觉患儿细微的情绪变化，及早帮助患儿稳定精神状态，保证病情告知的平稳进行。

（二）中青年

1. 中青年对病情接受的心理特点　中青年患者对病情接受的心理特点因其文化水平、性格、家庭环境、社会环境等因素的差异而不同。中青年患者多为家庭的主要经济来源、承担着抚养儿女和赡养父母的责任。在获知病情后，经过最初的愤怒、恐惧或焦虑后会逐渐面对现实，表现为较强的求生欲，希望通过各种治疗方式挽救生命。即便在临终前，知晓自己的病情不可逆，仍会抱有治愈的希望，临终阶段多是在痛苦与希望的矛盾中度过。

2. 中青年的病情告知　中青年人正处于生命旺盛的时期，“临终”对于患者和家属都是难以接受的现实。医护人员可先与患者家属沟通，了解家庭对告知患者病情的态度。护士在护理中，可以依据库伯勒·罗斯博士对临终患者心理反应的五个分期，加强与患者交流，鼓励患者表达，观察患者行为表现，情绪变化以及对病情发展关切程度，识别和确定患者对病情告知的需求与时机。

一旦可以将病情告知，团队首先要评估患者的心理状态，做好患者可能出现心理或精神状况的准备，邀请心理咨询师或心理治疗师介入，给予心理和精神支持。在病情告知时，注意保护患者隐私，是否邀请家属参与视患者意愿而定。对患者的想法应给予正面反馈，尽量满足患者心愿。必要时可以组织病友会一起讨论病情，交换心得，相互鼓励获得同伴支持。

（三）老年人

1. 老年人对病情接受的心理特点　老年人面对死亡时的心理是复杂的，由于老年人进入到老年期后常会伴有多种慢病，多数老年人对自己所患疾病有比较清楚的了解，表现出较积极的就医行为，对于生死具有一定的心理准备。

2. 老年人病情告知　对于临终老年患者，病情告知时合理使用语言类型，要学习运用临终老年患者常用的语言与方言进行交流，这样更容易让老年患者接受和理解，便于建立良好的信任关系。另外，还应注意告知老年患者病情的时机，既要在其病情稳定状态时沟通，还要在其失去决策能力之前告知真实病情，以尽早沟通了解其临终医疗护理意愿。

## 七、病情告知的注意事项

（一）制订告知计划

在我国文化背景下，医护人员向终末期患者告知坏消息时，要得到家属的同意和配合。在告知前，医护人员应先思考需要向患者传达的内容，与家属共同讨论制订告知计划，包括告知方式和内容。告知方式应讲究策略，尽量以缓和渐进的方式，分多次告知；告知内容包括疾病诊断、预后、未来的治疗计划、安宁疗护服务和转介服务等。

（二）恰当使用言语

在向患者告知医疗事实时须注意，根据患者的理解和语言水平来告知；使用通俗易懂的语言代替专业术语；把信息分块告知并确认患者理解；巧妙运用礼貌性、安慰性、解释性、鼓励性和保护性言语，减轻病情对患者身心的冲击，避免使用“您的病情非常严重，如果不及时治疗，您将会死亡”这类使患者失去希望的言语；谨慎使用“癌”字，可以用“不太好的病变”代替。

（三）关注并回应患者情绪

使用 NURSE 模式回应患者的情绪。①命名（name）：命名是总结患者的情绪，这需要医护人员解读患者显示的非语言线索。②理解（understand）：积极聆听并保持沉默，理解患者的问题或感受。③尊重（respect）：通过非言语反应，涉及面部表情、触摸和姿势变化表示对患者及家属的尊重。④支持

Note:

(support):医护人员可通过表达担忧,对患者情况的理解,帮助的意愿,陈述合作关系等给予患者支持。最重要的是,给予患者精神上的鼓励,可以安慰患者,“在您生病期间,无论发生什么,我们都会陪在您身边”。⑤探索(explore):询问一些针对性的问题,或者对患者提到的事情表现出兴趣,这些都是医护人员表达同理心的方式。

(四)给予患者及家属心理支持

医护人员在病情告知的过程中,应关注患者的心理反应;当患者知晓真实病情时,会经历复杂的情绪波动;告知病情后,要给予患者一定的情绪宣泄空间,并细心观察患者的情绪反应;患者家属不仅仅是主要照顾者,也是患者的精神支柱与主要社会支持来源,家属的生活照顾和情感支持对患者也非常重要,指导家属协助医护人员共同做好患者的心理护理。

知识链接

**病情告知的法律要求**

我国《医疗事故处理条例》第二章 医疗事故的预防与处置第十一条规定:“在医疗活动中,医疗机构及其医务人员应当将患者的病情、医疗措施、医疗风险等如实告知患者,及时解答其咨询;但是,应当避免对患者产生不利后果。”《医疗事故处理条例》中规定的告知、知情、同意、决策权等,从过去单纯道德伦理的要求上升到法规准则,使得安宁疗护告知由“是否告知”的原则性问题逐步向“如何告知”的技术性问题转变,具有十分重要的现实意义。

(绳 宇)

# 第三节 预立医疗照护计划

## 一、预立医疗照护计划的概念

预立医疗照护计划(advance care planning,ACP)是支持任何年龄或健康阶段的成年人理解和分享其个人价值观,明确未来医疗和护理的目标和偏好,与家属和医护人员进行讨论,并实时记录和审查这些偏好的过程。由其定义可知,ACP是一个沟通过程,其中的Planning表达的是动词概念且为一种持续进行状态,即当患者健康状况、个人价值观等随着时间的推移而发生改变时,需要重新评估或更新患者偏好。广义上的ACP允许任何年龄或健康阶段的成人进行讨论,且未限定ACP实施者,医生、护士、社会工作者等都可以启动ACP讨论。狭义上的ACP仅指由医护人员发起的针对患者实施的讨论。

## 二、预立医疗照护计划的内涵

(一)实施ACP的时间

ACP可用于生命的任何阶段,个人的健康状况恶化时或随着年龄的增长,应定期更新ACP对话和文档内容。

(二)ACP的参与人员

1. ACP的实施对象 目前ACP实施对象是成年人或具有自主决策能力的患者,因此未成年人、老年痴呆或者认知功能受损患者等不具备完全决策能力的群体不具有讨论ACP的权利,只是该类人群需要在亲属或医疗代理人的协助下才可参与,所需考虑的问题与其他人群有区别且更为复杂。

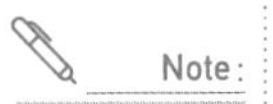


2. 医护人员 医护人员和患者在ACP沟通过程中是相互依存的关系,医护人员是鼓励个人参

与、引导 ACP 流程的实施者。医护人员的任务主要包括:①根据患者的健康素养、沟通风格和价值观来调整 ACP 对话;②应用适当的沟通技巧,以开放的态度讨论 ACP(包括诊断、预后、死亡),并为患者及家属提供关于 ACP 的清晰且连贯的信息;③帮助患者及家属澄清未来医疗和护理的目标和偏好(探讨未来医疗和护理的目标和偏好在多大程度上是现实的),并在患者的医疗档案中记录讨论内容。

3. 医疗代理人 ACP 讨论中除了患者和医护人员,还包括患者家属,也就是医疗代理人,医疗代理人是 ACP 过程中的关键参与人员。医疗代理人通常为患者的配偶、子女、其他家庭成员及受患者信任的朋友等,其职责主要为在患者丧失自主决策能力时代替其做出医疗决策。

### (三) ACP 沟通的内容

主要包括:①评估患者及家属讨论未来医疗和护理照护计划的意愿;②讨论患者的医疗选择代理人;③了解患者及亲属对当前医疗状况的理解程度,是否存在未满足的信息需求;④了解患者的个人价值观、目标、优先事项、恐惧以及对未来的担忧,告知其他具体治疗方案;⑤了解患者对将来生命末期医疗照护的偏好,记录患者意愿等。

## 三、预立医疗照护计划的意义

### (一) ACP 对患者的意义

ACP 使患者有临终治疗意愿表达的机会,可有效提升患者期望的医疗照护意愿与实际接受的医疗照护相一致的比例;ACP 所秉承的思想与安宁疗护的理念一致,以患者需求为导向,根据患者需求量身定制终末期医疗照护方案,在提升终末期患者生活质量方面发挥着重要作用。

### (二) ACP 对家庭的意义

在诊疗过程中,患者病情不可避免地可能出现一些无法预料的情况。ACP 可作为一种准备手段,在情感上提前为家庭提供一种接受死亡和为死亡做准备的机会。通过这种方式,可使患者及家人提前体验临终可能带来的焦虑、抑郁等情绪,并做好应对以上负性情绪的准备,减轻家属的决策压力,以免造成家庭的突然冲击。

### (三) ACP 对社会的意义

不可治愈的患者在生命终末期救治需要耗费大量医疗资源,从经济学的角度来讲,开展 ACP 可促进医疗资源合理有效地使用,避免过度医疗和医疗资源的浪费。此外,ACP 的正确实施在医患关系方面起到润滑剂的作用,不仅可以保障有效沟通,而且可以缓解或避免医疗纠纷。

## 四、预立医疗照护计划的沟通模式

### (一) 以患者为中心的沟通

主要沟通模式包括:ID3 框架(Introduce, Discuss, Decide and Document)、SPIKES 模式、跨理论模式(The Transtheoretical Model, TTM)、尊重选择模式(Respecting Choices Model, RC)、准备照顾模式(PREPARE for Your Care)和舒适沟通模式(COMFORT Model)。以"患者为中心"的沟通模式运用广泛,现较多运用于慢性病患者,如心血管疾病患者、肿瘤患者、慢性阻塞性肺疾病患者等。以下主要介绍基于我国文化背景的两个常用模式:

1. 针对晚期肿瘤患者的"VIP for future care"沟通模式

(1) V(video)视频:播放患者进入终末阶段时的护理治疗意愿(延长生命照护、基本医疗照护、舒缓照护)以及 ACP 相关知识。

(2) I(illness experience)患病经历:先与患者就患病经历进行持续约 40 分钟的访谈,通过访谈了解患者患病过程,对患者的知情权与自主权是否被尊重以及患者的决策过程有初步了解,以便引导患者进入疾病终末期护理治疗意愿的表达。

(3) P(preference)意愿:通过 V、I 让患者再一次思考自己需要什么样的照护,鼓励患者进行意愿

Note:
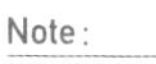

表达，与患者进行持续约40分钟的疾病终末期的治疗意愿的访谈。

2. 针对慢性病患者的“让我说说”沟通模式

包含“我的故事”“谈病说痛”“生命观感”及“医疗意愿”4部分，体现了ACP以患者为中心的理念，循序渐进地以开放性的问题逐步探索患者的个人意愿。即让患者回忆自己的人生经历、讲述患病体验、人生价值观及对医疗意愿进行表达，对改善患者的生存质量产生积极影响。

(1) 我的故事：让参与者先分享自己人生中难忘的经历，对人生进行回顾，使医务人员了解患者的背景，与患者建立相互信任的关系。

(2) 谈病说痛：让患者表达自己对疾病的认知，他们是如何适应疾病在身体、心理及社交方面给他们带来的影响，从而进一步了解患者的治疗期望。

(3) 生命观感：让患者去思考以上这些经历是如何影响自己当下的人生观。

(4) 医疗意愿：探索患者对未来进入临终状态时的医疗治疗意愿。

(二) 以家庭为主导的沟通

家人是最了解患者的人，他们同时也是医护人员和患者之间沟通的桥梁。让医务人员担当引导者，协助患者向家人坦诚地表达自己的临终医疗护理意愿，让家人明白患者的真正需求，并协助家人满足患者的意愿。以家庭成员为主导的沟通采用的主要是家庭共决模式，实施以“家庭为中心”的ACP沟通。该模式主要运用于痴呆患者、晚期肿瘤患者、青少年HIV患者以及重症监护室的患者。具体步骤如下：

1. 评估阶段　在取得患者同意后。

(1) 医护人员评估患者与各家庭成员的需求及担忧、他们的个人经历、对生死的看法和社交支持网络等。

(2) 医护人员以患者的家庭关系图作为评估工具，就患者的家庭结构和家庭关系作出相关评估。

(3) 医护人员评估患者家庭成员的沟通模式，就此提供一个适合该患者及其家人讨论ACP的场景。

(4) 医护人员评估患者及其家属对ACP的认识和接纳程度。

(5) 医护人员根据评估所得的资料，引导患者就临终状态时的护理意愿作出选择，并协调患者与其家属召开家庭会议进行深入的讨论。

2. 会议阶段　鼓励患者回顾并分享其重要的人生经历、患病经历，并记录患者的分享内容；循序渐进地引导患者表达医疗意愿，为患者及家属答疑解惑，帮助患者拟定一份与其医疗意愿一致的临终医疗照护计划，根据计划内容为其提供相应的治疗及护理。

3. 随访阶段　通过通信软件或电话等形式为患者及其家属提供服务，在线及时解答患者及家属的疑惑。并定期进行家庭随访，引导患者进行意愿表述，及时更新患者的计划内容表单。医护人员的角色是引导者及促进者，始终以患者及其家庭成员为主导。

(三) 以医护人员为主导的沟通

1. 沟通形式

(1) 由资深医生主导，训练有素的医护人员在ACP协调员的支持下开展ACP。

(2) 以学科为基础，由医生牵头，医生指派ACP协调员到特定的医学学科进行ACP和随访。

(3) 由医务人员和社会工作者主导的社会关怀模式，由ACP协调员提供支持，侧重于培训和医学学科拓展，但并不频繁提供ACP沟通。

2. 具体步骤

(1) 评估阶段：医护人员通过评估患者的身体状况、对死亡的接受程度，以及参与临终讨论的意愿，了解患者面对死亡的准备程度。

Note:

(2) 会议阶段：在收到准备程度评估建议后，医生会根据自己的专业知识，对患者是否会在未来

6个月内死亡进行粗略估计，并提出一个“惊讶问题”标准。“惊讶问题”是用于识别安宁疗护患者的工具，通过询问医护人员“如果这位患者在未来的6个月内死亡，你会觉得惊讶吗？”判断患者是否处于生命的终末期阶段。如果预后小于6个月，转诊给经过ACP培训的医师进行沟通。

(3) 随访阶段：在转诊时，与患者和他们指定的家庭照顾者进行预约，然后进行ACP沟通。

## 五、预立医疗照护计划的管理

### (一) 沟通技巧

1. 把握沟通时机　评估患者潜在需求，启发患者表达，只有患者说出想法，才能深入他们的内心，了解其所需。

2. 学会倾听　在沟通过程中，更多的是倾听而不是评论。

3. 及时反馈信息　和患者谈话时，及时将所理解的内容反馈给患者，例如，适时回应“嗯”“是的”“是这样的”或配合点头的方式表示赞同，这样不但表示我们在认真听，也表示听懂了，已经理解患者的情感。同样，与患者说话时，可采用目光接触、简单发问等方式探测患者是否有兴趣听、听懂没有等，以决定是否继续谈下去和如何谈下去。

4. 适当运用场景模拟技术，让患者觉得这只是一种假设，消除其恐惧和压抑心理，从而能更轻松展开话题。

5. 重视非语言沟通　注意患者的肢体变化，以及患者的语调、语速及语音高低。这些信息能够真实反映患者情绪变化。当患者沉默不语、情绪低落或情绪激动时，可以运用沉默、轻轻拍其肩膀等动作，等其情绪平复后，再启动谈话。

### (二) 决策辅助工具

1. 视频教育　视频教育是决策辅助模式形式之一，主要通过视觉信息帮助患者做出临终决策，有助于敏感信息的传播，可提高患者的理解能力，更好地让患者参与临终治疗讨论。

2. ACP相关宣传手册　通过ACP宣传手册，可向公众普及ACP，提高ACP的公众认知度和接受度。

3. 相关在线平台　通过网站、公众号等提供简单易懂的ACP相关内容，有利于理解ACP，促进ACP沟通。

4. ACP内容记录表单　ACP主要通过口头谈话进行讨论，但讨论后的记录也至关重要。采用相关的ACP内容记录表单可帮助医患聚焦ACP沟通内容，协助理性决策。

### (三) 全过程管理

除了ACP的沟通过程需要实施者掌握，还需要对实施ACP的全过程进行管理，包含：①对ACP实施讨论；②促进ACP的讨论；③记录ACP沟通结果；④对ACP记录文档定期审查与更新；⑤将ACP记录(患者意愿)落实于临床场景中。

### (四) 注意事项

1. ACP强调在患者意识清楚，具有完全行为能力和自愿的情况下进行，是否参与ACP，何时参与ACP，与何人讨论ACP等由患者自主决定。

2. 由于ACP是一个动态持续的过程，可根据患者健康状况或价值观的改变动态更新。参与ACP讨论后，无论患者做出何种决策，是否更改以往达成的决定，完全由患者根据自身的意愿和偏好决定，实施者应尊重患者自主决策权。

3. ACP沟通涉及生死问题讨论，医护人员需受过专业培训。在选择讨论对象之前，实施者应提前对讨论对象进行全面评估。若在实施过程中患者有任何不适也应及时中断或停止ACP，避免对患者造成伤害或者不适。

Note:

## 六、预立医疗照护计划沟通的影响因素

### （一）文化因素

受“百善孝为先”观念及传统家长决策制的影响，绝大部分家属觉得隐瞒病情是对患者的保护。同时患者倾向相信家庭成员的医疗决策，他们并不将此视作自主权的剥夺，而是视作对自己的关心。所以家属成为ACP的主要参与者，而医生也经常将患者的病情告知家属而并非患者本人，家属替代患者做决策的现象时有发生。因为家属在医疗决策中有极为重要的作用，我国富有特色的集体主义、家庭观念和孝义成为了“以患者为中心，家庭为导向”的ACP实施的潜在促进因素。

### （二）组织因素

1. 政策因素 ACP是安宁疗护的核心概念，其内涵符合安宁疗护所倡导的“优逝”理念。《“健康中国2030”规划纲要》首次将安宁疗护词汇纳入其中，并明确提出要建立老年健康连续照顾体系，安宁疗护是这个照顾体系中的最后一环，这一政策可促进ACP在临床的开展与实施。

2. 法律法规 《中华人民共和国医师法》第二十五条规定：医师在诊疗活动中应当向患者说明病情、医疗措施和其他需要告知的事项。需要实施手术、特殊检查、特殊治疗的，医师应当及时向患者具体说明医疗风险、替代医疗方案等情况，并取得其明确同意；不能或者不宜向患者说明的，应当向患者的近亲属说明，并取得其明确同意。法律条款的内涵表明，医师有告知的义务，需如实向患方介绍病情，患方有知情权以及参与决策的权利。医生履行告知义务是满足患方知情权的前提，促进患者根据自己的价值观做出符合自己意愿的选择，保障自身的医疗自主权。在患者失去决策能力时，医师依照患者的意愿作出医疗决定，来保证ACP的顺利实施。因此，当前的法律法规有利于ACP的传播和推广。

3. 环境因素 随着社会物质文明和精神文明的提升，以及生死教育的普及，患者及其家属对生存质量的要求逐渐提高。临床也越来越重视患者症状管理、舒适照护、人文关怀等方面的需求。ACP沟通内容涉及患者隐私和敏感话题，很多医院在病房设置医患沟通室；设置安宁疗护病房，为患者“优逝”创造舒适的物理环境。

### （三）沟通中不同角色对ACP的理解

1. 医护人员 ACP沟通的内容涉及医疗照护、法律、心理、社会支持和文化等多个方面，医护人员是否理解和开展ACP沟通，与个人从医经历、生活经历、是否接受相关培训等因素密切相关。

2. 患者 受文化程度、疾病性质和严重程度、患病经历和生活经历等因素影响，患者是否愿意交流临终意愿的自主权因人而异。

3. 家属 家庭关系、家庭氛围对ACP的认知、经济条件等因素影响家属与患者的ACP沟通，因此要充分考量家属在ACP沟通中的作用。

（邓仁丽）

## 思考题

1. 安宁疗护中的沟通原则有哪些？
2. ACP的讨论要素主要包括哪些？
3. 在为患者实施ACP的过程中，应注意哪些沟通技巧？

Note:

URSING

# 第五章

# 死亡与死亡教育

第五章　数字内容

## 学习目标

**知识目标：**

1. 掌握死亡教育的概念和原则。
2. 熟悉死亡教育的形式与方法。
3. 了解不同文化背景下的安宁疗护生死观。

**能力目标：**

能掌握在安宁疗护实践中帮助患者建立正确的生死观的方法;有针对性地开展死亡教育。

**素质目标：**

具备运用正确方法和形式,进行死亡教育的职业素养。

人生都要经历从生到死的过程，死亡作为一种不可避免的客观存在，是每个人都无法抗拒的自然规律。正确认识生命和死亡，才能建构起真、善、美的生存信念，使有限的生命彰显出无限的价值和意义。护理人员陪伴终末期患者经历生死过程，在对患者的生命和死亡教育中扮演着重要的角色，应了解生命教育和死亡教育的内容和方法，引导患者树立正确的生死观，帮助患者克服对死亡的恐惧，有尊严、平静、安详地接受死亡，走好生命最后一程。

导入案例

**生命与死亡**

生命是一切美好意愿、情感和价值的载体，然而死亡却是生命过程的必然走向。

著名作家冰心在《谈生命》这一篇哲理散文中，用比喻的修辞手法以“一江春水”和“一棵小树”为例，揭示生命从生长到死亡的一般规律，阐释生命中幸福与痛苦同生并存的基本道理，表达出热爱生命并不停奋斗的人生意义。

著名数学家华罗庚说过：“我们最好把自己的生命看作前人生命的延续，是现在共同生命部分，同时也是后人生命的开端。如此延续下去，科学就会一天比一天灿烂，社会就会一天比一天更美好。”

请思考：

(1) 如何正确地看待生命与死亡？

(2) 面对生命即将终结的患者，如何遵循一定的原则、采用正确的方法与形式进行死亡教育？

# 第一节 死亡概述

## 一、死亡的定义

### （一）死亡概念

1. 死亡　是指血液循环全部停止及由此导致的呼吸、心跳等身体重要生命活动的终止，即死亡是指个体生命活动和功能的永久性终止。

2. 脑死亡　指包括脑干在内的全脑功能不可逆转地丧失。目前，在我国脑死亡判断标准尚未立法。

### （二）死亡标准

1. 经典死亡标准　临床表现为心搏、呼吸的永久性停止，各种反射消失，瞳孔散大，个体功能永久终止。

2. 脑死亡标准　随着医疗技术的不断发展，临床上可以通过及时有效的心脏起搏、心肺复苏等技术手段使部分心搏和呼吸停止的人恢复心搏和呼吸，从而使生命得到挽救，因此，心搏和呼吸的停止作为死亡金标准的权威性受到了很大的挑战。1968年脑死亡被定义为：“脑功能不可逆性丧失”，即脑干死亡。

《脑死亡判定标准与技术规范（成人质控版）》中规定：脑死亡是包括脑干在内的全脑功能丧失的不可逆转状态。临床判定和确认试验结果均符合脑死亡判定标准者可首次判定为脑死亡。首次判定脑死亡12小时后须作再次判定，结果仍符合脑死亡判定标准者，方可最终确认为脑死亡。《中国成人脑死亡判定标准与操作规范（第二版）》脑死亡判定标准如下：

(1) 判定先决条件：①昏迷原因明确；②排除了各种原因的可逆性昏迷。

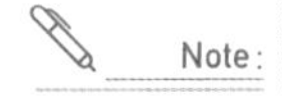


(2) 临床判定标准：①深昏迷；②脑干反射消失；③无自主呼吸。

依赖呼吸机维持通气，自主呼吸激发试验证实无自主呼吸。

以上三项临床判定标准必须全部符合。

(3) 确认试验标准。①脑电图(electroencephalogram, EEG): EEG 显示电静息；②短潜伏期体感诱发电位(short-latency somatosensory evoked potential, SLSEP): 正中神经 SLSEP 显示双侧 N9 和 / 或 N13 存在，P14、N18 和 N20 消失；③经颅多普勒超声(transcranial Doppler, TCD): TCD 显示颅内前循环和后循环血流呈振荡波、尖小收缩波或血流信号消失。以上三项确认试验至少两项符合。

## 二、死亡过程的分期及特点

死亡是个从量变到质变的过程，而不是生命的突然结束，医学上一般将死亡分为三期：濒死期、临床死亡期和生物学死亡期。

1. 濒死期(agonal stage)　又称临终期，是临床死亡前主要生命器官功能极度衰弱、逐渐趋向停止的时期。此期的主要特点是中枢神经系统脑干以上部位的功能处于深度抑制状态或丧失，而脑干功能依然存在。表现为意识模糊或丧失，各种反射减弱或逐渐消失，肌张力减退或消失。循环系统功能减退，心跳减弱，血压下降，患者表现为四肢发绀，皮肤湿冷。呼吸系统功能进行性减退，表现为呼吸微弱，出现潮式呼吸或间断呼吸，代谢障碍，肠蠕动逐渐停止，感觉消失，视力下降。各种迹象表明生命即将终结，是死亡过程的开始阶段。但某些猝死患者可不经过此期而直接进入临床死亡期。

2. 临床死亡期(clinical death stage)　是临床上判断死亡的标准，此期中枢神经系统抑制已由大脑皮质扩散到皮质以下部位，延髓处于极度抑制状态。表现为心跳、呼吸完全停止，各种反射消失，瞳孔散大，但各种组织细胞仍有微弱而短暂的代谢活动。此期一般持续 5~6 分钟，若得到及时有效的抢救治疗，生命有复苏的可能。若超过这个时间，大脑将发生不可逆的变化。在低温条件下，临床死亡期可延长至 1 小时或更久。

3. 生物学死亡期(biological death stage)　是指全身器官、组织、细胞生命活动停止，也称细胞死亡(cellular death)。此期从大脑皮质开始，整个中枢神经系统及各器官新陈代谢完全停止，并出现不可逆变化，整个机体无任何复苏的可能。随着生物学死亡期的进展，相继出现尸冷、尸斑、尸僵及尸体腐败等现象。

(1) 尸冷(algor mortis): 是死亡后最先发生的尸体现象。死亡后因体内产热停止，散热继续，故尸体温度逐渐下降，出现尸冷。一般情况下死亡后 10 小时内尸温下降速度约为每小时 1℃(直肠温度)，10 小时后为每小时 0.5℃，大约 24 小时，尸体温度与环境温度相同。

(2) 尸斑(livor mortis): 死亡后由于血液循环停止及地心引力的作用，血液向身体的最低部位坠积，皮肤呈现暗红色斑块或条纹状，出现尸斑。一般尸斑出现的时间是死亡后 2~4 小时，易发生于尸体的低位。若患者死亡时为侧卧位，则应将其转为仰卧位，以防脸部颜色改变。

(3) 尸僵(rigor mortis): 尸体肌肉僵硬，关节固定称为尸僵。三磷酸腺苷(ATP)学说认为死后肌肉中 ATP 不断分解而不能再合成，致使肌肉收缩，尸体变硬。尸僵首先从小块肌肉开始，表现为先从咬肌、颈肌开始，向下至躯干、上肢和下肢。尸僵一般在死后 1~3 小时开始出现，4~6 小时扩展到全身，12~16 小时发展至最硬，24 小时后尸僵开始减弱，肌肉逐渐变软，称为尸僵缓解。

(4) 尸体腐败(postmortem decomposition): 死亡后机体组织的蛋白质、脂肪和碳水化合物因腐败细菌作用而分解的过程称为尸体腐败。常见表现有尸臭、尸绿等，一般死后 24 小时先在右下腹出现，逐渐扩展至全腹，最后波及全身。

## 三、终末期患者的生理及心理特点

### (一) 终末期患者的生理特点

1. 肌肉张力丧失　表现为希氏面容，即面肌消瘦、面部呈铅灰色、下颌下垂、嘴微张、眼眶凹陷、

Note:

双眼半睁、目光呆滞、小便失禁、吞咽困难，无法维持良好舒适的功能体位，肢体软弱无力，不能进行自主躯体活动。

2. 循环功能减退 表现为皮肤苍白、湿冷，大量出汗，体表发凉，四肢发绀、斑点，脉搏弱而快，不规则或测不出，血压降低或测不出，心律出现紊乱。

3. 胃肠道蠕动减弱 表现为恶心、呕吐、食欲减退、腹胀、便秘或腹泻、口干、脱水、体重减轻。

4. 呼吸功能减退 表现为呼吸频率不规则，呼吸深度由深变浅，出现鼻翼呼吸、经口呼吸、潮式呼吸，由于分泌物无法或无力咳出，出现痰鸣音或鼾声呼吸。

5. 知觉改变 表现为眼睑干燥，分泌物增多，视觉逐渐减退，由视觉模糊发展到只有光感，最后视力消失，听觉常是人体最后消失的一个感觉。

6. 意识改变 若病变未侵犯中枢神经系统，患者可始终保持神志清醒，若病变在脑部，则很快出现嗜睡、意识模糊、昏睡或昏迷等，有的患者表现为谵妄定向障碍。

7. 疼痛 大部分的临终患者主诉全身不适或疼痛，表现为烦躁不安，血压及心率改变，呼吸变快或变慢，瞳孔散大，大声呻吟，出现疼痛面容，即五官扭曲、眉头紧锁、眼睛睁大或紧闭、双眼无神、咬牙等。

（二）终末期患者的心理特点

临近死亡的患者从获知病情到临终整个阶段的心理反应过程分为五个阶段。这五个阶段并非完全按顺序发生和发展，发展过程有着较大的个体差异性。不同分期的表现可以提前，有的甚至可以重合，持续时间的长短也不尽相同。因此，安宁疗护护士在实际工作中应根据个体的实际情况进行具体的分析与处理。

1. 否认期 患者得知自己生命已处于最后阶段时表现出震惊与否认，常不承认自己患了绝症或者是病情的进一步恶化，认为这可能是医生的错误判断，自己仍有较长的存活时间。他们常常怀着侥幸的心理到处求医。心理否认是终末期患者最初出现的一种心理防御机制，也是该类患者面对死亡这一事件后最常见的第一个心理反应。对这种心理应激的适应时间长短因人而异，大部分患者几乎都能很快停止否认，而有的患者直到迫近死亡仍处于否认期。

2. 愤怒期 当终末期患者对其病情变化的心理否定无法继续保持下去，而有关自己疾病变化的坏消息持续被证实时，容易出现气愤、暴怒和嫉妒等心理反应。进入此阶段的患者常表现出生气、愤怒、怨恨的情绪，迁怒于家属及医护人员或责怪不公平，经常无缘无故地摔打东西，抱怨照顾者对自己照顾不够，对医护人员的治疗和护理百般挑剔，甚至无端指责或辱骂他们或家属，以发泄内心的苦闷与无奈。

3. 协议期 愤怒的心理反应消失后，患者开始接受自己病情严重恶化的现实。此期患者希望能发生奇迹。为了尽量延长生命或提高自己的生存质量，他们希望有好的治疗方法，并会做出许多承诺作为延长生命的交换条件。处于此阶段的患者对生存还抱有希望，也肯努力配合治疗。

4. 忧郁期 经历了前三个阶段之后，终末期患者的身体更加虚弱，病情进一步恶化，这时他们的气愤或暴怒，都会被一种巨大的失落感所取代，表现为悲伤、情绪低落、退缩、沉默、抑郁和绝望等负面情绪。患者会体验到一种准备后事的悲哀，此阶段他们希望与亲朋好友见面，希望亲人、家属每时每刻陪伴在身旁。这个时期的忧郁心理对于他们实现在安详和宁静的情境中死去是有益的，因为只有经历过内心剧痛和抑郁的人，才能达到“接纳”死亡的境界。

5. 接受期 此期患者会感到自己已经竭尽全力，没有什么悲哀和痛苦了，开始接受即将面临死亡的事实。部分患者表现出对生命最后阶段的平静和坦然，也有部分患者表现出对生命终末期的遗憾，但无论终末期患者的结局是什么，接受死亡必然是生命终结的正常现象。

（杨 辉）

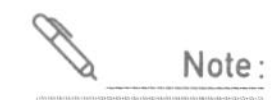

## 第二节　生命教育与生死观

### 一、生命教育的概念与内涵

生命教育的概念可以分为狭义上的和广义上的两种理解。狭义的生命教育是指通过有目的、有计划、有组织地经过一系列有关生命意识熏陶、生存能力培养、生命价值提升等生命教育活动，使受教育者珍爱生命、欣赏生命，探索生命的意义，实现生命的价值的教育。广义的生命教育是指人类历史上所有以人的生命发展和完善为内容的教育活动。

生命教育的宗旨就在于捍卫生命的尊严，激发生命潜质，提升生命品质，实现生命价值。生命教育的内容包括生存意识教育、生存能力教育和生命价值升华教育三个层次。这三个层次相互联系、相互渗透，协调发展，是一个有机的整体。

生命教育的特点：①不是一种独立的教育形态，它寓于其他教育形式之中，作为一种价值指引作用于各种教育模式；②生命教育既是阶段性教育，也是全人全程式的教育，贯穿于人的整个生命周期；③生命教育不局限于课堂或医院某个场所，而需要家庭、社会、自我的共同参与来实现。

### 二、现代生命教育的提出与发展

西方现代生命教育的概念起于20世纪60年代末，1968年美国学者杰·唐纳·华特士（J. Donald Walters）提出生命教育的思想，在美国加州建立第一所生命教育学校——阿南达智慧生活学校（Ananda Living Wisdom School），开展珍爱生命，爱护生命的主题教育。澳大利亚于1979年成立了“生命教育中心”（Life Education Center），希望通过生命教育的推广遏制吸毒、艾滋病、自杀、暴力等危害生命健康的问题，甚至伤害生命的现象。英国则把生命教育理解为一种全人教育，相信通过生命教育培养的积极主动的公民既能促进国家经济与政治上的进步，也能提升社会的文化、道德及社会风气，认为生命教育包含个人健康教育、公民的权利及职责教育等。

我国的生命教育始于对死亡教育的关注，20世纪90年代，有学者先后发表了关于死亡教育的相关论文，启发民众在死亡的深思中关注生命教育，关注生命终极关怀问题。21世纪初，哲学、文学、社会学、生命科学等多个学科领域开始研究生命教育，极大地丰富了生命教育理论的研究内容。生命教育实践活动在中小学、大学生中从生命本体尊严和生命实践价值两方面来定位，以自我认识及自尊的教育、生活教育、体验教育为主，引导学生认识生命的意义、追求生命的价值、活出生命的意蕴、绽放生命的光彩、实现生命的辉煌。在面向患者群体时，生命教育就是一种生死观教育，是将关于生死的知识性学问落实到对疾病的态度和治疗护理的实践中，最终转化为生死智慧，以提高生命质量。

（杨　辉　丁永霞）

## 第三节　死亡教育

### 一、死亡教育的概念

#### （一）死亡教育的概念内涵

死亡教育是指使人们正确对待他人及自己的死亡问题，引导人们树立正确死亡观，教会人们如何面对死亡的教育。死亡教育通过引导人们对生死进行思考，使人们正确地认识和对待生死问题，树立科学、合理、健康的死亡观，懂得尊重和维护生命，并为处理自我之死、亲人之死和他人死亡做好心理上的准备。死亡教育在国内外均已形成成熟的概念体系和全面的概念内涵。

1. 死亡教育以濒死、死亡和丧恸为核心内容，是为个体和社会传递死亡相关知识和技能的过程，

Note:

从而使人们树立正确的生死观，培养和提升应对和处理死亡事件的能力。

2. 死亡教育是一个探讨生死关系的教学历程，分为正式教学和非正式教学。一方面，死亡教育是以教导死亡为主题，包括教学目标、课程内容、教学方法和教学评价在内的正式教学活动。另一方面，死亡教育还包含偶发的、定期或不定期的与死亡相关的非正式教学活动。

3. 死亡教育是一种帮助人们对自我的生存际遇进行体验的过程。人们借此过程降低对死亡的恐惧，建立积极的生死观，从而拥有更有意义的生命。

4. 死亡教育是普及性的全民教育，是随着年龄增长逐步开展的觉悟性的境界教育，也是面向终末期患者、丧亲者和人民大众的持续性的终身教育。其以生死学学科为依托，以探讨和传递生死学知识为任务，使个体通过对生死学知识的学习、体验与思考，探寻人生根本问题，唤醒死亡意识、转变死亡态度、促进个体生命成长、提升生命境界，最终超越死亡、获得生死智慧、安顿个人生死。

5. 死亡教育也是专业性的医学教育，是以医学生和医护工作者为教育对象所进行的更深层次、更具医学专业性的教育。其最终目的是借助他们的职业角色，将所学的医学死亡知识应用于医疗实践，服务于患者和家属。

6. 死亡教育是高校思想政治教育、心理教育和道德教育的重要方面。以死亡教育为契机对学生进行教育，能够提升学生的思想政治水平、心理健康和道德品质。死亡教育从注重对死亡的认识逐步发展为把死亡看作是实现心理健康、思想政治和道德教育目标的工具，这是死亡教育的工具性价值。

死亡教育不是一种指向死亡的教育，而是帮助个体认清死亡的现象和本质，积极预防和应对各种死亡事件，从而更加珍惜生命的教育。基于以上概念的内涵，并结合死亡教育的对象和意义，形成死亡教育概念框架（图 5-3-1）。

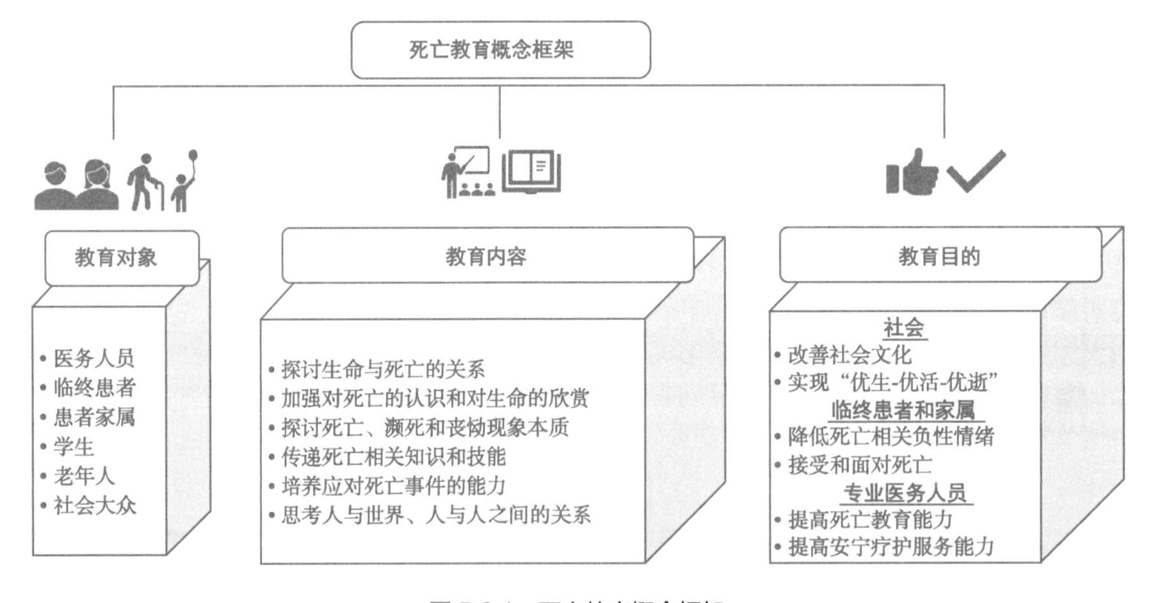


图 5-3-1 死亡教育概念框架

### （二）生命教育与死亡教育的区别

生命教育与死亡教育存在必然的区别。①对象不同：生命教育以生命为对象，探讨生命意义与生命价值，是教育的最高追求；而死亡教育是以死亡为对象，借由对死亡的教育帮助人们直面死亡，更加珍惜当下；②目的不同：生命教育以珍惜和欣赏生命、感悟生命、追求人生幸福为目的，而死亡教育旨在认识死亡、体验死亡和寻求安身立命之道。然而，两者又有必然的联系：死亡教育是生命教育中的一个重要取向，这种取向认为生命教育最早是从死亡教育发展过来的，如何面对死亡，应该是生命教育的主要论题之一，只有当人们开始认真思考死亡的时候，才能真正体验到生命的珍贵和生命的意义。

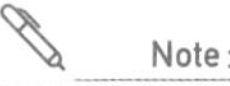
Note:

## 二、死亡教育的对象

### (一) 多学科团队工作人员

要对患者进行死亡教育,多学科团队工作人员自身首先就要接受死亡教育的相关培训。他们在死亡教育中承担重要的责任,只有自身正确认识死亡的本质和规律,树立科学的死亡观,掌握死亡相关知识,提高死亡话题的沟通能力,才有能力帮助患者和家属正确认识和接受死亡,指导他们应对死亡带来的挑战,提高患者生命终末期生存质量,实现有尊严离世。

### (二) 终末期患者

包括处于生命终末期的肿瘤患者和非肿瘤患者。终末期患者在知道死亡即将来临时,身心都承受着巨大的压力,随时需要考虑和面对死亡问题,克服与死亡有关的负面情绪。

### (三) 患者家属

在我国,终末期患者的主要照顾者是家属,他们和患者共同经历从患者患病、身体逐渐衰弱到死亡的过程,常常承受巨大的哀痛。

### (四) 青少年

死亡教育应从幼年时期开始。对青少年进行死亡教育,使他们认识到生老病死是自然的事情,教会他们面对失去和缺失,并培养成熟的死亡观。

### (五) 老年人

我国老龄化形势严峻,工作的丧失、生理功能的衰退和社会关系的变化均致使老年人承受沉重的心理负担和孤独感,很多老年人感受不到生活的意义。在当下,老年人是死亡教育的重点人群,不但要重视老年人的"老有所养、老有所依、老有所为",更要重视对老年人进行"老有所终"的教育。

### (六) 社会大众

死亡教育是普及性的全民教育,除上述教育对象外,还应扩展至广大人民群众。由各级卫生管理、宣传部门和大众媒体实行,走向家庭、社区乃至全社会。

## 三、死亡教育的意义

### (一) 对整个社会的意义

对于整个社会而言,死亡教育的意义在于改善社会文化,实现"优生 - 优活 - 优逝",最终改善个人、家庭和社会的生存质量和死亡质量。

1. 对社会大众进行死亡教育,帮助人们正确地面对自我之死和他人之死,理解生与死是每个人生命历程中必然经历的部分,并学习和探索死亡的心理过程以及死亡对人们的心理影响,客观地面对死亡,有意识地提高生命最后阶段的生活质量。这样,在自己或亲人临终时,能勇敢地面对现实,助力安宁疗护工作的开展和发展。

2. 对老年人进行死亡教育,有助于他们调适不健康、负面的心理和情绪,重新认识生命的意义,更好地接受自己的老去和即将到来的死亡,并帮助他们平和、充实地度过晚年。

3. 对青少年进行死亡教育可以使他们树立正确的生死观,从而更加珍惜当下、奋发图强。

### (二) 对终末期患者和家属的意义

1. 对于终末期患者而言,死亡教育可以帮助他们认识和接受死亡是不可抵抗的自然规律这一事实,让他们在面临死亡时能够树立正确的死亡观,降低他们面对死亡时的焦虑和恐惧,提高生命终末期的生活质量,实现有尊严地离世。一方面,死亡教育有利于患者积极配合治疗;另一方面,死亡教育帮助患者为自己的后事做妥善安排。

2. 对于终末期患者家属而言,死亡教育可以帮助他们正视家人的离世,疏导悲痛过程,减少因死亡引起的各种问题,平稳地度过居丧期。

Note:

### （三）对医护人员的意义

1. 对于医护人员而言，死亡教育的最终目的是提高他们对终末期患者和家属进行死亡教育的能力，从而提供高质量安宁疗护服务。

2. 医学生是医护人员的后备军，是死亡教育的重点对象。从医学、哲学、心理学及法学等领域开展多层次多角度的死亡教育，培养他们成为死亡教育的指导者和实践者，便于他们以后能从职业角色出发，在开展死亡教育及自身在面对生死问题时，尽到医护人员的职责。

## 四、死亡教育的原则

### （一）科学性和实用性相统一的原则

死亡教育需要应用科学的理论和方法解决人们现实中遇到的生与死的困惑和挑战。开展死亡教育必须体现出严谨的科学性，以医学、哲学、伦理学、社会学、心理学等学科领域的知识加以分析和思考，提供科学的理论依据，给人们以正确的舆论导向。同时，开展死亡教育时需要结合我国国情和传统文化，在不否定我国死亡传统文化的同时，循序渐进地引导人们正确认识死亡、树立正确的生死价值观，使人们容易接受死亡的不可避免性并自觉践行死亡教育。

### （二）人道主义与尊重自主权并重的原则

安宁疗护遵循以患者为中心的人道主义原则，提倡关心人、尊重人、以人为中心的世界观。死亡教育需要尊重患者的权利和选择，设身处地为患者考虑，不妄加评断或否定他们不同的死亡观念及言行，不勉强终末期患者必须谈论死亡或让他们立即接受死亡教育，而应该以科学诚实的态度帮助他们在潜移默化中循序渐进地接受死亡教育。在进行死亡教育时，安宁疗护照护团队可以帮助患者做好生命最后阶段的规划，如引导和建议患者订立遗嘱、安排丧礼和后事等，但要尊重患者的意愿，避免过度介入患者遗产等重要事项的具体决定。

### （三）继承性与时代性相结合的原则

在我国开展死亡教育，一方面要继承、挖掘中华传统文化中的优良传统，同时利用克服死亡恐惧方面的经验和智慧，如我国传统文化所推崇的“善始善终”“颐养天年”“寿终正寝”“活着追求快乐，死时也要没有痛苦”或“大义凛然、舍生取义”等死亡态度；另一方面要树立辩证唯物主义世界观及生死价值观，树立科学的“优逝”观念。只有将两者结合起来，才能树立起适合中国特色的生死观。

### （四）整体性与个体化兼顾的原则

医学是全人类的事业，在全国大众中进行死亡教育是一项重要、系统的医学教育工程。通过死亡教育使全民普遍树立起正确的人生观和死亡观，使人们认识到生与死一样都是生命的必经之路，从而做到坦然、安详地面对死亡，消除对死亡的恐惧。然而，由于中国国情及民族地域的复杂性，每个人在面对死亡威胁时，会受到自己性别、性格、心理结构、文化背景、成长经历等的影响，对死亡的认识和态度会有所不同，所以进行死亡教育时应考虑上述因素对个体死亡应对能力的影响，必须区别对待，体现个体化。

## 五、死亡教育的形式与手段

### （一）死亡教育的形式

死亡教育的形式可分为教导式和经验式。教导式侧重于死亡教育相关知识的讲授，以提供资料、书籍或视听教材，或由主讲人向听众讲授、解答问题。经验式注重强调教学活动的参与和死亡及濒死体验与情感交流。目前国内死亡教育多以教导式为主，而国外更多地把死亡教育定性为实践性教育，通过临床实践、志愿者服务、濒死体验等体验式教育活动来传递死亡教育的本质。现代死亡教育的发展目标是根据受教育对象的具体情况和需求，结合应用教导式和经验式教育形式，依托现代教学技术和手段，使死亡教育系统化和规范化，完善和创新死亡教育体系。

Note:

（二）死亡教育的手段

1. 讲授和专题讲座 是国内院校或专业死亡教育培训最常见的教育手段，多由教师或领域内专家通过讲述的形式介绍死亡相关知识和技能。然而，单纯的讲授法缺乏灵活性和实践指导价值，需要结合其他死亡教育手段才能增强其教育效果。

2. 影片欣赏 将电影作为一种媒介，已经应用于教授各式各样的主题，尤其是在心理学教学方面应用甚广。作为一种“视听教材”，电影可以激发人们的思考和讨论，在死亡与悲伤相关课程中应用效果显著。应用影片欣赏法进行死亡教育时，电影的选择非常重要，应该选择可以唤醒人们同情心和怜悯心的影片，同时结合小组讨论和观后反思等辅助性策略，以增强教育效果。

3. 仿真模拟教学 是向医务工作者提供死亡教育并且增强与濒死患者及家属沟通技能的一种有效手段。仿真模拟包括基于人体模拟、标准化病人或基于计算机程序、虚拟模拟和混合模拟等的教学形式。在模拟活动结束后进行简短的汇报是仿真模拟教学的关键部分，有利于促进教育对象对模拟活动的反思和知识的获取。高质量的仿真模拟需要教育者事先充分地计划和准备，在整个模拟过程中教育者的场景布置及角色扮演安排起到重要的引导作用。

4. 角色扮演 是指运用戏剧中即兴表演的方法，将个人暂时置身于他人的处境，并按照这一角色具备的方式和态度行事，以增进个体对所扮演角色的理解。在死亡教育的角色扮演中，扮演者能亲身体验终末期患者的角色，从而能够更好地理解他们的处境，体验他们面对死亡和离别时的内心情感，以此拥有对他们的同理心并学会更有效地履行自己的角色职责。

5. 体验式活动 通过身临其境的实践激发教育对象对死亡的反思，实现知识和技能的整合。体验式活动主要包括濒死体验、书写遗嘱、参观殡仪馆、安宁疗护志愿者服务等。

6. 阅读指导和欣赏讨论 选定一些图书教材、故事读本或短诗等，指导受教育对象阅读，或者通过对各种死亡主题的音乐、文学作品、报纸杂志的欣赏，以安心茶话屋或病友交流等形式，邀请大家公开讨论并分享心得，通过这个过程认识生命的可贵，了解死亡的内涵，并促使教育对象对死亡进行思考。对于终末期患者，推荐使用包括化疗相关资料册、录音带、新入院患者手册等教育素材，基于对患者的综合评估结果，进行个体化死亡教育。

7. 生命叙事 请教育对象讲述自己生命中发生的有关死亡的故事，回忆当时的情景，加深他们对死亡的感性认识。教育对象针对遇到的死亡事件，例如身边发生的交通事故死亡、看到的一些丧葬民俗、亲人去世的经历、亲历医院患者的死亡等进行讲述并提出自己的疑问，指导教师或医务人员对此给予适当的引导，使他们在认知上认清死亡的客观性，体会经历失去的心情，真正理解什么是死亡。类似的教育形式还包括针对死亡焦虑和死亡恐惧的认知行为疗法。

8. 网络普及 借助科学信息技术，通过互联网、社交平台、媒体宣传等形式，提供公开的死亡教育资料，或依靠专业领域内专家进行公众宣讲，从而实现对大众普及死亡教育理念和知识。

## 六、死亡教育的方法

国家卫生和计划生育委员会于2017年印发了《安宁疗护实践指南（试行）》，明确了在安宁疗护实践中对患者进行死亡教育的方法和流程（图5-3-2）。

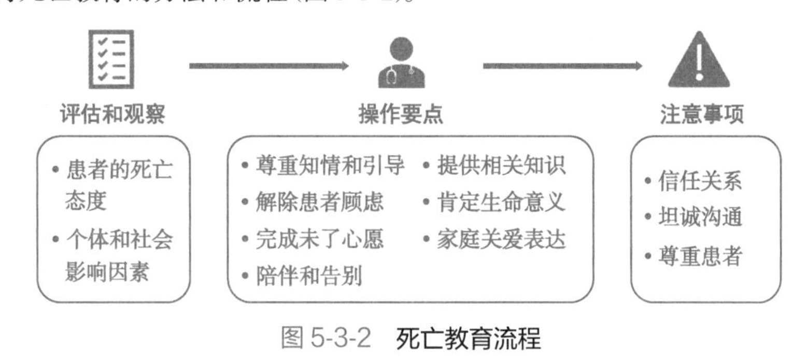


图5-3-2 死亡教育流程

Note:

### （一）评估和观察

评估应贯穿死亡教育的全过程，是死亡教育实施的关键。

1. 评估患者对死亡的态度，可应用死亡态度相关量表进行调查或通过访谈，了解患者对死亡的认知和态度。

2. 评估患者的性别、年龄、文化背景、受教育程度、疾病状况、应对能力、家庭关系等影响死亡态度的个体和社会因素。

### （二）操作要点

实施死亡教育可根据实际情况和需求选择团体、家庭或个体一对一形式，在安静、舒适、隐私的环境进行。

1. 尊重患者的知情权，引导患者面对和接受当前疾病状况。应用恰当的沟通技巧，基于患者信息需求程度，提供恰当的疾病诊断和预后以及治疗等信息，鼓励患者进行情感表达，并提供安慰和在场支持。这不仅能够保障患者享有的知情权利，还能够消除患者因不确定感产生的死亡恐惧和焦虑等情绪。

2. 帮助患者获得有关死亡、濒死相关知识，引导患者正确认识死亡。对于我国终末期患者，由于死亡禁忌等传统文化的影响，他们往往很少谈论病情和预后，更不谈论死亡。安宁疗护多学科团队应该采用适当的死亡教育形式，向患者解释疾病和死亡，疾病症状表现和管理，安宁疗护相关知识和患者死亡前后相关事宜等，帮助患者了解和正视死亡，进而减轻他们的心理痛苦。

3. 评估患者对死亡的顾虑和担忧，给予针对性的解答和辅导。对死亡的顾虑和担忧是很多终末期患者会面临的挑战。这包括对肌体疼痛的抗拒，对功能退化甚至丧失的不安，对未了心愿、未竟遗憾的惋惜，对分离失去的悲戚，对死亡过程和死后世界的未知与恐惧，诸如此类。这些问题一旦确定，应尽快给予针对性的解答和辅导，并按照患者需求，由专业人员给予进一步干预。

4. 引导患者回顾人生，肯定生命的意义。可应用生命回顾法或尊严疗法，在干预的过程中，请患者讲述最值得骄傲和铭记的事情，帮助患者回顾和总结人生中有意义和有价值的时刻，并且告诉患者他人对他的欣赏和敬重所在，在交流中让患者感悟到生命的价值和尊严以及死亡的意义。

5. 鼓励患者制订现实可行的目标，并协助其完成心愿。如引导和帮助患者做遗嘱的订立、丧礼、后事的安排等。通过沟通，也可以了解到患者心中的憾事和心愿，在能力和职责许可的范围内，给予患者最真诚的帮助。

6. 鼓励家属陪伴和坦诚沟通，适时表达关怀和爱。鼓励家属多与患者沟通，表达彼此内心的想法和关爱。此外，医务人员可以将了解到的患者的需求与家属沟通，和家属一起帮助患者满足心愿，使其无憾无悔地走完人生。

7. 允许家属陪伴，与亲人告别。鼓励家属多陪伴患者，共度家庭时光并与患者进行告别。尤其在患者临终时，允许家属在旁陪伴，使患者离世的过程充满温暖和爱。

### （三）注意事项

1. 建立相互信任的治疗性关系是进行死亡教育的前提。安宁疗护以生命终末期患者和家属为照护对象，多学科团队恰当应用语言和非语言沟通技巧，给予患者和家属人文关怀和专业照护，与他们建立信任关系并让他们参与到治疗决策中。安宁疗护多学科团队和患者以及家属之间建立的信任关系是实施有效死亡教育的前提，能够使得他们之间的互动过程具有治疗性作用。

2. 坦诚沟通关于死亡的话题，不敷衍不回避。对于尚不了解自己病情的患者，在进行交流的初期，可以先以电视节目或新闻时事中的相关内容作为切入点来开始关于死亡的交谈，试探患者对死亡的看法。如果患者抗拒谈及此类话题，应及时停止，调整话题，另外选择合适的时机。如果患者表现出愿意继续就此话题交流的意愿，则可以将话题继续深入，通过交流明确患者对死亡的看法和对自身死亡的担忧。

Note:

3. 患者对死亡的态度受到多种因素影响，应尊重患者的价值观。每个人在应对死亡威胁时，会受到自己性别、性格、文化背景、成长环境等的影响，所以对患者实施死亡教育应尊重上述影响因素并了解它们对患者死亡态度的影响。比如，在谈话中了解终末期患者的文化背景，了解他们所处传统文化中死亡归宿的释义，能帮助他们更坦然地接受死亡，解除对死亡的顾虑和不安，并增强他们生命的尊严感和对死亡的心理承受能力，进而达到安然接受死亡的事实。

（郭巧红）

## 思考题

1. 死亡教育中蕴含的生死观点有哪些？

2. 合适的死亡教育形式是保证死亡教育效果的关键，在开展死亡教育的过程中，死亡教育的对象包括哪些，有哪些注意事项？

Note:

URSING

# 第六章

# 安宁疗护患者评估

第六章　数字内容

## 学习目标

**知识目标：**

1. 掌握安宁疗护患者评估的原则。
2. 熟悉安宁疗护患者评估的方法和工具。
3. 了解安宁疗护患者评估的内容及其应用途径。

**能力目标：**

能根据安宁疗护患者情况，选择适宜的评估方法和工具对患者进行全方位的评估。

**素质目标：**

具有尊重患者、爱护患者、保护患者隐私、适时评估的职业素养。

护理评估是护理程序的第一步。护士以终末期患者及其家属为中心，运用科学的方法和工具，动态地收集和分析患者的健康资料，以发现终末期患者在身体、心理、社会、精神、生活质量等方面的问题和需求，继而提供针对性的照护服务。本章主要介绍安宁疗护评估的原则及方法、生理评估、心理评估、社会支持系统评估、生活质量评估、精神评估及生存期评估的内容与方法，为终末期患者症状管理、舒适护理、心理社会支持等照护决策提供依据，从而帮助终末期患者安详、舒适、有尊严而无遗憾地度过临终阶段。

导入案例

胡奶奶，90岁，长期居家脑卒中患者，患病20年，下颌脱臼7年，并发症加重2周，伴发热，虽意识清楚，但长期肢体瘫痪，伴吞咽障碍、咳嗽及呼吸肌无力。胡奶奶所在社区的护理人员经常上门看望，实施居家照护，并对家属予以指导。在护士和家人的精心照护下，胡奶奶身体状态与相似病情的老人比较佳。近期家人为其翻身时胡奶奶出现左肩关节习惯性脱臼，且有坠积性肺炎，出现疼痛、发热与萎靡等症状；家人处于应激状态，胡奶奶的丈夫血压升高，女儿们也无法适应。

请思考：

(1) 如何对胡奶奶的身体现状进行评估？包括哪些评估内容？

(2) 本案例中的胡奶奶有哪些潜在风险，应当如何评估及预防？

# 第一节 评估原则及方法

## 一、评估原则

### （一）尊重原则

1. 尊重知情权　评估前介绍评估的内容、方法和目的，以消除患者的紧张情绪，得到患者同意后方可进行。

2. 尊重个体差异　尊重个体的独特性和差异性，如果患者不愿意讨论相关精神价值观问题，应尊重患者意愿，不应以护士身份强行提问，避免患者产生压力。

3. 尊重生命价值　在评估的过程中尊重患者价值观和精神需求，关注终末期患者对生命意义的理解。

4. 尊重患者隐私　在评估时应遵守保密原则，选择适宜环境、心理和精神评估最好是单独的空间进行，并妥善保管患者资料。

### （二）适时原则

1. 由于终末期患者身体功能的退化，易产生疲惫，在评估过程中无法全程保持高度注意力，护士应合理安排每次评估时长，根据患者的身心特点，可选择分阶段多次进行动态的连续性评估，让患者可以有充分的时间进行反馈和回复，以获得全面准确的评估资料。

2. 评估过程终末期患者状况是不断变化的，评估是一个动态、持续的过程，需要逐步了解患者，在照护患者的过程中进行多次连续的评估，及时修正患者的照护问题，不断改变并优化干预措施或策略。

### （三）规范性原则

1. 过程规范性　评估过程需规范有序，尽可能选择安静、无干扰的环境，注意调节室内温度，以22~24℃为宜，条件许可设立专门评估室。

Note:

2. 操作规范性 严格遵循各项操作技术规范，在评估的过程中保持客观、严谨的态度，根据评估需求选择适宜的评估方法。

（四）全面性原则

1. 全面和重点相结合 对安宁疗护患者的评估，需从生理、心理、精神、社会等多个方面进行全面评估，以了解患者现存或潜在问题并了解当前患者的照护服务需求。应综合考虑各影响因素之间的相互作用，以保证评估信息的精准和个性化。

2. 评估多样性 除了身体评估，还对终末期患者心理、社会、精神、生活质量等，从环境、人口、文化、语言等方面进行全面评估。

（五）充分告知原则

在进行心理评估时，在评定之前，确保患者理解整个量表或的填写方法及每条问题的意义，如果是自评，在开始评定之前，让患者了解整个量表的填写方法及每条问题的意义，然后做出独立的，不受他人影响的评定。

## 二、评估方法

（一）交谈法

交谈是评估中最为常用的方法之一，交谈既是使双方相互信任、接纳的途径，也是收集患者目前健康状况、生命质量资料的主要方法。交谈过程中护士要尊重、关心患者，耐心倾听，观察患者的表情、行为、情绪反应等，还要善于运用语言和非语言沟通，如微笑、点头、触摸等更能传递关心，使得交谈气氛轻松，患者受约束少，收集的资料内容丰富。

（二）观察法

观察法由护士直接观察和记录患者的外显行为、精神状态、面部表情和衣着等，从而获得相关资料的方法。南丁格尔认为评估是“对疾病的观察”，她重视护理观察，观察获得的资料真实而客观，可以收集到患者不愿意或不能表达出来的资料。必要时使用相关的辅助工具，以改善观察效果。

（三）体格检查法

体格检查法运用视诊、触诊、叩诊、听诊等体格检查的方法，对患者进行有目的的检查。一般取卧位，按生命体征、头颈部、胸部、背部、腹部、上下肢、肛门与直肠、外生殖器、神经系统的顺序进行。护士需要控制评估的进度和时间，为减少患者的不适，体格检查法一般需在30~40分钟内完成。

（四）测试法

测试法是运用标准化的量表、问卷，测量终末期患者的身体和心理健康状况。对终末期患者进行评估时，应根据患者所处疾病不同阶段的身心特点选择适宜的评估工具和方法，一般选择信效度较好的测试工具。

（五）环境评估法

对终末期患者所处的物理环境和社会环境进行评估，及时发现是否存在影响患者身心的不良因素。其中，物理环境中的评估内容包括建筑特征、室内设计特征和环境特征。社会环境中评估的内容可以是患者的社会交往、风俗习惯、文化程度、教育等。

（六）健康资料查阅法特征

通过查阅终末期患者的各种医疗、护理记录、辅助检查结果等相关病历资料，获取终末期患者的健康信息。

（李惠玲）

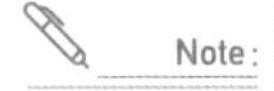

# 第二节 生理评估

## 一、疼痛评估

### （一）评估内容

1. 疼痛特点 包括终末期患者疼痛部位、性质、强度、发生时间，以及导致患者疼痛加重或减轻的因素、既往疼痛治疗史等，同时护士要询问终末期患者目前使用的药物情况以及疼痛对食欲以及睡眠和日常生活的影响程度。

2. 疼痛反应 评估终末期患者疼痛发生时所伴随的身体、心理、行为反应。其中，生理反应：血压升高、心率增快、呼吸频率增快、神经内分泌及代谢反应、生化反应等；心理反应：注意和记忆改变、产生抑郁、焦虑、愤怒和恐惧等情绪；行为反应：语言、躯体反应。

3. 疼痛管理过程 对终末期患者的疼痛管理至关重要，目前我国多通过无痛病房的管理模式进行标准化疼痛管理，如建立疼痛评估常规，将其作为生命体征之一进行关注和追踪。此外，护士要充分关注疼痛对患者日常生活的影响、既往的治疗方案、不良反应等，了解哪些药物可以有效缓解疼痛，患者是否有有效的非药物缓解方式等，从而与医疗团队共同采用相应的药物和非药物干预。

### （二）评估方法

1. 病历查阅 查阅终末期患者的疼痛评估单、医嘱以及病程记录，了解终末期患者的疼痛分级、病情及治疗等相关情况，了解患者的用药情况，从而为制订镇痛方案提供依据。

2. 交谈 与终末期患者进行交流，聆听患者主诉，询问疼痛部位、牵涉痛的位置。询问时，应该避免根据自身对疼痛的理解和经验对患者的疼痛程度给予主观判断。在与患者交谈过程中，注意观察患者的语言和非语言表达，护士也可以应用语言和非语言交流技巧获得更为深入的评估资料。

3. 观察 观察终末期患者疼痛时的生理、行为和情绪反应。护士可以通过患者的面部表情、体位、躯体紧张度和其他体征帮助观察和评估疼痛的严重程度，疼痛与活动、体位的关系。观察患者身体活动可以判断其疼痛的情况，如疼痛时有无出现静止不动、无目的乱动、保护动作、规律性动作或按摩动作。此外，终末期疼痛发作时，患者常常发出各种声音，如呻吟、喘息、尖叫、呜咽、哭泣等。这时应注意观察其音调的大小、快慢、节律、持续时间等。音调的变化可以反映出疼痛患者的痛觉行为。

4. 临床检查 临床检查主要包括：疼痛的部位、局部肌肉的紧张度，测量脉搏、呼吸、血压及动脉血气有无改变等，终末期患者常常处于极度衰弱状态，所以在进行临床评估检查时动作要尽量轻柔，以减轻患者的疼痛和不适。

### （三）评估工具

1. 自评工具

（1）简明疼痛量表（brief pain inventory，BPI）：此量表为多维疼痛评估量表，是评价疼痛快速有效的方法。评估内容包括患者疼痛程度、疼痛部位，疼痛相关影响因素活动、情绪、娱乐、人际关系、睡眠、工作和行走，当前疼痛治疗程度，共15个条目，采用0~10分描述各维度的疼痛程度（附录2）。

（2）疼痛数字评分法（Numeric Rating Scale，NRS）：数字分级法用0~10代表不同程度的疼痛。通过询问患者，让患者自己圈出一个最能代表自身疼痛程度的数字（图6-2-1）。其程度分级标准0分表示无痛，1~3分表示轻度疼痛，中度疼痛评分在4~6分，重度疼痛评分在7~9分，剧烈疼痛评分为10分。NRS量表可帮助护士及时、准确、直观地评估患者的疼痛程度，是临床常用的评估方法之一。但此方法受患者年龄、认知功能和文化程度的影响，且不适用于有认知损害的患者。

（3）Wong-Banker面部表情量表（Face Rating Scale，FRS）：该量表用6种面部表情，从微笑至悲伤至哭泣来表达疼痛程度，根据疼痛程度赋予0~5分的疼痛分值（图6-2-2）。0分表示无痛、1分表

Note：

示有点痛、2 分表示稍痛、3 分表示更痛、4 分表示很痛、5 分表示最痛。适用于学龄期及以后的儿童(4~16 岁)、认知功能损害或表达功能受损的成人及老人。

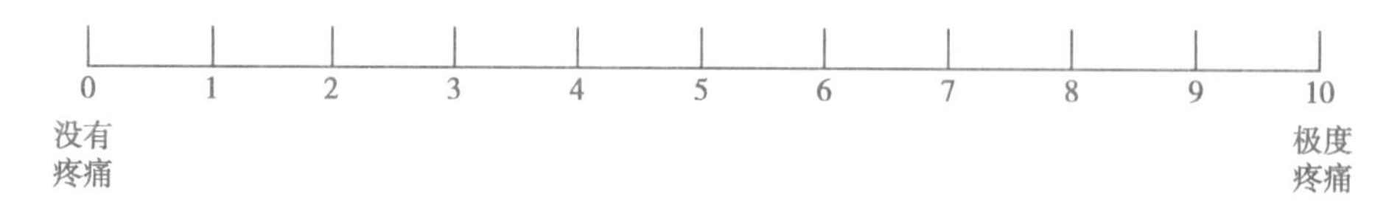


图 6-2-1 疼痛数字评分法

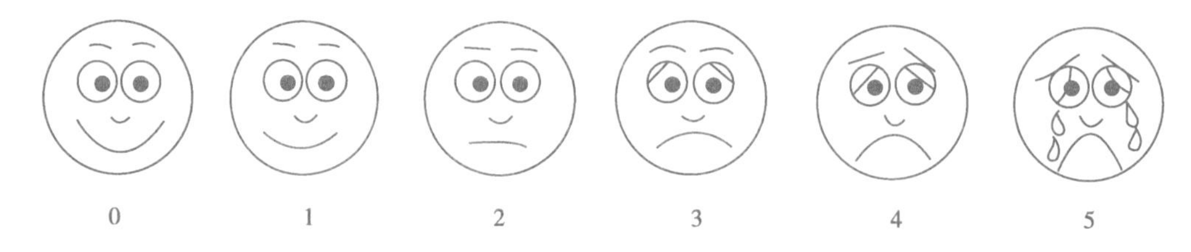


图 6-2-2 面部表情疼痛评定法

2. 他评工具 对于昏迷、意识障碍等患者,常使用成人疼痛行为评估量表(Adult Pain Behavioral Scale,APBS),适用于不能使用自评工具者,从面部表情、休息状态、肌张力、安抚效果、发声(非气管插管患者)、通气依从性(气管插管患者)六个方面进行评价(附录 3)。

## 二、营养与饮食评估

### (一) 评估内容

1. 患者的进食状况 终末期患者常常出现食欲不振、恶心、呕吐等胃肠道反应,因此护士要评估影响患者进食状况的相关因素,如是否能够经口进食、患者用餐情况、摄食种类及摄入量、食欲、是否服用药物、补品,有无食物过敏、咀嚼不便、口腔疾患等。

2. 患者营养状况 根据患者的外貌、皮肤、毛发、指甲、骨骼和肌肉、身高、体重等方面确定患者的营养状况,如出现恶液质等状态时,即可判断为重度营养不良。

3. 患者的生化指标 终末期患者多合并有贫血以及低蛋白血症等,护士可根据患者相关生化检验结果,如血、尿中某些营养素、排泄物中代谢产物的含量等,间接推测患者营养水平。

### (二) 评估方法

1. 临床检查 通过采集病史、体格检查、生化检查等评估患者营养状况,是否有营养不良等问题,如为恶液质患者则尽量避免进一步检查以减少患者的不适感。

2. 人体测量 通过测量体重、身体质量指数(body mass index,BMI)、皮褶厚度等。体重减轻是营养不良较为常见和测量的指标。体质量指数计算公式是体重(kg)/ 身高($m^2$),是反映营养不良和肥胖的可靠指标。皮褶厚度可以测量上臂围、小腿围、腰围、三头肌、臀围,其中前三者较为常用。终末期患者常常伴有皮肤水肿、出汗等不适,临床上较少进行人体测量,一般在计算药物剂量必须考量体重指数时使用。

3. 饮食评估 通过 24 小时回顾、食物频率咨询、记账法等方式了解患者的饮食结构、营养摄取情况、进食过程,进食量,有无咀嚼、进食、消化困难及有无恶心呕吐等问题。

### (三) 评估工具

1. 营养风险筛查 2002(Nutritional Risk Screening 2002,NRS2002) 该量表作为一种有效的营养风险筛查工具,简单易行,一般可在 10 分钟内完成。包含疾病状态评分、营养状态评分和年龄评分,体质量指数采用中国肥胖问题工作组的标准。中国人 BMI 正常值为 18.5kg/$m^2$ ≤BMI<24kg/$m^2$(附录 4)。营养风险筛查方法的总分得分范围为 0~7 分,总分≥3 分时表示终末期患者有营养风险,需要根据

Note:

当前终末期患者的临床情况，制订个体化的营养计划，给予营养支持。如果评估 <3 分，需要每周筛查营养风险。

2. 患者主观整体评估法(Patient-Generated Subjective Global Assessment，PG-SGA) 该量表是一种适用于肿瘤患者的特异性营养状况评估工具，分为两个部分，第一部分包括过去体质量、症状及过去和目前食物摄入、活动能力，由患者独自完成评估；第二部分包括代谢、疾病及其与营养需求的关系、体检及年龄评分。每个部分的分值为 0~4 分，通过计算总分判断患者是否需要营养支持干预，总分越高提示营养状况越差。中国抗癌协会肿瘤营养与支持治疗专业委员会指导应先用 NRS2002 进行营养筛查，然后用 PG-SGA 综合评定，当 NRS2002 ≥3 分、PG-SGA ≥2 丢失时视为存在营养风险，需要进行营养干预(附录 5)。

3. 微观营养评价法(Mini Nutritional Assessment，MNA) 该量表适用于老年人营养状况评估，共分为四部分共 18 个问题，具体包括：①人体学测量(BMI、上臂中点围、小腿围、近 3 个月体重下降情况)。②整体评估(独居情况、服药情况、心理应激或急性疾病、活动能力、神经心理问题、皮肤情况)。③饮食情况(每日进餐次数、蛋白、蔬菜水果摄入情况、进食能力、水分的摄入情况、摄食方式)。④主观评定(对健康和营养状况的自我评价)。MNA 评估总分值为 30 分，其中 MNA 分值 >24 分，则营养状况良好；17 分≤MNA 分值≤23.5 分，则存在潜在营养不良；MNA 分值 <17 分，则营养不良(附录 6)。

## 三、排泄评估

### (一) 评估内容

1. 排尿活动的评估

(1) 排尿次数：一般成年人排尿次数白天为 3~5 次，夜间为 0~1 次。生命终末阶段时由于神经肌肉松弛，可能会导致尿失禁。

(2) 尿量：正常情况下，成人每次排尿量在 200~400ml，成人 24 小时的尿量在 1~2L，平均每天的尿量在 1.5L。终末期患者由于进食进饮少，排尿次数相应减少。

(3) 颜色及透明度：正常新鲜的尿液颜色呈现淡黄色或深黄色，清澈透明。异常尿液颜色包括：①尿液混浊：尿液中含大量尿盐；②白色絮状混浊：常见于泌尿系统感染；③泡沫：常见于蛋白尿。终末期患者进食进饮少，因而尿液颜色常常深黄，当出现肾功能衰竭时可能会出现血尿等异常颜色。

(4) 气味：正常尿液气味是尿液挥发性酸味，氨臭味见于泌尿系统感染，烂苹果味则提示患者有糖尿病酮症酸中毒。终末期患者由于液体入量减少，尿液有时会有异味，尤其在尿素氮、肌酐增高时异味更甚。

2. 异常排尿的评估 终末期患者由于肾脏、膀胱以及心肝等多脏器功能的衰竭，会出现排尿次数减少尿或排尿困难等，主要表现在以下几方面：

(1) 膀胱刺激征：主要表现为尿频、尿急、尿痛。主要原因是终末期膀胱、尿道感染和药物或机械性刺激。

(2) 尿潴留：尿液大量留存在患者膀胱内，且患者的膀胱不能自主排出。主要表现为下腹部胀痛、排尿困难。常见于终末期前列腺或腹腔肿瘤压迫尿道或低钾导致的麻痹性尿潴留、疾病抑制排尿中枢或不习惯卧床排尿。

(3) 尿失禁：终末期由于患者意识模糊或膀胱功能失控使排尿失去自己的意识控制或者不受自身意识控制，尿液不自主地从膀胱流出。①压力性尿失禁：当患者咳嗽或打喷嚏或运动收缩腹肌，致尿液不自主地排出。②真性尿失禁：患者稍有一些存尿就不自主流出膀胱，处于空虚状态。③假性尿失禁：储存了部分尿液于膀胱内，当充盈达到了一定压力时，膀胱不自主溢出少量的尿液。当压力降低，膀胱排尿就停止，但仍旧呈饱满的状态而膀胱不能排空。

3. 排便活动的评估

(1) 次数：成年人一般每天排便 1~3 次，若每天排便超过 3 次或每周少于 3 次则为排便异常。终

Note:

末期患者可能在临终阶段因肛门括约肌松弛而出现大便失禁。

(2) 形状与软硬程度：正常人粪便为成形软便。终末期使用止痛药物或激素容易出现便秘，大便坚硬如栗子样；有时可因一些化疗药物的使用而出现稀便或水样便；肠道梗阻时患者的粪便可呈扁条状、带状，甚至便中带血。

(3) 颜色：正常为黄褐色或棕黄色。颜色有时会因摄入食物而改变，如进食大量的绿叶蔬菜，可呈暗绿色。上消化道出血粪便呈现柏油样便，胆道梗阻呈白陶土色，下消化道出血呈现暗红色血便。

(4) 粪便内容物：主要为食物残渣以及有机体代谢废物。

(5) 气味：正常粪便气味因膳食种类不同。严重腹泻气味极恶臭，下消化道溃疡或恶性肿瘤的患者呈腐败臭，上消化道出血呈腥臭味。

(6) 排便量：正常成人每天排便量为100~300g。

#### 4. 异常排便的评估

(1) 便秘：排便次数减少，排便形态过硬，排便过程不畅。常表现为腹痛、腹胀、消化不良、食欲不佳、乏力、头痛、舌苔变厚等。触诊腹部感觉较硬实且感觉腹部紧张，有时可触及腹部包块。

(2) 粪便嵌塞：粪便持久滞留于直肠，坚硬不能排出。患者有排便的冲动，腹部可有胀痛，直肠肛门感到疼痛，肛门外亦有少量液化的粪便渗出，但患者不能排出粪便。

(3) 腹泻：患者正常排便的形态发生改变，患者频繁地排出松散稀薄粪便，甚至有患者排出水样便。表现为肠痉挛、腹痛、疲乏、呕吐、恶心、肠鸣、有急于排便的需要和自己难以控制的感觉。粪便松散或呈液体样。

(4) 排便失禁：指肛门括约肌不受自己意识控制，不由自主地排便。

### (二) 评估方法

1. 详细了解患者排泄失禁相关病史。

2. 尿失禁需要进行尿液检查、肾功能检查、膀胱逆行造影等辅助检查。大便失禁需进行必要的体格检查。

3. 观察排尿、排便的量、性质、规律。

4. 分析引起尿失禁、大便失禁的相关因素。

## 四、皮肤评估

本部分主要针对终末期患者常见的皮肤问题(皮肤瘙痒、压力性损伤)进行介绍。

### (一) 评估内容

#### 1. 皮肤瘙痒

(1) 评估患者有无瘙痒、瘙痒时间、部位。

(2) 皮肤是否有破溃、脱屑、红疹、红斑；皮肤颜色是否有黄染、发黄。

(3) 有无伴随症状，有无过敏原接触，有无药物接触史。

(4) 胆红素、血中尿素氮、血氨等实验室检查结果

#### 2. 压力性损伤

(1) 评估患者压力性损伤程度，包括有无红肿热痛、麻木或触痛；水疱、皮损；有无渗液、坏死等，并做出程度分级判断(附录7)。

(2) 患者的身体状况、活动能力、灵活程度、失禁情况、精神状况。

(3) 评估患者的营养、体重、体温、组织血流状态等。

### (二) 评估方法

#### 1. 皮肤瘙痒

(1) 询问终末期患者瘙痒情况：包括瘙痒部位、开始时间、持续时间。

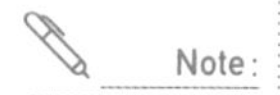


(2) 询问终末期患者个人卫生情况：洗澡频率，护肤习惯。如频繁清洗皮肤、使用碱性肥皂等会造

成皮肤瘙痒。

(3) 辅助检查：血液胆红素增加提示胆盐沉积皮肤；血中尿素氮、肌酐增高，皮肤易有尿素霜蓄积；嗜酸性粒细胞增多提示患者可能过敏。

2. 压力性损伤　评估易发生压力性损伤的危险因素如皮肤状态、行动能力、灌注及氧合、营养状态、皮肤潮湿度，及其他因素如患者年龄、体温、感觉、血液学指标及健康状况。

（三）评估工具

1. Braden 量表　该量表可广泛应用于老年患者、ICU 成人患者的压力性损伤，评估维度包括感觉能力、潮湿程度、营养摄取状况、活动情况、移动能力及摩擦力和剪切力 6 个方面。量表总分 23 分，临界值 16 分，得分越低压力性损伤风险越高。轻度危险 15~18 分；中度危险 13~14 分；高度危险在 10~12 分，9 分以下表示患者极度危险（附录 8）。

2. Norton 量表　该量表通俗易懂，可作为老年及卧床患者发生压力性损伤普查工具使用，评估内容包括一般状况、精神状态、改变体位能力、运动能力，大小便失禁 5 项。每项评分是 1~4 分，随分值的降低发生压力性损伤的危险度相应增加。评分范围为 5~20 分，总分≤14 分为高危状态。其中：18~20 分为轻度危险，14~18 分为中度危险，10~14 分为高度危险，10 分以下属极度危险。

## 五、睡眠评估

（一）评估内容

1. 评估患者性别、年龄、睡眠时长、睡眠质量。
2. 评估患者有无失眠、既往失眠史、是否服用引起失眠的药物及环境因素。
3. 评估患者是否有不良睡眠习惯及睡眠卫生习惯、不良的生活作息方式。
4. 评估患者有无谵妄、抑郁心理、焦虑状态等情况。
5. 若有失眠，评估患者镇静剂或安眠药使用情况，有无相关不良反应。

（二）评估方法

主要采用交谈、观察、量表测量和辅助检查进行评估。

1. 交谈法　是指护士通过询问患者的个人睡眠特征，评估患者有无睡眠不足或者异常睡眠行为的表现。

2. 观察法　是指护士在临床护理巡视工作中观察患者的睡眠质量、睡眠时长，评估患者睡眠质量以及有无异常睡眠状况。

3. 量表法　主要是指护士借助科学的睡眠评估量表对患者的睡眠质量进行测量评价。

4. 辅助检查　主要是指护士借助睡眠监测的仪器设备对患者的睡眠状态进行评估。如当患者出现异常睡眠状况时，必要时可应用脑电图对其进行评估，以明确患者的睡眠问题。

（三）评估工具

1. 匹兹堡睡眠质量指数（Pittsburgh Sleep Quality Index，PSQI）　是目前全球使用最为广泛的睡眠质量评估工具之一。该量表的评估周期是一个月，在作为睡眠质量动态变化的评估工具时，评估周期可缩短至 1 周或者 2 周。总分范围为 0~21 分，PSQI ≥8 分时存在睡眠紊乱（附录 9）。

2. 睡眠信念与态度量表（Dysfunctional Beliefs and Attitudes about Sleep，DBAS）　该量表可用于评估安宁疗护患者失眠水平。评估患者睡眠以及失眠后果等错误的观念或行为程度，分数高，提示存在错误观念或行为，患者的失眠慢性化风险较高，更需要对其进行认知行为等方面的心理治疗。

3. 爱泼沃斯嗜睡量表（Epworth Sleepiness Scale，ESS）　可评估患者白天的困境以及患者的嗜睡程度。患者的评估得分越高，则反映患者嗜睡程度越严重。当 ESS ≥14 分时，则一般需要引起重视，需完善评估和进行必要的检查以排除患者发作性睡眠病、睡眠呼吸障碍等疾病。

Note：

## 六、活动度评估

活动可以使机体在身体、心理及社会各方面获得益处。活动是人的基本需要之一,活动还可以帮助终末期患者调动情绪,改善机体的免疫功能。

### (一)评估内容

1. 患者的一般资料 包括患者的年龄、性别、文化程度、职业及日常活动习惯等。

2. 骨骼肌肉状态 活动需要具备健康的骨骼组织及良好的肌力。

3. 心肺功能状态 活动需提前评估血压、心率、呼吸等指标,确定活动段安全范围。

4. 关节功能状态 根据疾病和卧床对关节的具体影响进行评估。

5. 机体活动能力 对日常活动情况的评估判断。

6. 活动耐力 患者对活动和运动的身体耐受力。

7. 目前的患病情况 疾病的性质和严重程度决定机体活动受限的程度。

8. 社会心理状况 对活动的完成有重要的影响。

### (二)评估方法

包括交谈、体格检查和辅助检查。通过询问患者的日常活动能力、活动耐力的情况及影响因素,以及对患者肌力、机体活动功能、心肺功能的体格检查,辅助实验室检查,综合判断患者活动需要和活动能力。

### (三)评估工具

1. 日常生活活动能力量表(Activity of Daily Living Scale,ADL) 用于评估患者的日常生活活动能力,评价患者治疗前后的功能恢复。总分值为 100 分,患者评估得分越高,表示患者独立性越好,其依赖性越小(附录 10)。

2. 体力感觉等级量表(Rating of Perceived Exertion,RPE) 利用患者的主观感觉来评价其运动负荷强度,并进行医学监督的一种有效评估工具。

## 七、舒适评估

### (一)评估内容

1. 生理舒适 评估临终患者身体上的舒适感觉,包括身体不适症状、部位、程度、持续时间、疼痛、疲倦、失眠等。

2. 心理/精神舒适 是指对患者心理感受的评估,包括自尊、生命价值等。患者内在的自我意识,焦虑、失望、不安及恐惧感;使患者感到安全、满足的状态等。

3. 社会文化舒适 是指对患者家庭、社会支持系统的评估,可以了解患者的家庭社会照护支持的状态和能力。文化舒适评估的内容包括患者文化背景、价值理念、生活习惯等社会文化因素。

4. 环境舒适 是指影响患者身心舒适的空间、温度、湿度、噪声、光线等物理环境,以及颜色、装饰、功能区设置等人文环境评估。

### (二)评估工具

1. 普适性量表 主要是 Kolcaba 的舒适状况量表(General Comfort Questionnaire,GCQ),包括了身体方面、心理方面、精神方面、社会文化和环境方面的 4 个维度,一共有 28 项内容。此表采用了 Likert 1~4 级评分法,“1”= 非常不同意,“4”= 非常同意。反向计分题反之亦然,分数越高说明越舒适(附录 11)。

2. 特异性量表 Novak 的安宁疗护舒适量表(Hospice Comfort Questionnaire,HCQ),HCQ 为自评量表,用于了解终末期患者及照护者的整体舒适度,包含对患者、照护者两方面的舒适度评估子量表,分别包含 49 个条目,采用 Likert6 级评分法,从“非常不同意”到“非常同意”,得分越高舒适度越高。

Note:

知识链接

**安宁疗护评估量表**

国际居民评估工具安宁疗护评估量表(InterRAI Palliative Care Clinical Assessment Protocols,CAPs)被认为是用于评估接受安宁疗护的养老院的老人需求和其偏好的,目前最全面的老年综合评估工具。该评估量表是可以在医院、康复医疗、护理中心、护理院、养老院、居家护理等机构使用的安宁疗护综合评估工具,可用于对从医院到社区连续性医疗照护的患者进行连续评估。该量表不仅可以评估患者的健康状况、疾病状况、功能状况,还可以通过对患者综合评估发现潜在问题,制订对患者现存的或潜在的问题的照护计划。包括评价表、使用的手册、临床评价的报告、质量指标等。2003年正式发布第1个版本,该量表已被广泛推广至多个国家应用,并不断有研究对其进行修正更新。

## 八、安全评估

由于生理、功能减退及疾病影响终末期患者在住院期间容易存在安全隐患,本部分主要介绍跌倒。

### (一)评估内容

1. 生理因素 主要针对终末期患者步态和平衡功能、骨骼肌肉及关节系统的活动度、耐受力等,以及神经系统的视听觉情况、平衡能力、反应能力等进行综合评估,从而及时发现跌倒的危险因素。

2. 病理因素 针对终末期患者的神经系统症状、眼部疾患、心血管疾病以及直立性低血压或贫血、营养不良等其他疾病进行综合评估,及早发现可能导致患者跌倒的高危因素。

3. 药物因素 终末期患者常用降压药、利尿剂、血管药物及镇静药、安眠药、抗抑郁药或降糖药、麻醉药等,这些药物使用后会影响人的平衡、感知觉、意识等,需要在用药过程中高度关注,及时评估。

4. 心理因素 终末期患者常伴有焦虑、恐惧、抑郁等不良情绪,产生时会分散患者注意力,易导致跌倒事件的发生,也需要护理人员和照护者及时及评估早预见和发现。

5. 外界因素 ①环境因素:光线昏暗或地面光滑、不平等;②家庭因素:缺少家人的陪伴、居家环境存在安全隐患等,这些都可能导致患者有跌倒的风险,需要及早评估发现并防患未然。

### (二)评估方法

在患者入院时、转入时、病情变化、用药变化时及时进行评估,平时定期进行动态连续的评估。

### (三)评估工具

1. Morse跌倒评估量表(Morse Fall Scale,MFS) 包含跌倒史、超过1个医学诊断、使用助行器具、接受药物治疗、步态以及认知状态6个条目,总分125分,得分越高表示患者跌倒风险越大。其中跌倒高风险 >45 分,中度风险 25~45 分,低风险 <25 分(附录12)。

2. Berg平衡量表(Berg Balance Scale,BBS) 可用于评估脑卒中、帕金森病等终末期患者的身体平衡功能,包括站起、坐下、独立站立、闭眼站立、上臂前伸、转身一周、双足交替踏台阶、单腿站立等14个条目,每个项目最低得分为0分,最高得分为4分,满分为56分,得分越高,提示平衡功能越好(附录13)。

(李惠玲)

Note:

# 第三节 心理评估

## 一、负性情绪评估

### （一）焦虑

#### 1. 评估内容

(1) 评估患者生理是否处于舒适状态，如患者是否受疼痛、失眠的折磨。

(2) 评估患者自尊、隐私等是否受到威胁。

(3) 评估患者家庭关系等社会支持系统的完整性是否受到威胁。

(4) 评估患者在疾病照护中是否存在经济困难、照护资源匮乏等压力源。

(5) 评估患者是否缺乏症状管理的知识与技巧。

(6) 评估患者是否存在死亡焦虑。

#### 2. 评估工具

(1) 焦虑自评量表(Self-Rating Anxiety Scale，SAS)：该量表是采用4级评分法，共计20个条目，在每个条目设置4个选项，其中每个选项设置1~4分不等。各条目总得分计为总分，将总分乘以1.25，以四舍五入取得分的整数为标准分。标准分≤49分为正常，50~59分为轻度焦虑，60~69分为中度焦虑，≥70分为重度焦虑(附录14)。

(2) 汉密尔顿焦虑量表(Hamilton Anxiety Scale，HAMA)：是一种他评量表，评估者根据患者的认知功能、心境状态及会谈时的表现等14个方面来评分。所有项目采用5分法计分，各项评分总和为总分值，总分 <7 分则没有焦虑障碍，>7 分则有焦虑障碍。

### （二）抑郁

#### 1. 评估内容

(1) 评估患者是否存在难以控制的躯体症状。

(2) 评估现有照护措施是否能够有效缓解患者的不适症状。

(3) 评估患者近期是否伴有食欲缺乏或吃太多的现象。

(4) 评估患者是否伴有沉默不言、悲伤等情绪失落现象。

(5) 评估患者是否存在放弃生命的想法。

(6) 评估患者社会支持系统是否完整。

#### 2. 评估工具

(1) 抑郁自评量表(Self-Rating Depression Scale，SDS)：采用4级评分法，表中每题设置4个选项，其中每个选项设置1~4分不等。该表将20个题目得分之和记为总分，将总分乘以1.25，并四舍五入取得分的整数记为标准分。标准分≤52分为正常，53~62分为轻度抑郁，63~72分为中度抑郁，≥72分为重度抑郁(附录15)。

(2) 患者健康问卷抑郁量表(Patient Health Questionnaire Depression Module，PHQ-9)：是基于DSM-4的诊断标准而修订的抑郁评估量表，包括9个条目，各条目分值为0~3分，得分越高，抑郁越严重，其中患者抑郁的诊断临界值为10分。

### （三）心理痛苦

#### 1. 评估内容

(1) 评估患者的心理、社会、精神等方面是否有导致患者自身出现不愉快的情绪体验因素。

(2) 评估患者心理情绪、家庭社会、现实生活、经济压力等是否具有困难和负担。

**2. 评估工具** 心理痛苦管理筛查工具(Distress Management Screening Measure，DSSM)是由美国综合癌症网络推荐的评价肿瘤患者的心理状态的评估工具，含有心理痛苦温度计和问题列表两部分。

Note:

（1）心理痛苦温度计（Distress Thermometer，DT）：护士指导患者在包含0~10的11个尺度（0表示无痛苦，10表示极度痛苦）上标注最符合患者近1周所经历的平均痛苦水平的数字。标注的分数越高，则患者痛苦程度越严重。当DT处于1~3分表示患者轻度痛苦，4~6分表示中度痛苦，7~9分表示重度痛苦，总分≥10分则表示极度痛苦（附录16）。

（2）心理痛苦相关因素调查表（Problem List，PL）：心理痛苦相关因素调查表是一系列问题列表，包括患者实际生活、情感、家庭、身体症状、精神5个方面，共40个条目，可以用于检测患者心理痛苦的来源（附录17）。

## 二、自杀风险评估

对患者进行自杀风险评估是预防患者自杀的重要环节，其主要目的是对患者自杀危险因素、自杀意念、自杀态度以及患者会采取自杀行为的可能性，筛选出自杀意念的高危人群，预防患者出现心理危机。

### （一）评估内容

#### 1. 自杀危险因素

（1）评估患者有无自杀家族史、有无自杀未遂的经历或是否已有特别的自杀计划。

（2）评估患者最近是否经历了心爱之人的去世、离婚或分居等负性事件。

（3）评估患者是否陷入特别的情感创伤而难以自拔。

（4）评估患者是否对自己即将离世感到严重的绝望或无助感。

（5）评估患者心理状态，是否有抑郁情绪，或行为及情绪特征突然改变。

#### 2. 自杀意念

（1）评估患者是否患有严重躯体疾病或精神疾病。

（2）评估患者是否近期遭遇重大负性生活事件。

（3）评估患者是否具有悲观抑郁、冲动、刻板、完美主义等人格特点。

（4）评估患者面对压力时的问题解决能力。

（5）评估患者家庭及社会支持状况。

（6）评估患者是否对自己即将离世感到绝望或无助感。

（7）评估患者是否曾谈论过自杀。

（8）评估患者是否有自杀家族史、自杀未遂史。

### （二）评估工具

1. 患者健康问卷-9（Patient Health Questionnaire-9，PHQ-9） 作为抑郁症状筛查的自评量表，包括9个条目，每项计分为0~3分，总分为0~27分。其中第9条目“在过去两周内有不如死掉或用某种方式伤害自己的念头”，选项为“从未有过”（0分），“好几天”（1分），“一半以上天数”（2分），“几乎每天”（3分），当该条目评分>0分，则表明患者的自杀意念阳性，且该条目得分越高表明自杀意念越强烈，目前该量表已被用于恶性肿瘤患者的自杀意念筛查，具有良好的信效度。

2. Beck自杀意念量表（Beck Scale for Suicide Ideation-Chinese Version，BSI-CV） 该量表是从两个时间段，即最近1周以及患者抑郁最严重时对其进行自杀意念的评估。共有19个条目，每个条目采用0~2分的三级评分法，总分值在0~38分，得分越高，表示患者的自杀意念越强烈，患者的自杀危险性越高。该表前5题为筛查项，若表中条目4或5得分为1~2分，患者有自杀的意念，将继续评估第6~19题；否则，结束填写问卷。

3. 自杀可能性量表（Suicide Probability Scale，SPS） 该量表包括绝望、消极自我评估、敌意、自杀意念四个维度。共36个条目，各条目采用Likert 4级评分法，依次计1~4分，总分36~144分，得分越高，自杀风险越大（附录18）。

（李惠玲）

Note:

# 第四节 社会支持评估

## 一、评估内容

### (一) 家庭支持

1. 家庭亲属关系 家庭的健康与个体的健康相关,个体对健康的知识及信念会受到家庭成员及家庭资源的影响。护士需评估患者家庭亲属关系,判断患者是否具有良好的家庭角色结构及家庭资源来应对紧张事件和危机状态的需要,以提供患者物质以及精神上的支持,如家庭医疗照护、预防保健、健康观念及就医行为等。

2. 家庭沟通状态 在家庭成员交流过程中,当家庭沟通过程障碍及家庭资源调适不佳时,可导致患者家庭沟通障碍,甚至家庭功能失衡,导致家庭危机,如家庭状态的改变、家庭成员关系的改变与终结、家庭成员角色的改变、家庭成员的行为违背家庭期望或损害家庭荣誉、家庭成员生病等。因此护士需评估患者家庭成员的沟通协调程度,预判有可能会发生冲突,并通过组织家庭会议等方式使家庭成员内部沟通决策尽量达成一致。

### (二) 社会支持

1. 社会支持工具 社会支持是由社区、社会网络和亲密伙伴所提供的感知的和实际的工具性和表达性支持。护士需对患者工具性社会支持情况进行评估,如评估患者是否具有能对其提供引导、协助的有形支持与解决问题的支持因素;同时也需评估能反映患者及其家属需求的各类社会心理支持的表达性因素。

2. 社会支持网络 护士需评估患者的社会支持网络,指由个人接触所形成的关系网络,透过这些关系网,个人得以维持其认同,并获得情绪支持、物质援助、服务讯息、新的社会接触等。

## 二、评估工具

### (一) 社会支持评定量表(Social Support Rating Scale,SSRS)

社会支持评定量表共有10个条目,包括客观支持(条目2、6、7)、主观支持(条目1、3、4、5)和对社会支持的利用度(条目8、9、10)3个维度,是目前国内最常用的社会支持评定量表。该量表的条目计分方法是,有7个条目只选择一项,得分根据选项计1~4分;一个条目有五个选项记录总分;两个条目根据选项记录0~多分,量表总分为10个条目评分之和(附录19)。

### (二) 领悟社会支持量表(Perceived Social Support Scale,PSSS)

领悟社会支持量表是一种强调个体自我理解和自我感受的社会支持量表,分别测定个体领悟到的来自各种社会支持,如家庭、朋友和其他人的支持程度,同时以总分反映出个体感受到的社会支持总程度。该量表共12个条目,由家庭支持、朋友支持、其他支持(老师、同学、亲戚)3个分量表组成,每个分量表含4个条目。本量表采用7点计分,选项从1="极不同意",7="极同意"。三个指标的分数相加得社会支持总分,分数越高,代表总的社会支持程度越高(附录20)。

### (三) 社会支持问卷(Social Support Questionnaire,SSQ)

该问卷有27个条目,分两个维度:社会支持的数量,即在需要的时候能够依靠别人的程度,主要涉及客观支持;对所获得支持的满意度,评定的是对支持的主观体验。

### (四) 社会关系网络问卷(Social Network Questionnaire,SNQ)

该问卷包括8个维度,其中工具性支持、情感支持、陪伴娱乐性支持、亲密感、价值增进5个维度用来考察个体对重要他人(包括父母、最好的朋友、亲戚等)所提供的社会支持的主观感觉,对关系的满意度以及冲突与惩罚3个维度用来全面了解个体与重要他人的关系。

Note:

### 三、注意事项

1. 在社会支持从性质上可分为两类，一类是客观的、可见的或实际的支持；另一类是主观的、体验到的情感上的支持，因此护士对患者进行社会支持评估时需要考虑每个条目的具体要求，同时还要考虑患者本人易于接纳的方式进行评估。

2. 护士需要采用有针对性的方式主动与患者进行沟通，评估过程中可以适当运用肢体语言。对于自评量表，在开始评估之前，护士需要让患者理解整个量表的填写方法及每条问题的含义然后做出独立且不受任何人影响的评估结果。

（宋　宇）

## 第五节　精 神 评 估

### 一、评估内容

精神一词源自拉丁字母“spiritus”。精神的本质包括以下四个层面。①达到自我认同，发现真正的自我；②能够与他人的关系达到和谐的状态；③激发想象力和创造力，热爱生活；④具有感恩的心与高尚的情怀。精神评估是利用精神评估技术对个人的精神状态进行的全面的综合评估，包括以下几方面：

（一）精神需求

1. 评估患者对生命意义的理解，寻求生活目标、生命归宿和接纳死亡的需求。

2. 评估患者与自然达成和谐，具有正能量，对美的欣赏和舒适安全环境的需求。

3. 评估患者与他人建立融洽关系的能力，家庭支持状况，是否具有承受孤独、缓解抑郁，反向关怀的需求。

4. 评估患者参与和控制能力，内心矛盾冲突释放的能力，内心平和尊重和自决的能力等方面的需求。

（二）其他评估内容

除了对患者的精神需求进行评估以外，还需要对安宁疗护工作人员的精神照护能力、家属的精神需求、护士精神照护质量等方面进行评估。

### 二、评估方法

精神评估分为内隐式评估、灵感式评估、直觉型评估、特异型评估、整体评估、心理评估、明确的精神评估七大类。①内隐式评估：是一个互动的过程，在此期间评估双方均默认评估正在进行，但没有任何一方表面上承认。患者和评估者进行非正式谈话，了解了患者的必要信息，但没有一般评估过程的正式程序。②灵感式评估：包含识别特定情况，并立即提供必要精神关怀的内在能力。③直觉型评估：被称为“一种直觉”的评估。评估者通过主要访问目标之外的语言或非语言的线索了解情况。通过直觉式解读这些线索，能够更好地理解患者的需求，调整治疗和干预计划。④特异型评估：护士有意不使用某种特定的询问和分析的评估模式，不是正式的提问。虽然特异型评估与内隐式评估有类似的特征，但特异型评估中患者和家属方不知道评估的意图，此为这两种方法的差别。⑤整体评估：是评估者用 1~2 种广泛的精神分类，支持患者或家属需求的评估方法。⑥心理评估：为了更好地提供心理和精神支持，需要进行心理评估。尤其是对于接受过心理训练、拥有评估患者及家属心理需求技能的治疗师，有利于提供更全面的治疗。⑦明确的精神评估：评估者用自身的技能，通过评价来评估患者和家属的需求，如探索发现生命的意义、痛苦等。

Note:

### 三、注意事项

1. 精神评估的过程中，由于评估对象价值观和对生命意义的理解不同，应注意避免将价值观强加于终末期患者及家属。

2. 注意区分精神需求与社会心理问题，评估终末期寻求生命意义、自我实现、希望与创造、祈祷获得支持、需求。

3. 在精神评估中注意评估终末期患者在寻求生命意义、自我实现、希望与创造、信念与信任、平静与舒适、爱与宽恕等方面的精神成长。

（宋 宇）

## 第六节 生活质量评估

### 一、评估内容

#### （一）生理状态

##### 1. 活动能力

(1) 患者躯体活动如屈体、弯腰、行走困难等。

(2) 患者迁移能力如卧床、不能驱车等。

(3) 患者自我照护能力如自行梳洗、穿衣和进食。

2. 社会角色 不仅反映患者的生理状态，而且还受心理状态和社会生活状态的影响，是反映患者生命质量的一个综合指标。

3. 体力 主要指个人在日常活动中所表现出的疲劳感、无力和虚弱感。

#### （二）心理状态

1. 情绪反应 是生命质量测量中最敏感的指标。一些严重的慢性病（如癌症）患者的负性情绪主要表现为恐惧、忧虑、压抑等心理症状。

2. 认知功能 常常发生于特定的疾病或特定的疾病阶段，是生命质量评价不可缺少的内容，任何疾病的晚期，都伴有认知功能的障碍，包括机智、思维、注意力和记忆力的损失。

#### （三）社会功能

1. 社会整合 指个人属于一个或几个高度紧密的社会组织，并以成员身份进行社会参与。

2. 社会接触 指人际交往和社区参与，如亲友交往和参加集体活动等。

3. 亲密关系 指个人关系网中最具亲密感和社会责任感的关系，如夫妻关系。

4. 主观判断和满意度

(1) 自我健康和生活判断：患者对疾病、生活状态、人生价值的综合测定。

(2) 满意度和幸福感。

5. 疾病特征与治疗疾病病症、治疗不良反应等方面。生活质量评定有助于了解影响患者生活质量的主要因素。

### 二、评估工具

#### （一）常见生活质量评估工具

采用问卷填写或访谈的方法，选择相对相应的测量工具，在规定的时间内对终末期患者完成生活质量评价。在安宁疗护工作中，常用的生活质量评价量表有：疾病影响量表（Sickness Impact Profile，SIP）、McMaster 健康指数、诺丁汉健康量表（Nottingham Health Profile，NHP）、一般健康等级评定指数（Global Health Rating Index，GHRI）、癌症患者生活质量指数（Functional Living Index-Cancer，FLIC）、健

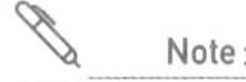

康调查简表(Short from health survey,SF-36)、WHO生命质量量表(WHOQOL-100)、WHO生命质量量表简表(WHOQOL-BREF),详见表6-6-1。

表6-6-1　常用生命质量评估量表

| 评估 | 维度和内容 | 条目数 | 使用对象 |
|---|---|---|---|
| 疾病影响量表(SIP) | 生理:自我照护、行动性、灵活性<br>心理:社会交往、交流、情感行为、警觉行为<br>其他:睡眠与休息、工作、进食、家务、娱乐 | 136 | 患者 |
| McMaster健康指数 | 身体:活动性、自我照料、交往和整体身体表现<br>社会:一般完好情况、工作/社会角色表现、社会支持和参与、整体社会功能情感:自尊、个人关系、重要生活事件、整体情感功能 | 59 | 一般人群、患者 |
| 诺丁汉健康量表(NHP) | 6个岗位方面体验:身体活动、疼痛、社会孤独感、情感反应精力、睡眠<br>7个日常生活方面:工作、家务、社会生活、家庭生活、性生活、爱好兴趣和休假 | 45 | 一般人群、患者 |
| 完好质量量表(GHRI) | 测量实际表现与偏好:自我照料、活动性、受限情况、社会活动、症状/问题 | 50 | 患者 |
| 癌症患者生活质量指数(FILC) | 活动能力、角色功能、社会交往能力、情绪状态症状和主观感觉 | 22 | 癌症患者 |
| 36条目简明健康量表(SF-36) | 生理功能、生理职能、躯体疼痛、总体健康状况、精力、社会功能、情感职能、精神健康 | 36 | 一般人群 |
| WHO生命质量量表(WHOQOL-100) | 6个维度:生理领域、心理领域、独立性领域、社会关系领域、环境领域、精神支柱 | 100 | 一般人群 |
| WHO生命质量量表简表(WHOQOL-BREF) | 4个维度:生理领域、心理领域、社会关系领域、环境领域 | 26 | 一般人群 |

### (二)癌症患者生活功能指标(The Functional Living Index-Cancer,FLIC)

用于癌症患者生活质量的自我测试,也可用于鉴定特异性功能障碍的筛选工具。该量表包括躯体健康和能力(9个条目)、心理健康(6个条目)、因患癌造成的艰难(3个条目)、社会健康(2个条目)、恶心(2个条目),共22个条目。较全面地描述了患者的活动能力、执行角色功能的能力、社会交往能力、情绪状态、症状和主观感受等。每个条目回答均在一条1~7的线段上标记,总分为各维度计分之和。

**知识链接**

**传统医学模式改变对生活质量的重要意义**

在传统的医疗保健模式中,往往只重视疾病在生理方面的结果,因而忽视了疾病是多维性质的过程,而仅用单一身体是否痊愈的标准去衡量。事实上,现在对"正常"有新的定义。当一位终末期患者失去了他/她原有的身份,变为"某某病房的癌症患者",其会因自己患了严重的或生命有限的疾病感到异常恐惧,既担心自主性被降低,又担心与医生、护士、家人,甚至朋友之间的关系也会被削弱。当治疗护理疾病终末期(甚至慢性长期的疾病)患者时,通过观察患者和家属,会更好地认识一个人的社会心理和精神需求,了解很多有关日常生活中最紧迫的问题,在本质上是心理还是精神上的问题很重要。除了需要控制疼痛和其他症状以外,很多重要问题往往在本质上和心理与精神有关。医务人员必须确保将重点转移到对患者的全面关注,而不是只对疾病。

Note:

## 三、注意事项

1. 评估患者的生活质量时,掌握沟通技巧,充分告知并确保患者能够理解。评估者需要对评估内容正确掌握,要保证收集资料的准确性,通过有效评估找出影响患者生活质量的主要因素。

2. 进行满意度调查时,需要通过对调查结果的整理和分析,让终末期患者和家属掌握对于疼痛的正确描述方法和减轻疼痛的管理。

3. 评估终末期患者生活质量时,如果终末期患者无法完成,护士可以代为记录评估信息,注意与患者确认与核对,保证记录数据的准确性。

(宋 宇)

# 第七节 生存期评估

## 一、评估内容

1. 患者评估 评估患者经济情况、医保方式、照护方式、照护场所等,主要包括患者的疾病及身体情况、药物与治疗的整合、居家需要准备的设备及仪器、家庭评估与家属的支持等。

2. 疾病情况评估 评估患者疾病种类及预后,以及疾病所带来的痛苦和预计生存时间,根据患者预计生存期,评估安宁疗护的介入时间、方式和预期效果。

3. 生存期疾病演进轨迹评估 对慢性疾病末期患者预期生存时间的评估通常很难准确,不同的疾病呈现出不同的特点。用坐标形式将患者临近死亡时其体能状态随着时间的推移发生改变的过程呈现出来,被称为疾病演进轨迹,又称死亡曲线。通常表现为三种类型:

(1) 癌症开始时患者健康状态基本平稳,最后数周或数月快速变差至死亡,变化常可预期(图 6-7-1)。

(2) 器官功能衰竭不稳定的下降,平时健康状态维持稳定,但每次遭遇急性发作治疗后可能恢复平稳,多次反复后死亡。常见于慢性阻塞性肺疾病、心力衰竭等(图 6-7-2)。

(3) 退行性疾病逐渐缓慢下降,例如衰弱和认知症。长期健康状态不良,但死亡时可能不会出现任何急性状况(图 6-7-3)。

健康状况
时间
死亡

图 6-7-1 疾病演进轨迹(癌症)

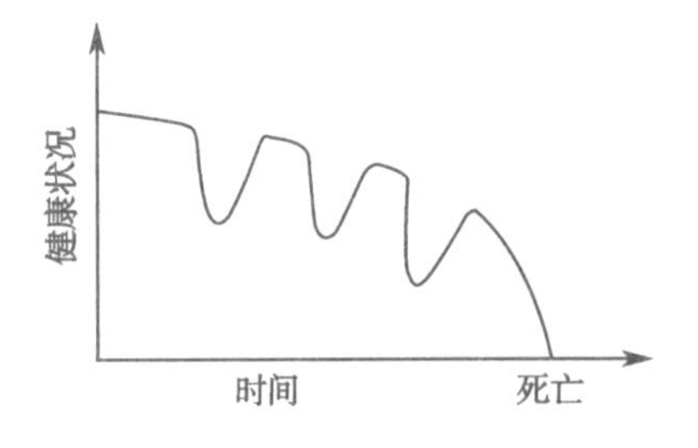


图 6-7-2 疾病演进轨迹(器官功能衰竭)

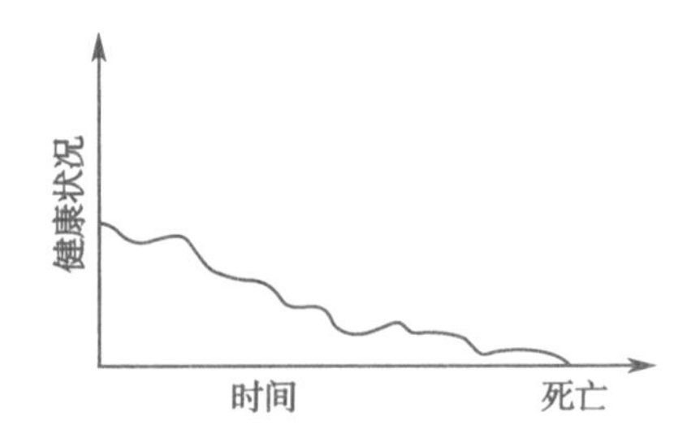


图 6-7-3 疾病演进轨迹(退行性疾病)

4. 影响生存期评估的因素

(1) 疾病诊断与分期 某些疾病,例如肿瘤晚期、原发不明的转移性腺癌、未治疗的小细胞肺癌等,一般预后较差。还有进行性疾病的终末期,已出现功能下降的阶段,往往预后不良。

(2) 体能状态一直是各种肿瘤预后的预测指标。目前常用的有 KPS 评分(附录 21)和美国东部肿瘤协作组评分(Zubrod-ECOG-WHO or ECOG scale of performance status, ECOG/ZPS)(附录 22)。

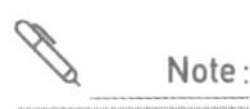
Note:

(3) 症状　当患者出现厌食、吞咽困难和体重下降，通常是癌症晚期的临床症状。呼吸困难和谵妄通常是濒死状态有效的临床指标，患者在死亡前1个月，呼吸急促、嗜睡、烦躁、食欲缺乏和疲劳的严重程度通常都会增加。

## 二、评估工具

### 1. 癌症末期患者生存期预测评估工具

(1) 姑息性表现量表(Palliative Performance Scale，PPS)：是对KPS表的一种改进，专门用于安宁疗护患者的身体状况。PPS ≤50% 的患者，只有大约10% 能够活过6个月(附录1)。

(2) 姑息预后指数(Palliative Prognostic Index，PPI)：是根据5个临床变量(体能状态、口服摄入量、静息时呼吸困难、谵妄和水肿)评估癌症患者生存期。如果PPI总分 >6分，预计生存期 <3周；PPI总分 >4分，预计生存期 <6周；PPI总分≤4分，预计生存期 >6周(附录23)。

(3) 姑息预后评分(Palliative Prognostic Score，PaP)：包括厌食症、呼吸困难、总白细胞计数、淋巴细胞百分数以及KPS和专家临床生存预测。根据评分结果，患者被分入 >70%、30%~70% 或 <30% 三个预后组，由此预测末期癌症患者30天的生存概率(附录24)。

**2. 非癌疾病的生存期评估工具和模型**　导致慢性器官衰竭的疾病，如慢性阻塞性肺疾病、充血性心力衰竭和终末期肝病的病程波动较大，导致死亡的时间较难预测。心脏病、慢性阻塞性肺疾病、肾脏疾病、肝脏疾病、神经退行性疾病、衰弱、认知症等患者的安宁疗护转介指征参照金标准框架 - 主动识别指南(Gold Standard Framework-Proactive Identification Guidance，GSF-PIG)。第一步：回答“意外”问题；第二步：病情恶化和需求上升的一般性指标；第三步：与三种疾病转归曲线相关的特定临床指标来评估。

## 三、注意事项

1. 为患者进行生存期评估时，护士要根据终末期患者的疾病表现和精神心理特点，采用适宜的评估工具，为患者做出正确的评估。

2. 护士对终末期患者的生存时间评估要尽量准确，同时还要协助调适患者面对死亡的心理历程，确定安宁疗护的介入时机，制订最优照护方案，改善终末期患者生存质量。疾病终末期患者有较多的情感和心理上的需求，面临着很大的挑战，护士要尽早认识到病情的恶化，对患者的需求做出评估，设法缩小患者期望值和现实之间的差距，使患者的心理压力和焦虑情绪得到改善，尽量让患者从躯体、心理和社会层面获得的安慰维持在最大化。

3. 虽然医护人员很难预测患者确切死亡的时间，但对标志着接近死亡的症状和体征比较容易识别。在此期间，护士还需要对照护者提供信息和教育，指导家人参与护理过程，注意家属和照护者的情绪及心理，提供情感上的支持。

(宋　宇)

## 思考题

1. 安宁疗护评估的原则是什么？
2. 终末期患者营养评估的方法及流程是什么？
3. 如何为终末期患者选择适宜的生存期评估工具？

Note:

URSING

# 第七章

# 安宁疗护症状管理

第七章　数字内容

## 学习目标

**知识目标：**

1. 掌握终末期常见症状表现及处理原则。
2. 熟悉针对终末期常用药物、用药原则、用药监测。
3. 了解终末期常见症状的特点及困扰。

**能力目标：**

1. 能根据终末期常见症状，采取适宜的护理措施。
2. 能及时识别终末期常见药物不良反应并采取正确的护理措施。

**素质目标：**

具有尊重患者、爱护患者、保护患者隐私、慎独的职业素养。

终末期患者受到多维症状困扰，这些症状往往合并出现，相互影响，表现多样，给患者带来了巨大的身心痛苦。当一切治疗手段都不能挽回生命的时候，安宁疗护强调治“症”而非治“病”，给予生命尽头患者症状的“缓解”，包括处理全身症状、呼吸系统症状、消化系统症状、神经系统症状等，让患者在生命末期无痛苦、少折磨、不煎熬。症状控制是安宁疗护的核心，合理用药是症状控制的基础，安宁疗护通过缓解患者症状，可以提高患者生活质量，维护生命尊严，体现了医学的人文关怀。本章重点介绍安宁疗护症状概述、常见症状护理、终末期用药护理。

导入案例

李女士，60岁，半年前体检发现CT示左肺占位性病变及纵隔淋巴结肿大，肺穿刺病理诊断为低分化腺癌。患者肺癌Ⅳ期，行培美曲塞联合顺铂方案治疗4周期后效果不佳。3个月前出现左侧肩关节持续性酸痛，在外院先后予以口服盐酸羟考酮缓释片，肌内注射布桂嗪、哌替啶等药物止痛，镇痛效果不理想。入院时NRS评分为7分，医嘱予以盐酸吗啡注射液200mg微泵静脉持续输注0.8ml/h等处理后NRS评分为3分。近一周患者呼吸困难症状逐渐加重，CT示胸腔积液，予以吗啡、糖皮质激素、利尿剂、胸腔穿刺引流等治疗后呼吸困难症状稍好转。患者3天前突然出现白天嗜睡，晚间入睡困难，情绪暴躁，大喊大叫，使用镇静剂后缓解。

请思考：

(1) 该患者住院期间有哪些症状？

(2) 患者为何突然出现情绪暴躁？

# 第一节　终末期症状概述

## 一、终末期症状特点

终末期症状是指患者在生命末期出现的机体内一系列功能、代谢和形态结构异常变化，从而引起患者主观上的异常感觉或客观病态改变，终末期症状常具有如下特点：

### （一）多种症状并存

终末期患者往往合并疼痛、失眠、咳嗽、呼吸困难等三种以上的症状，这些症状牵涉全身呼吸、循环、消化、神经、泌尿等多个系统，持续时间长且程度较重。不仅影响患者躯体功能，给患者带来了极大的不适和痛苦，还严重影响其心理状态与生活质量。

### （二）表现形式多样

终末期症状有多种表现形式，有的只有主观才能感觉到，如疼痛等；有些不仅能主观感觉到，客观检查也能发现，如发热、腹胀等；也有主观无异常感觉，是通过客观检查才发现的症状，如水肿、腹部包块等；还有些需通过客观评定才能确定，如肥胖、消瘦、多尿、少尿等。同一种疾病可以有不同的症状，不同的疾病可以有相同或相似的症状，需要对症状进行详细询问、仔细甄别与准确诊断，进而采取针对性的护理措施。

### （三）症状困扰较重

症状困扰（symptom distress）是一种心理（认知、情绪、行为）、社会和精神方面不愉快的情绪体验，痛苦症状及其应对是造成困扰的来源。在生命终末阶段，患者承受生理、心理、社会、精神等多维度症状困扰。生理方面主要指躯体、生理、身体结构的困扰；心理方面包括焦虑、抑郁、恐惧、绝望等负性情绪和负面认知的困扰；社会方面主要为社会角色、人际关系、社群交往等方面的困扰；精神方面指人生意义价值、信念与信仰等方面的困扰。终末期患者症状困扰程度较重，身心状态欠佳，日常生活需要

Note:

他人协助和照顾,生活范围缩小,导致身体功能衰退,容易陷入沮丧、焦虑、抑郁的恶性循环。

## 二、终末期症状评估

### (一)评估工具选择的原则

科学的症状困扰评估是进行终末期患者症状管理的前提。目前症状困扰有关的测评工具种类繁多,使用时要结合临床实际情况,不仅要选择成熟度高、信效度好的量表或问卷,也要综合考虑测量时间、简易性、便捷性、适用性。

### (二)常见的评估工具

1. 症状困扰量表(the Symptom Distress Scale,SDS) 是开发时间最早的症状评估量表,许多其他症状困扰量表在其基础上发展而来。1983年症状困扰量表被修订,用来测量患者由于疾病本身和/或治疗引起的症状而产生的主观性困扰。评价恶心(频度和强度)、食欲、失眠、疼痛(频度和强度)、疲劳、肠紊乱、专注、形象、呼吸、外观、咳嗽、情绪易变性、心境共13项症状的严重性,使用频率较高。

2. 埃德蒙顿症状评估量表(the Edmonton Symptom Assessment System,ESAS) 是用于自我报告姑息照护或临终关怀机构的晚期癌症患者,是公认的以患者为中心的评估晚期癌症患者症状控制情况的量表。主要包括9种症状和1个额外症状严重程度的评估,9种症状包括6项机体症状(疼痛,疲劳,恶心,嗜睡,厌食和呼吸困难)和3种心理症状(抑郁,焦虑和幸福感)。每个条目采用0~10线性模拟记分法,0分表示无症状、10分表示可以想象的最严重的程度,症状等级的标准为:0分(无症状)、1~3分(轻度),4~6分(中度),7~10分(重度)。填写可以由患者独立完成,也可以由从事安宁疗护的护理人员协助完成。评估结果可以通过动态表格进行转化,安宁疗护团队可以通过观察症状的变化趋势,较准确地判断患者症状的严重程度。该量表相对简洁,容易被终末期患者掌握和接受,是安宁疗护症状评估非常有效的工具之一。

3. 安德森症状评估量表(the M. D. Anderson Symptom Inventory,MDASI) 主要用于癌症相关症状的评估,包括症状和困扰两个分量表。其中症状分量表包括13个条目,主要用于评估最近24小时内症状的存在和严重程度;困扰分量表包括一般活动、心境、工作、人际关系、步行、生活乐趣6个方面,用于评价过去24小时症状对日常生活的干扰和妨碍程度。从0分到10分分别表示"一点也没有"到"能够想象的最严重程度"。该量表评估方式多样,可以通过现场、网络和电话的方式进行填写,且容易被不同教育水平的患者理解,能有效评估终末期患者多时间点症状困扰的动态变化。

4. 记忆症状评估量表(the Memorial Symptom Assessment Scale,MSAS) 是患者自评的多维症状困扰测评工具,共32项症状评估条目,主要包括24个身体症状和8个心理症状。身体症状分量表对食欲下降、精力不济、疼痛、昏昏欲睡、便秘、口干、恶心、呕吐、味觉改变、体重下降、自觉臃肿以及头晕等症状的发生状况及其特点进行评估,从"很少"到"几乎一直持续"采用Likert 4级评分。心理症状分量表包括伤心、担心、急躁感、紧张感、难以入睡等症状的严重程度及其困扰。该量表包括3个亚量表,分别为总体困扰指数亚量表(the Global Distress Index,GDI)、躯体症状亚量表(the Physical Symptom Distress Score,PHYS)、心理症状亚量表(the Psychological Symptom Distress Score,PSYCH),能识别心理症状、高发身体症状和低发身体症状3类主症状群,从"轻度"到"非常严重"进行4级评分,记忆症状评估量表评估内容较为全面,在临床得到广泛应用。

(谌永毅 许湘华)

Note:

## 第二节 终末期常见症状管理

### 一、疼痛

疼痛(pain)是终末期患者的主要症状之一,也是患者在生命最后阶段最为恐惧的感觉,晚期癌症、终末期肝病、终末期肾脏病、终末期艾滋病等皆会引起不同程度的疼痛,最常见于终末期癌症患者,本节主要介绍终末期癌痛。

(一)常见原因

1. 肿瘤本身引起的疼痛 癌性疼痛是指直接由肿瘤(包括转移)引起的疼痛,大多为难治性疼痛。主要由肿瘤直接浸润、压迫或转移至骨骼、神经、内脏器官、皮肤、软组织、淋巴结等引起,造成的机械性压迫或化学性刺激从而引起疼痛。肿瘤细胞坏死崩解释放出肿瘤坏死因子、5- 羟色胺、前列腺素可以通过神经元激活疼痛感受器,肝癌小结节破裂,肠癌穿孔、梗阻、扭转等发生时也可导致爆发性疼痛。

2. 抗肿瘤治疗引起的疼痛 抗肿瘤治疗,如放疗后综合征、化疗后综合征等可引起局部组织炎症、水肿、损伤等压迫或牵拉神经和疼痛敏感组织产生疼痛。

3. 肿瘤合并其他致痛因素引起的疼痛 恶性肿瘤患者同时患有关节炎、筋膜炎、骨关节炎、痛风、消化道溃疡、胆管和泌尿道结石;同时伴发尿路感染、皮肤感染、口腔或生殖器疱疹等伴发疼痛的感染;终末期患者长期卧床出现便秘、继发肌肉痉挛性瘫痪等,这些致痛因素与癌性疼痛综合作用,使疼痛更为复杂,管理难度更大。

4. 心理因素引起的疼痛 终末期患者对生理功能的日益衰退和丧失产生的自卑感、因经济负担增加、社会交往和社会交际日渐减少产生的愧疚与孤独感、对疾病恢复失去信心、对死亡感到恐惧和不安的绝望感等,这些心理因素均可加剧疼痛的程度。

(二)特点

1. 慢性持续疼痛 疼痛是一种与实际或潜在组织损伤,或描述的类似损伤相关的一种不愉快的感觉和情感体验,是终末期患者最难以忍受的症状,在剧烈、反复和慢性疼痛刺激下,终末期患者常伴有内分泌、代谢、免疫等方面的改变。长期、慢性、持续的疼痛刺激给终末期患者带来了巨大的痛苦。难治性癌痛指由肿瘤本身或肿瘤治疗相关因素导致的中、重度疼痛,经过规范化药物治疗 1~2 周患者疼痛缓解仍不满意和 / 或不良反应不可耐受。

2. 身心状态欠佳 终末期疼痛是一种全方位疼痛,包括躯体、心理、社会和精神的因素,是一种复杂性疼痛,具有疼痛类型多样、疼痛与痛苦并存、同时伴有心理学异常等特点。终末期患者躯体疼痛与心理痛苦、社会支持不足等因素交织,患者对疼痛控制的信念下降,采取消极、回避的应对方式,身心状况不佳。此外,剧烈的爆发性疼痛会使患者常伴有不同程度的焦虑、恐惧、愤怒或烦躁等情绪;慢性疼痛患者常伴有低落、沮丧、恐惧、悲观甚至绝望等感觉,甚至痛不欲生,侵蚀其生存意志。

3. 日常活动减少 终末期患者一方面因为躯体的衰弱、体力欠佳造成躯体活动减少,另一方面由于受疼痛的长期刺激,肌肉紧张性增高,部分终末期患者会出现坐卧不安的现象,认为躯体活动的增加会导致疼痛加剧,躯体活动与日常活动参与减少、行为退缩、自理能力下降。

(三)治疗

1. 病因治疗 控制疼痛是终末期患者的基本权益,也是医务人员的职责义务。终末期疼痛的病因治疗或姑息性病因治疗是针对终末期疾病本身或疼痛特定病因,如肿瘤局部压迫等进行的手术、放射治疗、化学治疗、分子靶向治疗、免疫治疗及中医药等治疗。

2. 药物治疗

(1)非阿片类药物:主要为非甾体抗炎药(nonsteroidal anti-inflammatory drug,NSAID),可用于治疗

Note:

轻中度疼痛，或与阿片类药物等联用治疗中重度疼痛。值得注意的是，当 NSAID 超过一定剂量时或两种以上联用时，镇痛效果不仅不能增强，而且会增加不良反应发生的风险，应禁止超剂量用药和联合使用，复方制剂也应注意日剂量限制的问题。

(2) 阿片类药物：包括弱阿片和强阿片类药物。

1) 剂量滴定：包括短效制剂和长效制剂剂量滴定两种方法。剂量滴定时应注意区分患者对阿片类药物是否耐受。阿片类药物耐受是指服用至少以下剂量药物者：口服吗啡 60mg/d，芬太尼透皮贴剂 25μg/h，口服羟考酮 30mg/d，口服氢吗啡酮 8mg/d，口服羟吗啡酮 25mg/d，或等效剂量其他阿片类药物，持续 1 周或更长时间，未达到此标准则视为阿片类药物未耐受。对于已口服长效阿片类药物治疗疼痛的患者，可根据患者的疗效和疼痛强度，使用长效阿片类药物进行剂量调整。

2) 维持治疗：在维持治疗过程中一般使用缓释阿片类药物的短效剂型进行解救治疗，为日剂量的 10%~20%。每日短效阿片解救用药次数≥3 次时，应当考虑将前 24 小时解救用药换算成长效阿片类药并且按时给药。

3) 减量停药：采用逐渐减量法，每天按照阿片药物总剂量的 10%~25% 减少，直至每天剂量相当于 30mg 口服吗啡的药量，继续服用 2 天后即可停药。

4) 剂量换算：可参照阿片类药物剂量换算表，见表 7-2-1。换用另一种阿片类药物时，仍需要仔细观察病情，并规定个体化滴定用药剂量。不推荐阿片类药物联用，两种以上阿片类药物联用对于患有晚期癌症合并心脏衰竭、肥胖及严重哮喘等疾病的患者，可能会增加不良反应发生的风险；对于居家的癌痛患者，两种阿片类药物可能会带来剂量调整困难、不良反应来源难以判断的问题。

表 7-2-1 阿片类药物剂量换算表

| 药物 | 非胃肠给药 | 口服 | 等效剂量 |
|---|---|---|---|
| 吗啡 | 10mg | 30mg | 非胃肠道：口服 =1 : 3 |
| 可待因 | 130mg | 200mg | 非胃肠道：口服 =1 : 1.2<br>吗啡(口服)：可待因(口服)=1 : 6.5 |
| 羟考酮 |  | 10mg | 吗啡(口服)：羟考酮(口服)=(1.5~2) : 1 |
| 芬太尼透皮贴剂 | 25μg/h(透皮吸收) |  | q72h 剂量 =1/2× 吗啡剂量(口服，mg/d) |
| 氢吗啡酮 | 1.5mg | 7.5mg | 非胃肠道：口服 =6.67 : 1<br>吗啡(口服)：氢吗啡酮(口服)=4 : 1 |

(3) 辅助用药：常用的辅助药物包括抗惊厥类药物、抗抑郁类药物、糖皮质激素、双膦酸盐、局部麻醉药等，可用于辅助治疗神经病理性疼痛、骨痛、内脏痛，具有增加镇痛疗效的作用，疗效在 4~8 天内显现。从低剂量起始，1 周内观察疗效，如果无效，在不增加不良反应的前提下增加剂量或更换药物，需遵循个体化原则进行用药种类及剂量的调整。

3. 非药物治疗　主要包括微创介入和中医治疗。首先，部分难治性癌痛患者可能出现药物治疗效果欠佳或不能耐受的不良反应。可采用患者自控镇痛泵技术、神经毁损术、经皮椎体成形术、放射性粒子植入术和鞘内药物输注系统植入术等。其次，中医治疗可用于控制肿瘤骨转移或者压迫引起的癌痛，发挥疏通经络和行气活血的效果。

### (四) 护理要点

#### 1. 药物治疗护理

(1) 用药护理：在给药途径上，首选口服，有明确不宜口服指征的患者可选择皮下、静脉、直肠给药等；在给药时间上，指导患者按规定时间间隔规律服用镇痛药以维持有效的血药浓度；在给药剂量上，阿片类药物剂量滴定前需对患者进行全面评估，剂量滴定过程需要医生、护士、患者及家属共同参与，准确及时地执行用药医嘱，观察镇痛效果及药物的不良反应，详细记录滴定开始时间、滴定过程、滴定

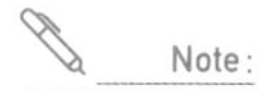

结束时间及患者情况。

(2) 常见不良反应护理

1) 便秘：便秘可能伴随终末期患者阿片类药物治疗的全程，需对患者便秘进行全面评估并了解病因，必要时进行腹部X线等检查判断是否合并肠梗阻。除常规饮食调整、适当运动等纠正便秘等可逆因素外，对长期口服阿片类药物的患者，可应用粪便软化剂和刺激性泻剂药物预防便秘。发现终末期患者直肠内有不易解出的粪块时，可考虑使用通便栓剂，若采用灌肠无效果，以上措施均失败时可考虑人工直肠取便。

2) 恶心、呕吐：恶心、呕吐多见于患者初次使用阿片类药物的最初几天，可考虑同时给予甲氧氯普胺等止吐药物。发生剧烈呕吐时，应暂时禁饮禁食，做好支持性护理措施，监测生命体征及水、电解质平衡情况，遵医嘱补充水分和电解质。避免环境刺激等相关诱因，如持续存在1周以上，需要重新评估病因，考虑更换阿片类药物。

3) 尿潴留：终末期镇痛合并镇静治疗时，容易出现尿潴留。老年患者避免使用镇静剂，避免膀胱过度充盈，男性患者积极治疗前列腺增生。尿潴留发生时应首先尝试诱导排尿，无效时可考虑导尿，对于持续尿潴留难缓解的患者，可更换镇痛药。

4) 其他：其他不良反应包括皮肤瘙痒、嗜睡和过度镇静、眩晕、谵妄、药物过量或中毒等。瘙痒发作时保持患者皮肤湿润，避免搔抓、摩擦等刺激，严重者进行局部或全身用药。嗜睡和过度镇静者避免阿片类药物快速增量，一旦出现症状，应立即报告医生处理，避免呼吸抑制的发生。发生眩晕、谵妄、药物过量或中毒等，做好患者的安全管理，积极去除可逆病因，保持呼吸道通畅，备好解救治疗药物。使用非甾体抗炎药的过程中，应注意观察是否发生消化道出血、血小板功能障碍、过敏反应、肾功能损伤等。

2. 非药物治疗护理　疼痛的非药物治疗护理包括冷敷、穴位按摩、放松技术、冥想等。其中冷敷能够促进血管收缩，减少疼痛相关化学物质释放，减轻疼痛、炎症和肌肉痉挛等；穴位按摩可以促进内啡肽释放，缓解疼痛，减轻组织水肿；放松技术可以帮助患者有意识地调身(姿势)、调意(呼吸)、调心(意念)，从而降低机体唤醒水平，调整机体紊乱；冥想可以通过自我调控练习，达到身心放松的状态，增强镇痛治疗的效果。

(五) 健康教育

1. 鼓励表达疼痛感受，向终末期患者传递无须忍痛的观念。

2. 教会患者使用正确、合适的疼痛评估工具。

3. 做好服药相关指导，了解患者的顾虑和担忧，提高用药依从性。

4. 做好出院后疼痛就医信息和自我护理要点指导。

5. 告知患者和家属居家期间阿片类药物需单独放置和妥善保管，患者离世后剩余药物须交回原医疗机构处理。

## 二、呼吸困难

呼吸困难(dyspnea)是主观感觉和客观征象的综合表现，是终末期患者的常见症状。患者主观上感觉吸气不足、呼吸费力，客观上表现为呼吸频率、节律和深度的改变。严重时可出现张口呼吸、鼻翼扇动、端坐呼吸，甚至发绀。

(一) 常见原因

1. 疾病因素

(1) 肺源性呼吸困难：主要包括吸气性、呼气性、混合型呼吸困难3种。①吸气性呼吸困难多见于喉和气管肿瘤、食管癌或纵隔肿瘤致气管受压；②呼气性呼吸困难多见于慢性阻塞性肺疾病、支气管哮喘引起肺组织弹性减弱及小支气管痉挛、狭窄；③混合型呼吸困难多见于严重肺部感染、大量胸腔积液、肺栓塞等使肺呼吸面积减少或胸廓运动受限。

Note:

(2) 心源性呼吸困难:主要由心力衰竭、心包积液引起。

2. 治疗因素 主要是肿瘤放、化疗导致肺纤维化引起的呼吸困难。

3. 其他因素

(1) 酸中毒引起的中毒性呼吸困难。

(2) 重症贫血、大出血或休克引起的血源性呼吸困难。

(3) 脑肿瘤等重症脑部疾病直接累及呼吸中枢或心理因素引起的神经精神性呼吸困难。

(4) 重症肌无力危象致呼吸肌麻痹引起的肌病性呼吸困难等。

(二) 特点

1. 呼吸困难不可逆 终末期患者的呼吸困难多是不可逆的,患者可能会因为肺部充血、水肿,导致呼吸变得沉重,患者为了更好地呼吸而集中于吸气,导致呼气不充分,尽管尽力呼吸也无法改善呼吸困难。

2. 呼吸型态改变 患者在终末期由于咽喉部肌肉松弛,呼吸道周围肌张力降低,因呼吸障碍导致的缺氧使正常通过鼻腔的吸气已经不能满足需求,患者因没有"多余的气流"来供说话,为了吸入更多氧气出现鼻翼呼吸、哈欠和张口呼吸。

3. 呼吸节律改变 驱动生理性呼吸的主要因素是血液中二氧化碳浓度,终末期正常呼吸无法保证机体充分排出二氧化碳,$H^+$ 浓度随之升高,刺激颈动脉体和主动脉体外周化学感受器,以及兴奋延髓腹侧面的中枢化学感受区,使呼吸肌运动增强,呼吸加深、加快。通过这个过程呼出集聚的二氧化碳,刺激减弱,就会回归平静甚至中断呼吸。临床表现为呼吸节律从呼吸暂停开始,逐渐由浅慢变深快,然后又由深快变浅慢,直至再次出现呼吸暂停,并重复上述循环的呼吸方式,即潮式呼吸,也被称为陈 - 施呼吸(Cheyne-Stokes respiration)。

4. 死前喉音 死前喉音是终末期患者在数小时或数天内死亡的征兆。终末期尤其是濒死期患者,由于脑干生命中枢抑制,身体虚弱,吞咽 / 咳嗽反射减弱,纤毛功能障碍,呼吸道和口腔分泌物难以咳出或下咽,分泌物淤积在喉咽或气管上部,当空气随呼吸流过口咽或支气管的分泌物时,就会发出嘈杂的像痰鸣音一样的嘎嘎声,因此被称为死前喉音。

5. 合并有负性情绪 终末期患者对呼吸困难强度的感知与心理因素相互影响。一方面,患者常常因呼吸困难而陷入紧张不安,同时伴有焦虑、恐惧的情绪;另一方面,这些负性情绪反过来也会加重呼吸困难,从而形成恶性循环。

(三) 治疗

1. 病因治疗 主要为可逆性病因的治疗。如因肿瘤引起的气道狭窄可进行局部姑息性放、化疗;肺间质改变者可使用糖皮质激素治疗;胸腔积液 / 心包积液者可行胸腔穿刺引流;心力衰竭者可使用利尿剂、强心剂;肺部感染者可进行抗感染治疗等。

2. 药物治疗

(1) 阿片类药物:常规口服小剂量吗啡是治疗终末期慢性呼吸困难的一线药物。阿片类药物服用过量可引起呼吸中枢抑制,应根据情况进行调整。

(2) 苯二氮䓬类药物:苯二氮䓬类药物可以减轻呼吸困难带来的不适感,但由于该类药物具有松弛肌肉作用,有加重呼吸困难的潜在影响。

(3) 糖皮质激素:糖皮质激素类药物具有抗炎作用,可治疗由癌性淋巴管浸润、放射性肺炎、上腔静脉阻塞综合征等引起的呼吸困难。

(4) 气雾剂:$\beta_2$ 受体激动剂如沙丁胺醇、沙美特罗等通过激动支气管平滑肌的 $\beta_2$ 受体;抗胆碱能药物如异丙托溴铵等通过抑制腺体分泌和扩张支气管。通过吸入治疗达到控制呼吸困难症状。

3. 非药物治疗

(1) 氧疗:氧疗不仅可改善患者氧合状态,患者感受到的气流也可起到心理安慰的作用。推荐每天氧疗至少 15 小时,以减轻呼吸做功,维持低氧对呼吸中枢的兴奋性。使用无创呼吸机通气符合缓

Note:

和医疗原则，不仅避免了气管插管或气管切开等有创治疗，还可以保留患者在生命终末期的自主性。

(2) 中医治疗：可进行中医穴位敷贴、耳穴贴压、穴位按摩缓解终末期呼吸困难。穴位敷贴选取关元、气海、膻中、足三里、太溪、复溜等穴位；耳穴贴压选取心、肺、肾、神门、皮质下等穴位；穴位按摩选取神门、心俞、肾俞、三阴交、内关等穴位。

(3) 其他治疗：放松治疗、音乐治疗、芳香治疗等均可用于改善呼吸困难。

(四) 护理要点

1. 药物治疗护理　考虑到终末期患者呼吸困难时若使用口服给药的方式可能加重患者的症状或呛咳，可采用其他给药途径。因阿片类药物过量可引起呼吸抑制，应做好药物滴定，严格控制剂量，与家属做好充分沟通。在使用苯二氮䓬类药物时，可能加重呼吸困难和困倦，注意从小剂量开始，并做好观察记录。使用类固醇药物需观察有无消化道溃疡、感染加重等常见药物不良反应的发生。

2. 非药物治疗护理

(1) 濒死期呼吸道管理：濒死期护理重点是进行口咽分泌物管理，加强监测和巡视，观察患者的生命体征及血氧饱和度，及时清理口咽分泌物，防止因分泌物过多导致的误吸、呼吸困难，保持口腔清洁干燥，防止激发口咽部感染。

(2) 舒适护理：保持病房环境安静舒适，温湿度适宜，每天进行开窗通风。抬高床头，协助患者取半卧位或端坐位。保持口腔湿润，保证能量供给，少食多餐，避免便秘，减少不必要的能量消耗。对患者进行身体按摩或用热毛巾在前胸部和背部进行擦浴以帮助患者放松，来减轻不适感。此外，将风扇对准脸颊（三叉神经部位）促进空气流动可以缓解患者主观空气不足感。通过精油嗅吸或适当调低温度也可改善患者呼吸困难的感觉。

(3) 呼吸训练：呼吸训练是缓解终末期呼吸困难的有效方法，主要包括腹式/膈肌呼吸、缩唇呼吸。患者因呼吸困难常陷入恐慌状态，不充分的呼气又增强患者的呼吸困难感。为了让患者达到充分吸气的目的，护士可以采用呼吸辅助法协助患者呼吸，具体方法为：护士双手手掌置于患者胸廓，一边配合患者短促的呼吸，一边在患者呼气末轻柔包住胸廓，将胸廓向骨盆的方向向下拉；在开始吸气的时候，护士双手不离开患者胸壁，在放松的状态下诱导患者自然吸气（图 7-2-1）。

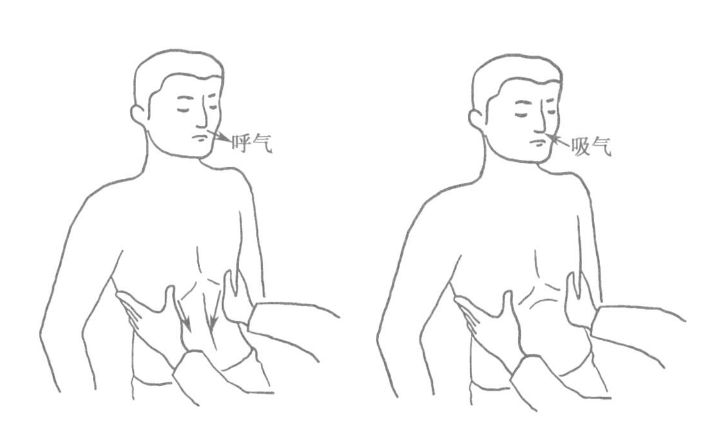


图 7-2-1　**呼吸辅助**

(4) 心理护理：呼吸困难患者常常出现恐惧感，同时伴有紧张不安的情绪，家属看到终末期患者呼吸困难的症状也会异常痛苦，特别在患者濒死期出现死前喉音，家属会因为这种声音而烦躁不安。护士应及时识别患者呼吸困难症状，安慰患者呼吸困难本身不会导致死亡、镇静用药可以减少氧耗，解除患者使用镇痛镇静药物的顾虑，减轻患者恐惧。

(五) 健康教育

1. 做好患者及家属用药宣教，如阿片类药物呼吸抑制、镇静的作用机制及潜在不良反应。

2. 终末期患者出现呼吸困难常伴有紧张不安的情绪和濒死恐惧感，可以通过适时陪伴和安慰患

Note:

者，减轻患者焦虑和恐慌情绪。

3. 濒死期的患者，会出现死前喉音，家属往往感到烦躁不安，应向家属做好解释，濒死期常规吸痰处理口咽部分泌物往往是无效的，口咽部会再次聚集。可邀请家属一起参与非治疗性的基础护理，协助清除口咽部分泌物，让其感觉到自己的照护是有价值的。

## 三、腹胀

腹胀（abdominal distension）主要是由于各种原因导致的腹内压增高，通常表现为胃肠胀气、嗳气、肠鸣音亢进，伴或不伴腹围增大。

### （一）常见原因

终末期患者腹胀形成的原因复杂，常由多个原因引起。

1. 疾病因素

（1）消化系统疾病：如肠道胀气、腹水、肠梗阻、便秘、腹腔内肿块或脏器包膜牵张等。

（2）全身疾病：如应激（包括心理、感染等）、胸腔积液等。

2. 非疾病因素　如药物、食用产气食物和长期卧床等。

### （二）特点

1. 症状困扰大　终末期患者腹胀直接影响着患者的饮食、睡眠，给患者造成了极大的痛苦，而且会加重恶病质状态，加速疾病的进展，缩短患者总生存期。终末期腹胀的形成原因复杂，症状常反复。

2. 伴随症状较多　常伴有疼痛、恶心呕吐、便秘等症状。

### （三）治疗

1. 病因治疗　主要针对引起腹胀症状的可逆性因素治疗。一般便秘患者使用缓泻剂缓解症状。肠梗阻者行手术、支架治疗、局限性放射性治疗时，须考虑患者能否获益及患者意愿，有创治疗无法获益时可通过药物缓解肠绞痛以减少恶心和呕吐，大量呕吐者可使用胃肠减压。晚期肝病大量腹水患者可以通过经颈静脉肝内门腔静脉分流术（transjugular intrahepatic portosystemic shunt，TIPS）改善症状，恶性腹水患者引流腹水也可临时改善症状。腹部胀气者可进行局部顺时针按摩促进肠道排气排便和肛管排气。终末期虚弱患者可使用牛奶、蜂蜜或中药进行小剂量灌肠等。

2. 药物治疗

（1）促胃肠动力药：常见的药物有多巴胺 D2 受体拮抗剂（多潘立酮、甲氧氯普胺）、5-HT4 受体激动剂（西沙必利、莫沙必利）。

（2）治疗便秘药：常见的药物有缓泻剂、矿物油、乳果糖和山梨糖醇等，但不适用于癌症相关便秘。

（3）治疗肠梗阻药：常见的药物有抗胆碱药物如东莨菪碱，生长抑素及其类似物如奥曲肽，阿片类药物能对恶性肠梗阻患者的疼痛有效。

（4）利尿剂：对于腹水的患者，可以使用利尿剂缓解腹胀情况。

3. 非药物治疗　中医治疗是常见的非药物治疗方式，可进行中医穴位按摩、耳穴贴压、中医离子导入、艾灸缓解终末期腹胀。穴位按摩选取足三里、脾俞、大肠俞、肺俞等穴；耳穴贴压选取大肠、脾、胃、交感、皮质下等穴；中药离子导入选取神阙、大肠俞、内关、脾俞、胃俞、肺俞等穴；艾灸选取神阙、关元、足三里等穴。

### （四）护理要点

1. 便秘护理

（1）药物治疗护理：遵医嘱使用药物，指导患者使用开塞露等刺激肠道蠕动，使用石蜡油等润滑肠道，使用缓泻剂等促进排便。此外，如结直肠和盆腔疾病患者，排便活动引发疼痛时需提前镇痛；使用镇痛药引起便秘需同步使用缓泻剂。在用药后询问并记录患者排便情况，评估便秘是否缓解。

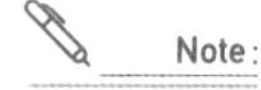
Note:

(2) 非药物治疗护理

1) 促进排便排气:鼓励患者适量运动,促进肠道蠕动,营造良好的排便环境。可通过腹部按摩与热敷促进排便排气,但有腹腔肿瘤者禁止按摩。

2) 中医护理:用艾条灸脐部,上下左右移动灸 10~15 分钟;指压足三里、天枢穴,或穴位注射新斯的明促进排气,减轻腹胀。

## 2. 肠梗阻护理

(1) 药物治疗护理:遵医嘱使用止痛药、抗分泌药、止吐药等缓解梗阻症状,密切观察药物疗效和不良反应,及时调整药物治疗方案。若药物治疗无效时,考虑行经鼻胃肠减压或行肠梗阻导管引流。

(2) 非药物治疗护理

1) 体位护理:发生肠梗阻时,取半卧位能减轻腹肌紧张,缓解疼痛。

2) 经鼻胃肠减压:如患者出现恶心、呕吐,遵医嘱指导其禁食,留置胃肠减压管,可排出大量分泌物,以减轻肠腔上段的压力,减轻恶心、呕吐和疼痛。但由于鼻胃管常会堵塞且需要冲洗和 / 或更换,不宜作为长期解决方法。应定期冲洗引流管,保持通畅,防止堵塞,定时检查引流瓶内的负压,并注意观察引流液的量及颜色。注意长期引流时,鼻胃管会影响咳嗽清除呼吸道分泌物,也可能与鼻软骨糜烂、中耳炎、吸入性肺炎、食管炎和出血有关,影响患者舒适。因此,鼻胃管仅用作临时措施,应尽早拔除。

3) 营养支持:禁食期间给予补液,以保证营养补充及维持电解质平衡,待肠梗阻缓解,肛门排气后,可开始进少量流质。终末期患者胃肠减压期间,如患者有强烈进食欲望,无需严格禁食。在胃肠减压同时,可一边给患者摄入少量喜爱的液体食物,一边打开引流管开关,将摄入的食物引流出,以满足患者进食欲望。也可给患者咀嚼口香糖、口含棒棒糖等以促进肠蠕动。

## 3. 腹水护理

(1) 药物治疗护理

1) 合理安排给药时间:对于利尿剂,应根据药物的起效时间选择给药时机,避免睡前给药,避免影响患者休息或增加其他安全风险。

2) 观察药物不良反应:使用利尿剂时,应关注水电解质和酸碱平衡,关注液体消耗的风险。

(2) 非药物治疗护理

1) 营养支持:根据腹水性质不同的原因进行饮食护理,如肝病晚期和心衰所致的腹水需限制水和钠盐摄入;低蛋白血症时,补充蛋白质;乳糜样腹水患者,减少食物中脂肪摄入增加中链甘油三酯的摄入;定期监测水电解质情况。

2) 体位护理:严重的腹水会抬高膈肌导致呼吸困难,可采取半坐卧位、吸氧、放松疗法缓解呼吸困难。

3) 引流护理:终末期恶性腹水难以控制,腹腔引流管需长期留置,需加强引流管护理,避免腹腔感染。

## (五) 健康教育

1. 指导患者增加水分和高纤维食物摄入,每天食用适量纤维丰富的食物,例如新鲜水果、蔬菜、麦麸、全谷类早餐食品和干果等。

2. 每天固定排便时间,养成良好的排便习惯。

3. 指导患者自我监测病情,警惕肠梗阻的发生,若出现腹胀、腹痛、呕吐、停止排便等不适症状应及时向医生反映。

4. 连续、动态地与患者沟通,耐心解释腹胀的原因、治疗方法和预后,以消除其恐惧心理,积极配合各项治疗护理措施。

Note:

## 四、厌食 / 恶病质

终末期患者厌食(anorexia)通常是指由各种原因,如晚期癌症、晚期肝病、肾病等产生一系列代谢产物,如酮体、乳酸、炎症因子等物质,造成的患者食欲缺乏。

恶病质(cachexia)是一种多因素作用的综合征,表现为终末期患者进行性发展的骨骼肌量减少(伴或不伴脂肪量减少),常规营养支持治疗无法完全逆转,并出现进行性功能障碍。

### (一) 常见原因

1. 肿瘤因素 厌食 / 恶病质在肿瘤患者中最为常见。其病理生理特点为因食物摄入减少和异常高代谢导致的负氮平衡及负能量平衡。目前恶病质的发病机制仍不清楚,一般认为是由肿瘤因素、机体因素及疾病与机体的相互作用等多因素共同作用的结果。肿瘤相关的恶病质目前认为与以下因素相关:①个体免疫系统和神经内分泌发生异常导致机体代谢紊乱引起的肌肉消耗、脂肪消耗及体重的下降,从而引起恶病质;②机体肿瘤的生长,在蛋白水解诱导因子和脂质动员因子及炎症细胞因子作用下引起的代谢异常,从而导致机体的肌肉消耗、脂肪消耗和体重下降,导致恶病质的发生。

2. 非肿瘤因素 非肿瘤因素常见于获得性免疫缺陷综合征、严重创伤、营养吸收不良、严重败血症、慢性阻塞性肺疾病、风湿性疾病等导致食物摄入减少和异常高代谢导致的负氮平衡及负能量平衡。

### (二) 特点

1. 常规营养支持治疗 恶病质是一种多因素作用、进行性发展的骨骼肌量减少(伴或不伴脂肪量减少)的代谢综合征,常规营养支持治疗无法完全逆转,并出现进行性功能障碍,其病理生理是食物摄入减少和异常高代谢引起的负氮平衡和负能量平衡。

2. 体重下降早于进食量减少 终末期患者发生恶病质时,体重的下降往往早于进食量的减少。恶病质通常分为恶病质前期、恶病质期、难治性恶病质期,不同分期的表现见表 7-2-2。

表 7-2-2 恶病质分期

| 分期 | 表现 |
|---|---|
| 恶病质前期 | 体重下降 >5%,伴有厌食、代谢改变 |
| 恶病质期 | 6 个月内体重下降 >5%,或 BMI<20kg/m$^2$ 者出现体重下降 >2%,或四肢骨骼肌指数与少肌症相符者(男性 <7.26kg/m$^2$,女性 <5.45kg/m$^2$)出现体重下降 >2%,常有摄食减少或系统性炎症 |
| 难治性恶病质期 | 疾病持续进展,对治疗无反应,分解代谢活跃,体重持续丢失无法纠正,预计生存期 <3 个月 |

3. 外观改变伴有负性心理 恶病质的患者因肌肉和脂肪被消耗,临床表现为体重减轻、厌食、恶心、虚弱、活动能力下降、外观发生很大改变,甚至皮包骨的感觉。外观改变给患者带来情绪、自尊状况、社会功能及社会关系的变化。

### (三) 治疗

1. 药物治疗

(1) 醋酸甲地孕酮:通过作用于下丘脑,抑制细胞因子的释放,增加食欲。常见药物不良反应包括高血压、高血糖以及肾上腺抑制。

(2) 皮质激素:通过抑制肿瘤坏死因子及肿瘤本身代谢产物的释放,也可通过止吐和镇痛作用间接改善食欲。如长期使用,药物不良反应较多,包括口腔念珠菌病、水肿、库欣综合征、消化不良等,故仅限用于预计生存时间 <6 周的患者。

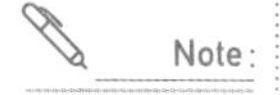


(3) 甲氧氯普胺:通过增加食管下端括约肌压力和增加胃排空的速度,缓解消化不良,增进食欲。

(4) 氧甲氢龙：通过促蛋白合成激素，增加体重和肌肉含量。

(5) 非甾体抗炎药：大部分参与恶病质的发病机制的异常与炎性介质有关，可抑制前列腺素所致的炎症反应，如布洛芬、阿司匹林等。

(6) 褪黑素：通过降低肿瘤坏死因子（tumor necrosis factor，TNF）的浓度抑制细胞因子活性，减轻患者的恶病质和乏力。

(7) 沙利度胺：是一种 TNF-$\alpha$ 的抑制剂，具备免疫调节作用及抗炎症因子的作用，可抑制促炎因子及肿瘤血管新生。

2. 营养治疗 营养治疗并不能逆转终末期患者的体重减轻、营养不良，但适当的营养治疗对于终末期患者来说，可以补充疾病对热量的消耗和特定营养素，维持机体功能、促进组织修复、提高免疫力。终末期患者给予营养治疗前应考虑以下几个方面：症状控制、消化道功能和潜在风险、患者的期望和信念、营养的状态和需求等，以选择恰当的营养治疗方式。

3. 非药物治疗 可通过改变饮食习惯、运动干预、心理干预、针刺疗法、穴位按压等增进食欲，改善厌食 / 恶病质状况。

### （四）护理要点

#### 1. 饮食护理

(1) 在进食前评估终末期患者口腔是否存在口腔炎、溃疡或可能严重妨碍食物摄入的病因。如果有感染，给予表面抗生素、麻醉剂、口腔护理等，对慢性恶心或胃肠道症状的患者，给予积极的症状缓解措施。

(2) 对于可自行经口进食的患者，应鼓励患者经口进食，增加食欲，在患者需要时提供食物并放在患者易取的位置。

(3) 对于食欲不佳的患者，应少食多餐，增加膳食吸引力，允许患者任何时间想吃就吃，取消饮食限制，但同时应避免强烈的气味及调味料，避免食物过烫。

#### 2. 营养支持护理

(1) 肠内营养：对口咽、食管的梗阻性病变或慢性神经系统疾病导致吞咽困难的患者，可通过肠内营养管路提供营养支持，通过安全有效的方式给予患者需要的营养量，保证患者的尊严和生活质量。

(2) 肠外营养：终末期患者全肠外营养的主要并发症为感染和液体负荷过重，故不作为终末期患者的推荐营养支持方式。其实施标准是预期生存期大于 2~3 个月，卡氏功能状态（KPS）评分 >50 分，无严重器官功能障碍的患者。

### 知识链接

#### 安慰式喂养

对于接近生命终点的终末期患者，营养治疗可能增加患者代谢负担而加重其病情，不宜再按相关的营养干预准则实施。对此类患者可以使用安慰式喂养，这是一种兼具科学性和人文关怀的临床营养支持的新方法。秉承安宁疗护尊重患者自主权和尊严的理念，提高终末期患者的生活质量并在一定程度上对终末期患者和家属的心理带来良性影响。其强调终末期患者的饮食不必有过多限制，可依据不同患者的个体化特点，选择患者喜好的饮食，烹调成患者可耐受的形式，以满足患者的食欲及在一定程度上增加摄食量。在餐食供给方面，可采用少量多餐的形式，以适应患者的生理特点。在此基础上，还可通过食物的选择，结合营养素的供给，帮助纠正营养不良，且供给抗氧化自由基营养素，如类胡萝卜素、维生素 E、维生素 C 和硒等。在食物的烹调方面，色、香、味俱佳的菜肴有利于刺激食欲和促进营养素消化吸收，应注意饮食种类变化，应制订清淡而富有营养的食谱。

Note:

3. 运动干预　根据患者的体力状态和乏力状况给予抗阻训练和有氧锻炼相结合，可选择散步、床上肢体活动等方式，20min/次，2~3次/d，但应避免剧烈运动。

4. 心理护理　终末期患者由于疾病、痛苦等因素常常会有焦虑、不安等负性情绪。护士可给予心理安慰，改善患者的情绪，在进餐时减少任何可能导致情绪紧张的因素，必要时遵医嘱使用抗抑郁药物。

（五）健康教育

1. 指导患者家属为患者提供高营养、高蛋白，患者喜爱且品种丰富、不需太过咀嚼的食物饮食，增强患者营养。

2. 保持病室整洁、安静，避免和减少引发呕吐的刺激。

3. 患者呕吐时采取侧卧位，防止误吸，呕吐后漱口，观察呕吐物的性质、颜色及量，如有异常，及时汇报医务人员。

4. 对于濒死期患者，告知患者家属此时患者对食物和水的需求不大，可提供安慰式喂养，尽力满足患者对食物选择的意愿，可根据患者意愿为患者准备食物。

## 五、恶心/呕吐

恶心/呕吐是终末期患者常见的消化道症状，两者均为复杂的反射动作，可由多种原因引起。恶心为上腹部不适和紧迫欲吐的感觉。可伴有迷走神经兴奋的症状，如皮肤苍白、出汗、流涎、血压降低及心动过缓等呕吐前驱症状。呕吐使膈、腹部肌肉收缩，胃内容物被压迫经食管、口腔而排出体外。

（一）常见原因

终末期患者恶心呕吐原因复杂，可由多种原因引起。

1. 化学感受器受刺激　如药物（洋地黄、吗啡）、癌症、贫血、水电解质酸碱平衡紊乱等。

2. 前庭系统受刺激　如活动或姿势改变导致内耳不平衡（中耳及内耳病变）等。

3. 大脑皮质受刺激　如情绪变化、脑内压增加（如脑炎、脑瘤、出血、脑膜炎）、视觉、味道和气味等。

4. 迷走神经受刺激　如胃癌、肠梗阻、腹部肿瘤等消化道疾病。

5. 咽喉部受刺激　如剧烈咳嗽等。

（二）特点

1. 伴随症状较多　终末期患者恶心/呕吐常伴有生命体征异常，营养失调，水、电解质紊乱，心慌，头晕等症状，造成生活质量下降。

2. 合并有负性情绪疾病　终末期患者焦虑、抑郁、恐惧等情绪变化会刺激大脑皮质引起恶心/呕吐，反之难以控制的恶心/呕吐也会加重情绪变化。部分终末期患者因肠梗阻引起的呕吐，严重时呕吐粪渣，严重影响患者心理状况及社交活动。

（三）治疗

1. 病因治疗　引起终末期恶心/呕吐的因素是多方面的，需要明确诱发恶心和呕吐的原因，去除病因，纠正恶心、呕吐引发的水、电解质酸碱失衡紊乱。如胃-食管反流者使用质子泵抑制剂（奥美拉唑、雷贝拉唑等），以及促胃肠动力药（如莫沙必利、伊托必利等）；肿瘤引起的上消化道梗阻者生存期较长时（以周为单位计算）可考虑支架置入或胃造瘘；生存期较短时，可使用地塞米松每天静脉或皮下注射分次给予。

2. 药物治疗

（1）止吐药：根据患者的病情及耐受程度选择合适的止吐药物，主要包括：多巴胺受体阻滞剂（甲氧氯普胺），5-HT3受体阻滞剂（昂丹司琼、帕洛诺司琼），H1受体阻滞剂（苯海拉明、异丙嗪），糖皮质激素（地塞米松）。其中甲氧氯普胺可用于治疗胃轻瘫、幽门梗阻以及地高辛、苯妥英钠、三环类抗抑郁等药物引起的恶心呕吐。

Note:

(2) 镇静药：镇静药(氟哌啶醇、奥氮平、劳拉西泮等)适用于不能耐受其他止吐药、持续性恶心/呕吐或治疗效果不佳者，但镇静药一般不单独用于镇吐，常规与其他镇吐药物联合用于增强镇吐效果，氟哌啶醇通常被推荐作为阿片类药物引起的恶心和呕吐的一线治疗。

3. 中医治疗　在中医治疗方面可以综合采用多种措施缓解终末期恶心和呕吐的症状，如：少量姜汁滴于舌面；艾灸脾俞、胃俞、中脘、足三里等穴；耳穴贴压胃、内分泌、交感、神门等穴；穴位贴敷肝俞、胆俞、中脘、足三里等穴。

(四) 护理要点

1. 药物治疗护理

(1) 纠正水、电解质紊乱：持续多日或严重的呕吐可导致患者的水、电解质紊乱，包括低钾、低钠、低氯和低血容量等，需要监测24小时出入量，并根据生化指标适当补充液体及电解质，必要时进行肠外或肠内营养支持。

(2) 密切观察用药反应：止吐药物如5-HT3受体阻滞剂容易导致肠分泌及蠕动功能受损，引起便秘。在用药过程中应为患者提供饮食活动指导，必要时可采取按摩、针灸、药物等防治。止吐药物易引发腹胀、头痛等不良反应，用药时需要密切监测。

2. 非药物治疗护理

(1) 症状观察：观察患者恶心/呕吐发生时间，与进食的关系，发生次数与方式，呕吐物量、性质、颜色、味道，是否有伴随症状。终末期患者进食后呕吐常见于腹腔肿瘤引起的腹胀、腹水、肠梗阻，或便秘引起的肠梗阻。

(2) 饮食护理：保持病室通风良好、营造温湿度适宜、轻松愉悦的就餐环境。尽量避免可能引起恶心的景象、声音或气味。患者常因恶心/呕吐而拒绝进食，应少食多餐，准备精少、能够促进食欲、患者喜爱的食物。避免提供辛辣、高脂肪和高盐的食物。对于重度恶心/呕吐者，需暂禁食，待呕吐停止后可给予温热饮料，以补充水分，必要时根据医嘱给予补液。

(3) 口腔护理：良好的口腔卫生可以减轻患者恶心感，呕吐后及时漱口，可以给予温开水或生理盐水漱口，也可口含茶水、蜜饯、水果等维持口腔舒适。对于无自理能力或昏迷患者，应做好口腔护理，可选择海绵棒清洁口腔，口腔护理时动作轻柔，不刺激患者软腭、咽峡部，缩短张口时间，以免加重患者恶心呕吐。

(4) 保持呼吸道通畅：窒息是呕吐最严重的并发症，保持呼吸道通畅至关重要。发生呕吐时应保持头偏向一侧，防止呕吐物呛入气管，并及时处理呕吐物。当少量呕吐物呛入气管时，轻拍患者背部可促使其咳出，评估窒息风险，与患者及家属充分沟通，尊重患者的意愿选择是否用吸引器吸出，避免发生窒息。

(5) 增进舒适：针对紧张、恐惧等心理因素所致恶心/呕吐的患者，可采用冥想、放松、深呼吸等技术使患者舒缓神经，放松心情，降低迷走神经的兴奋性。芳香疗法通过嗅吸、熏蒸、穴位贴敷及沐浴等趋于自然的吸收方式，有利于改善恶心、呕吐的症状，常见的精油包括柠檬、丁香、薰衣草、洋甘菊、薄荷等气味。

(五) 健康教育

1. 指导患者进食清淡、易消化的食物，少量多餐，饭前和饭后尽量少喝水，尽量避免刺激性食物。

2. 呕吐时采取侧卧位，防止误吸，胸腹部有伤口者，呕吐时应按压伤口，以减轻疼痛及避免伤口撕裂，呕吐后漱口。

3. 安慰患者，缓解其紧张情绪，维护其自尊，同时通过家属及朋友等给予患者精神支持，减轻负性情绪。

## 六、吞咽困难

终末期吞咽困难通常指终末期患者参与吞咽活动的神经、肌肉等功能障碍，使食物从口运送到胃

Note:

的过程出现异常，轻者仅感吞咽不畅，重者滴水难进。

（一）常见原因

1. 疾病原因 如头部、口咽部肿瘤及食管癌引起的梗阻；手术导致口咽部结构改变后纤维化；神经系统病变、长期昏迷导致的吞咽反射减弱等。

2. 药物原因 对于终末期患者使用的镇静药如地西泮，抗组胺类药物易引起吞咽困难。

3. 心理原因 终末期患者出现抑郁、沮丧等负性情绪时，易发生功能性吞咽困难。

（二）特点

1. 进食痛苦感 终末期患者出现吞咽困难时会产生进食痛苦感，不愿进食，从而出现抑郁、沮丧等负性情绪。

2. 影响患者安全 终末期患者发生吞咽困难表现为进食哽噎感、饮水呛咳、进食困难，或易导致呛咳和误吸，甚至出现吸入性肺炎、严重者可发生窒息。

3. 影响营养状况 长时间吞咽困难，使终末期患者饮食摄入异常，易导致脱水消瘦、抵抗力下降，严重者甚至引发多器官衰竭。

（三）治疗

1. 食管支架植入 为了提高终末期患者生活质量，可考虑行狭窄部扩张、放置支架治疗。

2. 肠内营养 轻度吞咽困难的患者，可少量经口进食；重度吞咽困难的患者尽量不经口进食，易导致反流误吸、窒息和坠积性肺炎，可在无禁忌证的情况下给予鼻肠管或鼻胃管，如不能经食管置管可考虑空肠造瘘。

3. 肠外营养 对不能进行肠内营养的患者可进行肠外营养。

（四）护理要点

1. 进食环境和口腔准备 进食前评估终末期患者的意识状况、吞咽困难的程度、痰量、口水量、咳嗽能力、体力、配合与接受程度。保持环境安静，避免分心，以利于患者进行吞咽和防止误吸。

2. 进食体位与姿势 进食体位和姿势可以通过改变食物通过路径来改善终末期吞咽困难的症状，采用利于患者吞咽安全，不导致渗漏和误吸而又不容易引致终末期患者疲劳的体位和姿势。一般采取半坐卧位或坐位来减少误吸的风险。偏瘫侧可以垫软枕，喂食者站在患者的健侧。头颈部屈曲可以缩短食团在咽腔通过的时间并减少吞咽后的咽腔残留。

3. 食物调配及选择 吞咽困难患者食物选择应遵循以下原则：

(1) 均质顺滑：避免液态和固体夹杂的食物，不将固体和液体混合在一起食用。

(2) 硬食软化：将较硬的食品搅拌，比如土豆泥、果泥等，可便于其咀嚼和吞咽。

(3) 稀食增稠：在液体如水、饮料、果汁、牛奶中加入增稠剂，以增加食物的黏稠度，降低食物在咽喉和食管中流动的速度。

4. 进食技巧和餐具选择 为终末期患者减少误吸的风险，进食速度以前一口吞咽完成后再进食下一口，避免两次食物重叠。在餐具选择上，选择吸管、长柄勺、平底碗，采用边缘钝厚、匙柄较长、容量 5~10ml 的匙羹，便于准确放置食物及控制每匙食物量。食物放入口腔时可用勺子轻轻下压舌头，增强感觉，引起吞咽反射，偏瘫患者可以放入健侧舌中后部或健侧颊部。

5. 一口量 正常成人的一口量为流质 3~20ml，果冻 5~7ml，糊状食物 3~5ml，肉团 5g。吞咽困难患者可行容积 - 黏度测试（V-VST），根据结果确定患者的一口量。一般先以 2~3ml 少量尝试，然后酌情增加至患者所需要量，但不宜超过正常人一口量。一方面，进食速度不宜过快；另一方面，终末期患者较为虚弱，为了避免过度劳累，摄食时间应控制在 30 分钟内。

6. 吞咽方式 可采用空吞咽、交互吞咽、点头吞咽、转头吞咽、仰头吞咽的方法。如终末期患者当咽部已有食物残留，如继续进食，残留积累增多，则容易引起误吸。因此，每次进食吞咽后，可以反复做几次空吞咽，使食物全部咽下，再继续进食。亦可进行交互吞咽，即每次进食吞咽后饮极少量的水（1~2ml），这样既有利于刺激诱发吞咽反射，又能达到清除咽部残留食物的目的。

Note:

7. 进食观察与记录　进食时观察患者口腔卫生状况，吞咽时有无疼痛感、阻塞感、反酸反流、呼吸困难等症状。进食后注意观察患者进食后是否有发热、咳痰、咳嗽频率增多、呼吸不畅、血氧饱和度下降等吸入性肺炎的表现。记录食物的性状、进食途径、食物的成分、进食量、每次进食的时间。

（五）健康教育

1. 吞咽困难的患者常对进食感到痛苦，因而可能出现畏食或拒食，加重终末期衰弱。护理人员应从心理上给予安慰，正确指导进食的方法及应配合的体位，消除患者的恐惧心理。

2. 尊重患者的意愿和选择，如患者进入衰竭期，不愿意进食，则告知家属过多的食物反而造成不适。

## 七、水肿

水肿（edema）是指过多液体积聚在组织间隙致使终末期患者全身或局部皮肤紧张发亮，原有皮肤皱纹变浅或消失，甚至有液体渗出的现象。终末期患者所发生的水肿包括淋巴水肿、非淋巴水肿以及混合型水肿。

（一）常见原因

1. 非淋巴水肿　非淋巴水肿是指由于毛细血管壁通透性及血管与组织间静水压梯度等异常所导致的水肿。

（1）心源性水肿：终末期心衰引起体静脉压力升高所致，如右心衰。

（2）肾源性水肿：终末期肾脏病引起水钠潴留所致，如急慢性肾炎、肾病综合征。

（3）肝源性水肿：终末期肝病出现静脉压高于血管内胶体渗透压所致，如肝硬化。

（4）营养不良性水肿：终末期低蛋白血症所致，如恶病质患者。

2. 淋巴水肿　淋巴水肿（lymphatic edema）是指机体某个部位淋巴液回流受阻而引起的水肿，通常为继发性。

（1）淋巴回流障碍：因淋巴管阻塞所致，如手术淋巴结清除、放射治疗。

（2）静脉回流障碍：导致局部淋巴循环量增加所致，如静脉血栓、长期卧床。

（3）局部炎症：因毛细血管通透性增加所致，如感染。

3. 混合型水肿　混合型水肿（mixed edema）常常发生于长期慢性水肿波及淋巴系统时，是终末期患者最常见的水肿类型。同时出现淋巴水肿和非淋巴水肿的临床表现。

（二）特点

1. 非淋巴水肿　不同类型的非淋巴水肿临床表现各不相同，其中终末期心衰患者出现的心源性水肿首先出现于身体低垂部位（立位或坐位时，足踝为水肿首发部位；仰卧位时，骶尾部为水肿首发部位）。终末期肾病患者出现的肾源性水肿以晨起时眼睑与颜面（组织疏松部位）水肿为首要症状，后发展为全身水肿。终末期肝病患者出现的肝源性水肿以终末期腹水为主要表现，也可出现踝部水肿，头面部及上肢水肿少见。

2. 淋巴水肿　淋巴水肿可发生在躯体的任何部位，通常以一侧肢体及相连接躯干部位好发，常为继发性。水肿的特点为早期出现在肢体远端的足背和手背，呈凹陷性水肿；逐渐向近心端蔓延，发展为非凹陷性水肿。淋巴水肿不伴有疼痛和压痛，但伴皮肤紧绷感，肢体沉重感、爆裂感；水肿部位皮肤干燥、粗糙，肤色正常，随着病情进展，皮纹加深，质地变硬，皮下脂肪沉积和纤维化，发展为乳头状瘤，甚至发生皮肤淋巴液漏，可合并真菌感染。多数淋巴水肿患者常因细菌感染反复发生丹毒和蜂窝织炎。

3. 混合性水肿　终末期水肿通常是由多种因素共同或相继作用导致的。包括心源性、肾源性、肝源性、营养不良性、药物性、淋巴性水肿，兼具非淋巴性水肿和淋巴性水肿的临床表现。

4. 外观改变伴有负性心理　终末期水肿患者常出现因水肿部位组织、细胞营养不良，或因严重水肿导致液体渗出，引起水疱，出现皮肤破溃、感染、伤口不易愈合等。带来外观的改变以及功能下降

Note:

会导致患者情绪的改变以及引发的社会功能的变化。

（三）治疗

1. 物理治疗 水肿局限于四肢者，可抬高患肢、手法淋巴引流，配合使用多层、低弹力绷带加压包扎（先在患肢垫泡沫或多层织物）行适当压迫治疗。

2. 药物治疗 药物治疗不宜作为水肿的常规治疗使用，一般用于有严重症状的终末期难治性水肿患者。利尿剂是治疗终末期水肿的主要药物，可使用小剂量短效利尿剂（呋塞米或噻嗪类），使用利尿剂时需严密监测血电解质平衡和出入量情况。对于低蛋白血症水肿者，可输注白蛋白结合利尿剂治疗。对于利尿药治疗无效且症状严重的顽固性水肿患者，输注少量高渗盐水加大剂量呋塞米，改善其下肢无力症状和沉重感。

（四）护理要点

1. 水肿监测与体液管理 每日为患者测量体重，若终末期患者存在腹水，应同时每天测量腹围。控制液体入量，根据水肿严重程度和尿量进行液体管理。严重心力衰竭患者入液量每天限制在1.5~2L。若每日尿量 <500ml 需限制水的摄入，应量出为入，每天液体入量不超过前一天 24 小时尿量加上约 500ml 的不显性失水量。

2. 体位护理 有明显呼吸困难或胸腔积液、腹水加重者，给予高枕卧位或半卧位；水肿局限于下肢且无明显呼吸困难的端坐呼吸者，可抬高双下肢，促进静脉回流。上肢抬举时高度应高于心脏水平，下肢抬举时高度以舒适为准，可配合使用抗血栓弹力袜减少淤滞形成。

3. 综合消肿治疗 综合消肿治疗（complete decongestion therapy，CDT）包含皮肤护理、手法淋巴引流、压力治疗及功能锻炼四个方面。

（1）皮肤护理：保持床褥清洁和平整以及皮肤的清洁和湿润，清洗时勿过分用力，避免损伤，使用湿润乳液保护皮肤，避免干燥造成紧绷干裂，着柔软、宽松衣物。患侧肢体避免负重，使用便盆时勿强行推、拉，避免水肿部位的穿刺、注射和输液等操作及水肿肢体测血压、体温等，避免皮肤损伤和感染。长期水肿可导致肢体感觉障碍，注意用冷热疗法的温度和时间，避免烫伤或冻伤的发生。低蛋白水肿时，身体皮肤弹性降低，营养供给不足，骶尾部皮肤较易发生压力性损伤，应预防性使用泡沫敷料、水胶体敷料等减压敷料，可在膝部及踝部、足跟处垫软枕或用软垫支撑受压部位，必要时使用气垫床。

（2）手法淋巴引流：协助患者取舒适体位，首先用手掌、大小鱼际或并拢的示指、中指、无名指，力度适中地静止旋转抚摸浅表淋巴结，以开通淋巴通路。再从水肿部位的远端向近心端沿淋巴管走向用环状推进等手法进行抚摸。每一个肢体或部位按摩时间是 15 分钟左右。虽然肿瘤转移部位不宜按摩，但肿瘤终末期患者的水肿处理以缓解症状为主，不属于按摩禁忌证（图 7-2-2）。

（3）压力治疗：手法淋巴引流后可使用弹力绷带或压力袖带进行压力治疗。注意观察治疗肢体末梢是否出现局部压痛、麻木、肿胀等情况，减少形成淤滞和压迫性溃疡的风险。

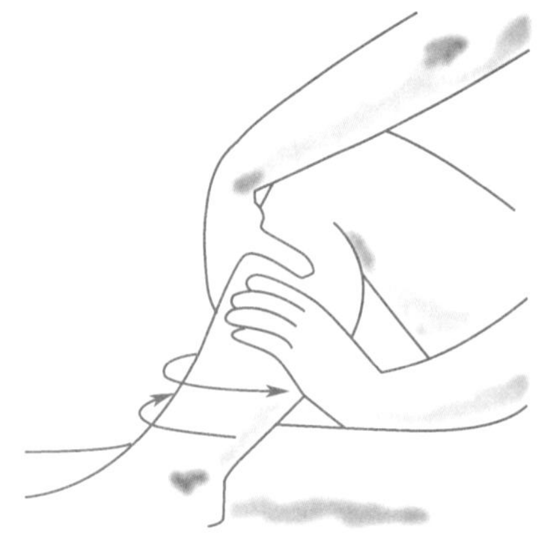

图 7-2-2 手法淋巴引流

（4）功能锻炼：鼓励患者进行主动活动，可借助器械，如助行器、辅助穿戴设备等辅助设备进行活动和锻炼，并根据终末期患者的病情变化和全身状况的改变做出调整，以维护机体功能，增加肌肉收缩，提高淋巴泵的功能，促进潴留液体的回流或吸收。水肿严重者，每天至少进行 2 次被动活动。鼓励患者进行主动或被动功能锻炼。病情允许的情况下可下床活动。适当的抗阻力练习可增加肌肉力量，促进组织间液回流。

4. 用药护理 应用利尿剂时，密切监测患者血清电解质及酸碱平衡情况。低钾血症可表现为肌无力、腹胀、肠鸣音减弱、恶心、呕吐及心律失常；低钠血症可表现为无力、恶

Note:

心、肌痛性痉挛、嗜睡及意识淡漠；低氯性碱中毒可表现为呼吸浅慢、手足抽搐、肌痉挛、烦躁和谵妄；利尿过快可导致有效血容量不足，出现恶心、直立性低血压、口干、心悸等症状。

（五）注意事项

1. 指导患者在体力和精力允许的情况下，每天在同一时间、着同类服装、用相同体重计测量体重以监测水肿情况，一般为每日晨起排尿后或早餐前。

2. 指导患者做好饮食管理，进食高热量、高蛋白、高维生素的食物，严格限制钠盐摄入，每日以2~3g为宜。

3. 指导终末期水肿患者有家属陪伴，不单独活动。

4. 水肿患者可能因身体形象改变或水肿出现的皮肤紧绷感出现精神紧张、焦虑、抑郁等不良情绪，向患者及家属做好沟通与指导，减轻其心理压力。

## 八、谵妄

谵妄（delirium）是一种急性的、可逆性的意识混乱状态，是一种急性脑功能障碍的临床综合征。谵妄是终末期阶段常见的一种精神症状，是一种短暂的（数小时至数天）、通常可以恢复的、以认知功能损害和意识水平下降为特征的脑器质性综合征，症状随时间变化而波动。包括激越型谵妄、淡漠型谵妄及混合型谵妄。

（一）常见原因

1. 疾病因素　如肿瘤、肝肾损害、电解质紊乱、感染、脓毒症或颅内病变。

2. 药物因素

(1) 药物过量：如阿片类、抗胆碱类、类固醇类、苯二氮䓬类、抗抑郁药和镇静剂。

(2) 撤药反应：如患者在使用阿片类用药、镇静催眠药一段时间，突然减量和停药。

3. 易感因素如高龄、有认知障碍、抑郁症或躯体不适患者易出现谵妄。

（二）特点

1. 死亡前期高发　谵妄通常急性起病，是终末期患者一种常见精神症状，常发生于患者死亡前几天到几小时内。临床上，终末期患者发生谵妄常预示着病情恶化，进入濒死期。

2. 临床表现各异　通常谵妄可表现为激越型、淡漠型或混合型。

(1) 激越型谵妄：患者常出现躁动不安、易激惹、尝试拔除导管等行为，警觉性较高，并伴有幻觉和妄想。在患者濒死时可出现不可逆的激越型谵妄，表现为肌肉紧张、肌阵挛、类似癫痫发作等，给患者、家属和照护者造成极大的痛苦。

(2) 淡漠型谵妄：以老年人多见，通常表现为嗜睡、情感淡漠、反应迟钝和精神萎靡，有时也可能出现拔除导管等行为。

(3) 混合型谵妄：症状常不断变化，淡漠与焦躁的表现可交替出现。

3. 症状波动，昼轻夜重　各种症状在一天内具有波动性，具有昼轻夜重的特点，典型症状包括意识障碍、知觉障碍、睡眠-觉醒周期紊乱、精神运动障碍。

4. 影响人际关系　终末期患者谵妄时会出现幻觉、错觉等症状，其内容经常与过去的生活经验有关且表现真实。照顾者常将患者言语误以为真，从而增加照顾者的烦恼，导致人际关系紧张。

（三）治疗

1. 病因治疗　需通过临床症状、用药情况、疾病因素、实验室检查等方式寻找患者发生谵妄的原因，并对可逆的病因进行治疗。如肝肾损害者减少或者停用易导致肝肾损伤的药物，必要时给予对症支持治疗。电解质紊乱者及时监测及纠正水电解质紊乱，颅内病变者行减轻脑水肿治疗。

2. 药物治疗

(1) 短期、轻度谵妄患者使用氟哌啶醇、利培酮、奥氮平等。

(2) 严重激越型谵妄需要增加药物剂量，将苯二氮䓬类（劳拉西泮或咪达唑仑）与氟哌啶醇联合

Note:

使用。

(3) 临终前不可逆的谵妄状态,需结合患者之前的意愿,在与患者家属充分沟通和知情的情况下,考虑姑息性镇静(如米氮平)或与苯二氮䓬类药物联合使用以缓解症状。

3. 非药物治疗 用于预防谵妄发生及快速改善谵妄症状。

(1) 减少认知功能损害、维持定向力:①提供适当光线、语言和图文刺激;②鼓励患者回忆往事,请家属和朋友经常陪伴;③保障患者睡眠,维持正常的睡眠-觉醒状态。

(2) 减轻躯体不适:如改善便秘、疼痛、低氧血症、营养不良等情况。

(四) 护理要点

1. 识别与预防 谵妄的预防重点在于尽早识别其诱发因素并及时纠正。谵妄的早期症状容易与焦虑、愤怒或精神病相混淆。谵妄的诊断标准为:①意识障碍,如对周围环境的意识清晰度降低,伴有注意力集中、保持或转移能力的下降;②认知改变,如记忆缺陷,定向不良,语言障碍或出现知觉障碍,而又不能用原先存在或正在进展的痴呆来解释;③症状在短时期(通常数小时或数天)内发展起来,并在一天中有波动趋势;④病史、躯体检查或实验室检查有证据表明意识障碍是躯体状况恶化的直接生理后果。

2. 药物治疗护理 严密评估患者的精神状态和意识,持续监测药物疗效和不良反应。如氟哌啶醇常见锥体外系副作用、迟发性运动障碍、心律失常、急性肌张力障碍等副作用,使用时应监测心电图。利培酮、奥氮平常见直立性低血压、口干、困倦、躁动及外周水肿等副作用。

3. 非药物治疗护理

(1) 环境护理:保持环境安静,避免刺激。尽可能提供单独的房间,降低说话的声音,降低照明,应用夜视灯,使用日历和熟悉的物品,较少的改变房间摆设,以免引起不必要的注意力转移。

(2) 安全护理:专人陪护,收取锐器、绳索、玻璃等危险物品,预防患者自伤及攻击他人的行为。对于姑息镇静的谵妄患者,需密切关注患者的症状、痛苦减轻程度、意识状态以及潜在的安全隐患。存在激越行为时,应由熟悉的人对患者进行安慰、抚触以及言语引导,减少破坏性行为。尽量少用物理约束(对激越型谵妄应作为最后处理手段)。

(3) 维持定向力:提供时钟、日历,选择有窗户、可看到户外的房间等;通过言语告知和解释,比如告知地点、时间、事件等,促进终末期患者的定向能力。

(4) 认知刺激:鼓励家人、朋友白天分批次、定期探访,防止患者认知损害;进行回忆等认知刺激活动;同时避免感知觉过度刺激,尤其在夜间。

(5) 维持感觉功能:去除影响感觉的因素,如去除耳垢;建议有视觉和听觉损害的患者使用助视或助听工具。

(6) 睡眠护理:协助患者保持正常的睡眠节律,控制白天睡眠时间,白天应尽可能多地暴露在阳光下,不要在白天打盹,喝一些温热、不含咖啡因的饮料;睡前听一些放松的音乐;尽量减少夜晚的光线、噪声和干扰;最大限度地降低仪器报警声;尽量避免在睡觉时间进行治疗和护理。

(五) 健康教育

1. 安抚患者,对患者的诉说作出反应,减少患者恐惧;增进与患者沟通,促进患者对时间、空间的定向力。

2. 向家属介绍谵妄的病因和表现,解释患者的情绪和性格变化是疾病所致,鼓励家属大胆地表达自己的感受及想法,用正确方式发泄紧张情绪,减轻应激事件对个体心理状况的影响。

3. 指导家属观察患者,出现认知、情感、行为等改变及时通知医务人员。

4. 指导家属在固定、合适的时间探视。

(谌永毅 袁 玲 许湘华)

Note:

# 第三节 用药护理

## 一、常用药物

安宁疗护中药物治疗着眼于减轻终末期患者痛苦，首要目的在于缓解症状。2021年我国学者制订出版的《姑息治疗与安宁疗护基本用药指南》，筛选出疾病或衰老终末期患者常见的躯体和精神、心理症状共33个，并重点推荐了以下23种药物（表7-3-1）供参考。本节就其中有代表性的镇痛类药物及其他主要的缓解症状的药物进行介绍。

表7-3-1 姑息治疗与安宁疗护基本药物表

| 症状/适应证 | 推荐药物 | 症状/适应证 | 推荐药物 |
| --- | --- | --- | --- |
| 疼痛 | 对乙酰氨基酚 | 恶心、呕吐 | 甲氧氯普胺 |
| | 布洛芬 | | 昂丹司琼 |
| | 吗啡 | 厌食 | 地塞米松 |
| | 阿米替林 | 恶性肠梗阻 | 东莨菪碱 |
| 发热 | 对乙酰氨基酚 | 腹胀 | 甲氧氯普胺 |
| 水肿 | 呋塞米 | 腹泻 | 咯哌丁胺 |
| 瘙痒 | 地塞米松 | 便秘 | 番泻叶 |
| 乏力 | 地塞米松 | 呕血/便血 | 氨甲环酸 |
| 恶病质 | 地塞米松 | 血尿 | 酚磺乙胺 |
| 高钙血症 | 0.9%氯化钠注射液 | 睡眠/觉醒障碍 | 唑吡坦 |
| 呼吸困难 | 吗啡 | | 哌甲酯 |
| 呼吸道分泌物过多 | 东莨菪碱 | 焦虑 | 劳拉西泮 |
| 咳嗽/咳痰 | 可待因 | 抑郁 | 氟西汀 |
| | 羧甲司坦 | 谵妄 | 氟哌啶醇 |
| 咯血 | 氨甲环酸 | 姑息镇静 | 咪达唑仑 |
| 口干 | 毛果芸香碱 | | |

## 二、用药原则

对终末期患者用药，尤其是使用镇痛药物时应遵循以下原则，其他药物的使用原则亦作参照。

### （一）口服给药

口服给药最为简便、无创、节约，是镇痛治疗的标准途径。只有当患者不能口服或存在其他障碍时，才考虑其他途径给药。

### （二）按时给药

持续疼痛要求预防性治疗，应该按时和预防性地给予镇痛药物，不要等患者述说疼痛或要求给药时才使用。在患者刚开始接受止痛治疗时，应首选即释型阿片类药物，争取在较短时间内控制疼痛，随后应根据情况调整药物剂量并按时给药。另外，还要做好对突破性疼痛给予额外补救剂量的准备。

### （三）按阶梯给药

世界卫生组织癌痛三级镇痛阶梯疗法（图7-3-1）建议应根据患者的疼痛程度选择恰当阶梯的镇痛药物，如果一种药物不能有效缓解疼痛，则向上移动阶梯，不要在同效能组药物中作横向移动。近

Note:

年来,第二阶梯的弱阿片类药物使用已被弱化,尤其是对于儿童癌痛,建议尽量不使用此阶梯药物。同时,应根据引起疼痛的原因选择合适的辅助类镇痛药物(如止吐剂、抗抑郁药物等)。

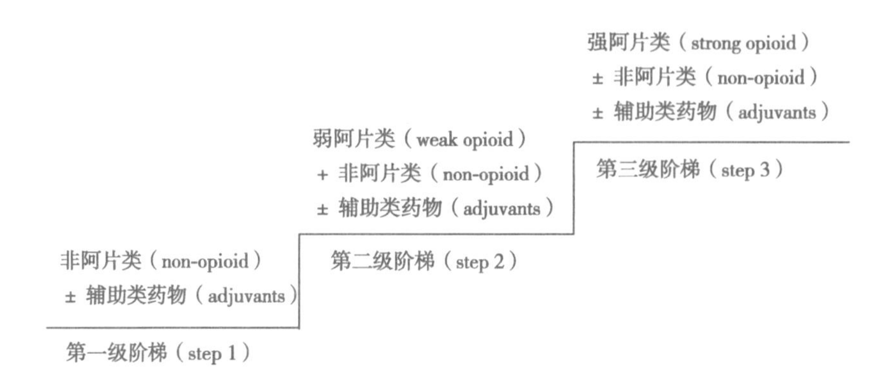


图 7-3-1 三级镇痛阶梯图

(四)个体化治疗

正确的药物及剂量是缓解疼痛等症状的重要因素。每个个体患病的原因、症状产生的机制、个体对于药物的敏感性及可耐受的副反应均有差别,应该由医疗团队与患者及家属进行讨论,明确患者期待的效果,进行风险评估,权衡风险与收益,从而找出适合个体使用的药物或联合用药方案(不建议在同一阶梯的镇痛药中选择联合使用),并调整剂量直至症状缓解,同时预防不良反应发生。

(五)注意细节

对于终末期的患者,护士应该经常性关注一些具体细节,包括患者的身体、心理反应及家属对患者生活起居的细节描述,从中发现问题,不断地思考"为什么",不要仓促下结论,要尽可能寻找线索以协助判断。一些口服药物在空腹时服用最好,而另一些药物需要与食物同时服用或是餐后服用,这些细节均应对患者或照顾者仔细交代,如有必要,可以用书面表格的方式进行用药指导。

## 三、给药方式

本节主要介绍阿片类药物的给药方式。

(一)口服

根据终末期用药原则,对于能口服的患者尽量采用口服方式给药,但对于吞咽困难、不能口服药物、对口服治疗方法缺乏依从性或存在肾衰竭等不宜经口用药者,常可选择以下途径。

(二)经皮肤及黏膜给药

强阿片类药物丁丙诺啡有可供舌下含服的制剂,在口腔局部便可被吸收,如果服用到胃肠道,其镇痛效能反而不佳。在经皮肤给药方面,国内常用芬太尼透皮贴剂。透皮贴剂应避免贴于皮肤褶皱或破损处,可用于患者上臂外侧、前胸上部、后背上部或胸部侧方没有过敏的完好皮肤。贴剂可以在使用药物后几天内提供疼痛缓解的功效,且在其移除后,体内脂肪组织中仍有药物蓄积,并将在此后数天内持续缓慢释放出来,因此在再次使用阿片时要考虑到此细节。吗啡栓剂可经由直肠给药,黏膜吸收。

(三)注射

注射途径给药,包括皮下注射、肌内注射、静脉注射、鞘内注射、皮下持续输注(continuous subcutaneous infusion,CSCI)、静脉持续输注(continuous intravenous infusion,CI)等途径。

(四)患者自控镇痛

患者自控镇痛(patient controlled analgesia,PCA)本质上是一种通过注射途径给药的方法。PCA技术即患者自控镇痛技术,其特点是可以有效减少患者个体之间药代动力学和药效动力学的波动,克服了患者对镇痛药物的个体差异,做到按需给药,并防止药物过量。由医护人员根据患者的一

Note:

般情况等因素提前设定PCA药物种类、置管方式、给药浓度、剂量以及患者自控临时单次输注剂量(Bolus)及锁定时间,Bolus推注间隔时间视患者对镇痛的需要而定,患者可根据自身疼痛感受在一定范围内调节,自行给药以缓解疼痛,无须临床工作人员参与。PCA的常见种类包括经静脉患者自控镇痛(PCIA)、经皮下患者自控镇痛(PCSA)、经硬膜外患者自控镇痛(PCEA)或经神经丛患者自控镇痛(PCNA)等。

## 四、用药护理

### (一) 镇痛药

#### 1. 非阿片类药物

(1) 概念:非阿片类镇痛药物,是指不含有阿片类药物的生物碱及体内外衍生物的镇痛药物。常见的有对乙酰氨基酚及布洛芬、塞来昔布、双氯芬酸、萘普生等NSAID类药物。对乙酰氨基酚(500mg/片)是一种作用于中枢的解热镇痛药物,NSAID类的作用机制主要是抑制环氧化酶的生成,从而减少炎症介质前列腺素的产生,使外周和中枢的感觉神经元对伤害性刺激的敏感性降低,可用于缓解炎症相关的疼痛,包括术后疼痛和绝大部分癌性疼痛,但对于单纯的神经病理性疼痛,其镇痛效果并不理想。这些非阿片类镇痛药物具有退热作用,可以用于既有疼痛同时又伴随发热症状的患者。

(2) 使用方法:对乙酰氨基酚一般用法为一次0.5g,q.8h.~q.6h.(我国成人每日推荐最大剂量为2g)口服,较少使用直肠或静脉给药。NSAID类一般首选低剂量的布洛芬(≤1.2g/24h),对具有上消化道并发症高风险或血小板减少的患者则首选塞来昔布(0.2g/24h),一般均为口服,如无法口服,则可采取直肠或皮下持续输液(CSCI)给药。

(3) 不良反应及护理措施:对于高龄、营养不良、长期慢性饮酒及处于禁食或患有厌食症的患者,使用高剂量对乙酰氨基酚可能会引起肝功能损害,因此对有相应情况的患者一般不要用到高剂量,常用口服剂量一次0.5g t.i.d.~q.i.d.。NSAID类会引起严重不良反应,特别是胃肠道和肾脏损害,还可能引发支气管哮喘,塞来昔布和双氯芬酸具有心血管事件高风险。应由医师在考虑患者最大化受益的基础上个体化选用最安全及最小有效剂量的药物,护士则应协助患者于餐后服药,仔细了解及观察患者上述系统的临床表现及体征、实验室检查结果,及时提示医师是否应考虑减量、加用胃黏膜保护剂等。具有心血管高危因素的患者,选择使用萘普生(1g/24h)不会增加心血管事件的风险。

#### 2. 弱阿片类药物

(1) 概念:弱阿片类镇痛药与强阿片均是从阿片中提取的生物碱及体内外的衍生物,中枢特异性受体相互作用,能缓解疼痛。可待因、双氢可待因、曲马多等药物属于弱阿片类药物,这些药物口服镇痛效能近似,均约为口服吗啡镇痛效能的1/10倍。

(2) 使用方法:一般说来,用低剂量的吗啡即可代替弱阿片类药物镇痛,比使用大剂量弱阿片类药物更为方便和经济,且不会增加不良反应。因此目前很多医疗中心已不再使用弱阿片类药物,但在强阿片类药物可及性不足的地区,仍需使用弱阿片类药物。一般可待因口服初始剂量为一次30~60mg q.4h.,最大推荐剂量为一次60mg q.4h.;双氢可待因口服初始剂量一次30mg q.6h.~q.4h.,最大一次60mg q.4h.;曲马多口服初始剂量一次50mg t.i.d.,最大一次400mg/24h。

(3) 不良反应及护理措施:可待因与双氢可待因常导致便秘,曲马多可引起较重的呕吐、眩晕和厌食。因此在使用时可能需要加用轻泻剂、止吐药等。

#### 3. 强阿片类药物

(1) 概念:强阿片类镇痛药同样是从阿片中提取的生物碱及体内外的衍生物,吗啡、丁丙诺啡、芬太尼、氢吗啡酮、美沙酮、羟考酮等均属强阿片类药物。

(2) 使用方法:口服吗啡是控制中-重度癌痛的全球化阿片类药物的首选,包括即释型的盐酸吗啡片以及盐酸(硫酸)吗啡缓释片。盐酸吗啡片剂量有5mg、10mg和30mg,主要用于初次使用阿片类药物的患者和爆发痛的控制;盐酸(硫酸)吗啡缓释片剂量有10mg、30mg和60mg等规格,晚期癌症患

Note:

者疼痛的治疗从低剂量开始,同时要求定时定量给药。对于吞咽困难的患者,推荐使用透皮贴剂,或进行规范的注射剂型滴定治疗。强阿片类药物在安宁疗护中起着重要作用,使用该类药物应该是出于临床控制症状的需求,而不是患者预期寿命很短才考虑使用。

(3) 不良反应及护理措施:初始使用及持续使用强阿片类药物常会出现恶心、呕吐症状,根据患者个体化的情况,定时或需要时给予口服氟哌啶醇一次 1.5mg St. 或 q.n.。持续使用强阿片类药物常可引起便秘,可常规给予一种缓泻剂,如番泻叶口服液一次 15mg q.n.~b.i.d.。如这些不良反应不可耐受,则应停止上调强阿片类药物的剂量,而考虑其他措施。使用强阿片类药物还常见有嗜睡、头晕及步态不稳、谵妄等神经、精神症状,以及一些少见的神经过度兴奋表现,痛觉过敏、异常性疼痛(普通的非疼痛刺激便可诱发疼痛)、肌阵挛及幻觉等,如确定是由强阿片类药物引起,则应该平稳地减少强阿片类药物的剂量,采用多种模式镇痛。在肾衰的患者中,强阿片类药物的代谢产物会蓄积而引发严重的镇静和呼吸抑制的风险,因此,对于有肾功能损害的患者,必须减少给药剂量或降低给药频次,或选用其中对肾脏较为安全的药物。

### (二) 其他常用药物

终末期患者面临问题复杂多样,需要用到的药物种类繁多,这里介绍最常用的中枢神经系统药物和消化系统药物。

#### 1. 中枢神经系统药物

(1) 分类:终末期患者使用较多的中枢神经系统药物主要有镇静催眠药、抗抑郁药物及抗癫痫类药物。

1) 镇静催眠药:是一类对中枢神经系统具有抑制作用,能引起镇静和近似生理性睡眠的药物,目前应用较多的是苯二氮䓬类(地西泮、劳拉西泮、艾司唑仑等)。

2) 抗抑郁药物:主要用于治疗情绪低落,抑制消极情绪,终末期患者需要使用这些药物对症处理。若抑郁伴有精神兴奋,推荐哌甲酯用于预期寿命 <2~4 周的患者;预期寿命 >2~4 周且伴有焦虑的患者,建议使用选择性五羟色胺(5-HT)再摄取抑制剂,如舍曲林;对于焦虑 / 躁动不安的患者,米氮平是较佳的选择;如果患者有神经病理性疼痛,加用三环类抗抑郁药效果更好;抑郁症和神经病理性疼痛并存,则可应用阿米替林或去甲替林。

3) 抗癫痫类药物:可以用于终末期患者的神经病理性疼痛、癫痫、躁狂和焦虑。抗癫痫类药物主要通过抑制异常放电的神经元发挥作用,包括膜稳定剂,如卡马西平(用于治疗癫痫以及三叉神经痛)、苯妥英钠;抑制性神经递质 γ- 氨基丁酸(GABA)类似物加巴喷丁(可用于治疗神经病理性疼痛)、咪达唑仑(一般用于生命最后几天)、普瑞巴林等。

(2) 使用方法:哌甲酯口服初始剂量为一次 2.5~5mg b.i.d.,最大推荐剂量为一次 20mg b.i.d.;舍曲林可用于预期寿命 >2 周且伴有焦虑者,口服初始剂量为一次 50mg qd,最大推荐剂量为一次 200mg qd;米氮平不良反应与三环类抗抑郁药物(如丙米嗪)相比较少,口服初始剂量为一次 15mg q.n.,最大推荐剂量为一次 30mg q.n.。如用作控制神经病理性疼痛时,阿米替林口服初始剂量为一次 10mg q.n.,最大推荐剂量可至一次 150mg q.n.;加巴喷丁口服初始剂量为一次 100~300mg q.n.,最大推荐剂量为一次 1.2g t.i.d.。

(3) 不良反应及护理措施:苯二氮䓬类的主要不良反应包括嗜睡、乏力、头昏、记忆力下降等,过量使用可引起急性中毒,静脉注射过快有可能会一过性抑制呼吸和循环系统功能,因此护理上更要关注高龄及各系统功能减退患者的呼吸频率、节律及脉搏、心率、血压等,观察有无谵妄、昏迷等征象。抗抑郁药主要引起恶心、胃肠道出血、镇静、激越性谵妄、直立性低血压等不良反应,在使用时不要超过推荐剂量,需要时可与其他药物联合使用,或更换为其他药物。抗抑郁药长期应用后如需停药,要缓慢地逐步减量,调整剂量过程应在 4 周以上,以免发生停药反应(如,流行性感冒样症状、失眠、恶心、头晕、感觉障碍等)。抗癫痫类药物如果突然停用有引起癫痫症状反跳的风险。苯妥英钠刺激性强,宜在饭后口服,不宜肌内注射,静脉用时尽可能选择大血管缓慢滴注,以免发生静脉炎。

Note:

2. 消化系统药物

(1) 分类:在安宁疗护中,因为终末期疾病本身或相关治疗带来的恶心、呕吐、胃部不适非常多见,经常使用的消化系统药物包括止吐药和抑制胃酸分泌的药物。

1) 止吐药:①一线的止吐药物甲氧氯普胺是通过拮抗多巴胺 D2 受体起作用的胃肠动力性止吐药,无论是胃 - 食管反流、胃排空延迟、呃逆、胃轻瘫、功能性胃肠梗阻等原因引起的恶心呕吐均可选用;②抗组胺药(如赛克力嗪)对多种原因引起的呕吐有效,包括阿片类药物引起的呕吐;③在上述止吐药物治疗无效时,可使用皮质激素和左美丙嗪;④镇静药(氟哌啶醇、奥氮平、劳拉西泮等)适用于不能耐受其他止吐药、持续性恶心 / 呕吐或治疗效果不佳者,但镇静药一般不单独用于镇吐,常规与其他镇吐药物联合用于增强镇吐效果,氟哌啶醇通常被推荐作为阿片类药物引起的恶心和呕吐的一线治疗。

2) 抑制胃酸分泌药物:主要包括两大类,一类是质子泵抑制剂奥美拉唑、兰索拉唑等,通过使质子泵失活以产生抑制胃酸分泌的作用,另一类则是 H2 受体阻断剂,如西咪替丁等,通过阻断胃壁细胞 H2 受体,拮抗组胺引起的胃酸分泌。

(2) 使用方法:甲氧氯普胺初始剂量为口服一次 10mg t.i.d. 或 p.r.n.,肌内注射一次 10mg p.r.n.,持续皮下输注 30~40mg/24h,最大推荐剂量口服、肌内注射或持续皮下输注均为 100mg/24h;赛克力嗪初始剂量为口服一次 50mg b.i.d.、q.i.d. 或 p.r.n.,肌内注射一次 50mg p.r.n.,持续皮下输注 100~150mg/24h,最大推荐剂量口服、肌内注射或持续皮下输注均为 200mg/24h。奥美拉唑初始剂量为口服、静脉注射或持续皮下输注 20~40mg/24h,最大推荐剂量为口服 120mg/24h,静脉注射 80mg/24h,持续皮下输注 270mg/24h;西咪替丁初始剂量为口服或持续皮下输注一次 0.2g b.i.d. 或 q.i.d.,最大推荐剂量为口服或持续皮下输注 1.6g/24h。

(3) 不良反应及护理措施:甲氧氯普胺引起的不良反应较少,但可引发锥体外系反应,因此对于终末期帕金森氏病患者可改用不易透过血 - 脑屏障的多潘立酮,但后者可引起严重的室性心律失常及增加心源性猝死的风险,在用药过程中应注意观察患者心率、心律或心电图变化,宜最低剂量、最短可能时间内使用,且避免用于心脏功能受损的患者。奥美拉唑的不良反应主要是头昏、头痛、口干、恶心、腹胀及失眠。西咪替丁的不良反应很少,主要是头痛、眩晕、语言不清和幻觉等,肾功能不全者应用较大剂量时可出现精神紊乱甚至昏迷。护士应在了解药物不良反应基础上予以针对性的观察及护理。

## 五、用药监测及注意事项

护士应熟练掌握终末期患者的常用药物品种、剂量、作用及常见不良反应,避免用药错误。同时,可以与医师、临床药师等多学科专业人员共同查房、一起讨论,避免由于知识不全面而出现错误决策。照护过程中注意与患者及家属沟通,各方面人员共同决策。

### (一) 生命体征监测

一些用药情况可能引起体温升高(如输液反应),而发热患者使用透皮贴剂时会增加其血药浓度,导致阿片类药物不良反应的发生,必要时应调整药物剂量或停止使用;一些药物(如洋地黄)必须在严密监测脉搏或心率、心律情况下使用,一些药物(如镇静催眠药)可能影响患者呼吸,很多药物也可以引起血压改变,因此应注重用药后的生命体征监测。

### (二) 抗生素使用观察

对使用抗生素者,应及时采集微生物标本送检,提升对致病菌的检测。应注意患者有无白细胞缺乏、未充分引流的脓性创口以及糖尿病等问题,以免影响抗生素发挥疗效。

### (三) 定期进行营养监测

肠外营养使用期间,应定期进行营养评估,并注意监测患者血糖、血脂等指标,如血糖在短期内明显升高,考虑是否因肠外营养进入的速度较快引起,如果将单独输注的葡萄糖、氨基酸、脂肪乳剂等更换为三升袋输入,需通过延长输注时间、均衡输入改善相应指标。

Note:

（四）血药浓度监测

对于婴幼儿，老年人，孕妇及心、肝、肾衰竭者，或使用药品种类繁多时，如毒毛花苷 K、去乙酰毛花苷（西地兰）、地高辛、洋地黄毒苷、苯巴比妥、卡马西平、庆大霉素、阿米卡星、吗啡及其衍生物等药品，均可以进行血药浓度监测，以免药物蓄积中毒或发生药物相互反应。

（五）协助患者心理状态调适

医护人员的态度、语言及行为都可以对患者起到一定的暗示作用，影响患者配合度，甚至影响药物疗效。因此，医护人员应积极与患者沟通协调，取得信任，让药物效果发挥最佳。

（六）用药观察记录

建立用药观察单。关注患者症状的变化、诱发及缓解症状的因素、药物不良反应等，并规范记录。如果是居家的患者，建议患者自己或其照顾者书写症状日记。

（刘 艳）

## 思考题

1. 终末期患者出现死前喉音，如何做好家属沟通和呼吸道管理？
2. 如何早期识别终末期患者的谵妄，保障患者安全？
3. 有人提出：终末期恶病质的患者没有进行营养支持的必要。你是如何看待此观点的？

Note:

URSING

# 第八章

# 安宁疗护舒适护理

第八章　数字内容

## 学习目标

**知识目标:**

1. 掌握终末期患者营养支持、排泄护理、静脉导管维护、中医辨证施护的护理要点。
2. 熟悉终末期患者活动与睡眠、清洁护理、慢性伤口护理、中医食疗的护理要点。
3. 了解终末期患者环境、中医外治疗法的护理要点。

**能力目标:**

能根据患者情况,运用舒适基本技能及中医技术,为终末期患者提供安宁疗护舒适照护。

**素质目标:**

具有舒适护理的理念、关怀患者、保护患者隐私的职业素养。

舒适是一个多维概念,不仅包括身体的舒适,还包括心理精神、社会文化和环境的舒适。舒适护理旨在满足终末期患者的舒适需求,让其处于安适和放松状态。本章分为一般舒适护理和中医舒适护理两部分。前者包括环境、活动与睡眠、清洁卫生、营养支持、排泄护理、静脉导管维护。后者包括中医辨证施护,中医食疗、中医外治疗法,尽可能地预防或减轻终末期患者的痛苦,在提高舒适方面具有不可或缺的作用。

导入案例

张女士,35岁,已婚,小细胞肺癌晚期伴全身骨转移入院。主诉全身疼痛剧烈,停止排气排便3天。患者疼痛控制效果不佳,病情进展,情绪低落,入睡困难。

请思考:

(1) 该患者存在哪些与舒适有关的问题?

(2) 如何改善患者睡眠质量?

(3) 可以采用哪些中医护理方法改善不适症状?

# 第一节 一般舒适护理

## 一、环境

环境是指人类生活的空间中能够直接或间接影响人类生存和发展的各种自然因素和社会因素的总称。近代护理学创始人弗洛伦斯·南丁格尔对环境曾做过深入的观察和研究,她认为环境是影响生命和有机体发展的所有外界因素的总和,环境因素不仅可以引起机体的不适,而且可以影响人的精神状态,能够缓解或加重疾病,甚至影响死亡的过程。

根据终末期患者舒适、安详、无痛苦、有尊严等实际需求,安宁疗护以患者和家庭为中心,力求营造一个安静、整洁、舒适、安全、温馨的家庭化治疗环境。

(一) 物理环境

1. 空间 足够的舒适空间可帮助患者与医护人员、家属、照顾者和病友之间进行良好交流,使其获得身体和心理方面的稳定感和安全感。若患者所处的空间过于高宽,会给人带来空荡、缥缈和孤冷之感;过于低窄则让人有压抑、束缚和窒息感。合理的布局可以为住院患者提供更好的安全保障,减少坠床、跌倒等不良事件的发生。可提供单人间、双人间及多人间的多种房型选择,以满足患者不同文化背景、经济条件及个人喜好的需求。单人间有利于保护患者隐私,改善患者睡眠,降低医院获得性感染发生率。双人间和多人间则可以增加病友之间的交流互动,满足患者社交需要,增加社会支持。如条件允许,可设置安宁疗护相关的谈心室(评估室)、关怀室(告别室)等功能区域。

2. 温度 应保持适宜的温度,一般为22~26℃,让患者感到轻松、舒适、安宁,并降低身体消耗。室温过高会使人感到燥热、头晕和昏昏欲睡;室温过低则会使人感到寒冷和颤抖,使机体散热过快,不利于机体保温。冬季寒冷时,一楼室内温度较其他楼层偏低,不宜设置为安宁疗护病房。此外,对年老体弱患者,注意做好防寒保暖措施。

3. 湿度 病室应保持适宜的湿度,一般以50%~60%为宜。湿度过高或过低都会给患者带来不适感。湿度过高时,患者感到潮湿、憋闷、乏力,出现尿液排出增多、肾脏负担加重等表现;湿度过低时,可引起患者出现口干舌燥、咽痛、烦渴等表现,对呼吸道疾病或气管切开患者尤为不利。可根据季节及室外温度调节通风次数及时间,一般为每天早晚各通风1次,20~30min/次。如室内湿度过高时,可行开窗通风换气或使用空气除湿器;室内湿度过低时,夏季可在地面洒水,冬季可在暖气片上安放水

Note:

槽或使用空气加湿器。

4. 声音 应保持病室安静，减少噪声，白天声音强度≤40dB，夜间≤30dB。强烈的噪声可以刺激人体交感神经，患者可出现心率加快、血压升高、焦虑等不良生理和心理反应，甚至加剧疼痛，影响睡眠。在声量调节上，工作人员做到“四轻”：说话轻、走路轻、开／关门轻、操作轻；采用双层玻璃窗隔音处理，在病房门及桌椅脚钉上橡皮垫，推车轮轴定时滴注润滑油，调节仪器及设备音量，提供环绕病床的隔帘等。可根据患者喜好播放轻柔、舒缓的音乐，缓解患者的焦虑紧张情绪，减轻疼痛，改善睡眠障碍。

5. 光线 应保持光线明亮柔和，使患者感到温暖舒适。若光线过亮，会刺激视神经，持续兴奋并诱发脑神经活动活跃；若病房光线过暗，则会增加患者压抑感，加重患者抑郁情绪，应根据患者作息规律进行光线调节。采用自然采光设计，室内墙面、天花板、地板也应采用低光泽度的装饰材料，避免眩光产生，灯具应带有保护角或者漫射玻璃罩。白天帮助患者接触明亮但不太刺眼的光，有利于调节心境，对于长期卧床的患者，可安排到靠近窗户位置以得到更多阳光。午休或夜间休息时，可拉上窗帘使光线偏暗，调节灯具亮度，避免灯光直射床头，以减少对患者的刺激。

6. 病区设施 病房每床净使用面积不少于 $5m^2$，病床间距不少于 1.5m，使用高度可调节病床，提供硬度合适的床垫，并于病床上安装离床报警系统。每个病房应设置独立的无障碍卫生间与浴室，加装防滑垫，提供洗澡椅和坐便椅，同时配备紧急呼叫装置。病室家具简单稳固，衣柜、储物柜等高度适宜，摆放位置应避开患者活动区域。病区走道两侧应安装有扶手，并设休息区或休息椅。

（二）人文环境

1. 颜色 病室装饰宜选用带有自然和文化元素的色彩，有助于缓解疲劳，调节心理与情绪。不同颜色给人不同的感受，如黄色使人感到温暖，蓝色让人感到宁静，绿色则使人感到充满生机和活力。病室墙面颜色可选择低彩度的调和色，窗帘选用浅色系，室内适当放置绿色植物，护理人员服装可选择浅粉色或浅蓝色。

2. 装饰 营造良好的人文环境十分重要，安宁病房不仅是生命之花凋零之处，也是希望之花与温暖之花盛开之所。可将病房设置为家庭式病房，根据患者的喜好摆放一些自己熟悉、喜爱、有特殊意义的物件，如照片、慰问卡、纪念品等，这样更贴合患者的生活习惯。还可通过摆设典雅的花瓶和花卉，美丽宜人的风景画等，营造安宁、静谧、温馨的病房环境。

3. 病区设计 设立文化墙，栽种心愿树，张贴祝福的寄语照片，营造舒适、温馨和放松的氛围。开设爱心病房学校、儿童阳光书屋、多媒体健康教育室、艺术小屋等，提供学习和放松的场所。如条件允许，还可建立共享厨房等便民设施，满足患者需求。

**知识链接**

**安宁疗护护士的人文素养**

现代安宁疗护事业的创始人西西里·桑德斯女士曾经说过，“你重要，因为你是你；你重要，即使在生命的最后一刻。”桑德斯认为安宁疗护工作者应具备 8 个方面的特质：①能够进行正向思考；②情绪成熟、善于进行自我反省；③能与人合作；④喜爱学习、有成长动机；⑤有生命的意义感；⑥有同理心、能敏感地意识到他人的需要；⑦喜乐；⑧敬业。

安宁疗护是医学和人文的有机结合，护士作为安宁疗护工作团队的重要力量，其人文素养对于抚慰终末期患者心理、社会和精神的痛苦具有非常重要的意义。通过人文素养与护理专业技能的有机融合，有利于让终末期患者舒适、安宁、无痛苦、有尊严地走完生命的最后一程。

安宁疗护护士应具备的人文素养主要包括以下 4 个方面：有心（仁心、同理心、责任心、耐心）、有爱（热爱、关爱、自爱）、有情（感情、共情、热情）、有力（思考力、沟通力、行动力）。

Note：

## 二、活动与睡眠

### (一) 协助活动

1. 评估 评估患者的身体活动情况，包括日常活动能力、肌力、肌张力、关节活动度、平衡与协调能力、步态以及心肺功能。

2. 护理要点

(1) 主动活动：对于一部分尚有活动能力的患者，协助患者床边活动，或者陪伴患者到室外散步、打太极拳等，主动功能锻炼有益于患者功能恢复。

(2) 关节活动度训练：对于终末期的患者，更需要被动性关节活动度练习，护士可在为患者进行清洁护理、翻身和更换卧位时完成，既节省时间，又可观察患者的病情变化。

(3) 床上运动：主要包括床上撑起运动、床上横向运动、床上坐位向前后移动。

3. 注意事项

(1) 患者活动遵循适度原则，一旦出现不适，应立即停止活动。

(2) 当患者进入终末期时，过量的活动可能导致过多的体力消耗，应把握适度原则，在保证患者能够承受的前提下，保持其肌肉和关节功能。

### (二) 体位转换

1. 评估 评估患者的年龄、体重、病情、治疗情况，心理状态及合作程度，评估患者体位是否舒适，以及翻身或体位改变后，检查各导管是否扭曲、折叠、受压、牵拉，根据评估结果合理选择体位转换的方式。

2. 护理要点

(1) 协助患者移向床头：多功能床摇至平坦，去枕。托起患者肩膀、头靠于护士手臂，手扶患者起身，把枕头放置于患者肩胛骨下。托起双足，膝下放置枕头，使患者的两膝尽可能地保持屈曲状态。双手跨过患者腋下，拉住两侧枕头，平行上移。

(2) 仰卧位 - 侧卧位转换

1) 仰卧位转向侧卧位：两名护士站于床的一侧并拉起床挡，一人托住患者颈肩和腰部，另一人托住臀部和腘窝部，同时将患者抬起移向近侧。两人分别托住患者的肩、腰部和臀、膝部，轻推，使患者转向对侧。在患者背部、胸前及两膝间放置软枕，使患者安全舒适。

2) 侧卧位转向仰卧位：用一只手支撑患者头部，另一只手把枕头挪到床中间。护士慢慢伸展患者的髋关节和膝关节，恢复仰卧位。保持患者头部、躯干和下肢位于一条直线上。

(3) 仰卧位 - 坐位转换

1) 仰卧位转向坐位：将上肢放于腹部，双足呈交叉状。护士双手扶于患者双肩，协助患者坐起，背后可垫软枕。

2) 坐位转向仰卧位：护士托住患者肩背，使患者身体缓慢靠在护士手臂，同时扶住患者小腿，协助其侧卧躺下，使头部、躯干和下肢位于一条直线上。

3. 注意事项

(1) 体位转换时，保持管路畅通，必要时叩背排痰。

(2) 体位转换后，患者血压、血氧饱和度等可能会出现波动，做好生命体征的观察。

(3) 注意受压处皮肤情况，预防压力性损伤的发生。

### (三) 轮椅与平车使用

1. 评估 评估患者生命体征、病情变化、意识状态、活动耐力及合作程度，以及自理能力、治疗以及各种管路情况等。检查轮椅和平车，确保清洁、性能完好。

2. 护理要点

Note:

(1) 轮椅的使用：检查轮椅性能，将轮椅推至病床床旁，放置轮椅，使椅背与床尾平齐，椅面朝向床头，为患者做好上轮椅的准备，安置好患者身上的导管，协助患者上下轮椅。

(2) 平车的使用：检查平车性能，将平车贴近床沿，固定平车，将盖被平铺于平车上，根据患者实际情况，采用适宜的搬运法，如挪动法、一人 / 二人 / 三人 / 四人搬运法，协助患者转移至平车上并拉起护栏。

3. 注意事项

(1) 轮椅的使用：患者坐不稳或轮椅下斜坡时，要用束腰带保护患者。下坡时，应将轮椅倒推，使轮椅缓慢下行，患者头及背部应向后靠。

(2) 平车的使用：患者头部置于平车的大轮端。推车时小轮在前，车速适宜，护士站于患者头侧，上下坡时应使患者头部在高处。在运送过程中保持管道通畅，防止牵拉脱出。

(3) 护士合理运用节力原则，避免职业损伤。

(四) 睡眠护理

1. 评估 评估患者睡眠障碍的症状、类型、持续时间、对患者身心的主要影响，明确引起睡眠障碍的原因，如环境因素、患者个体因素、药物因素等。失眠是终末期患者最常见的睡眠障碍，由于患者身体功能衰退，活动范围减少，加之长时间卧床，暴露于日光时间少，扰乱了患者睡眠 - 觉醒节律，表现为睡眠中觉醒、入睡困难和 / 或晨醒过早，患者可出现日间疲乏、萎靡，夜间难以入睡、易醒等一系列神经精神症状。

2. 护理要点

(1) 睡眠环境控制：调整睡眠昼夜节律，日间充分暴露在明亮环境中，减少日间小憩次数等；加强对睡眠环境的管理，控制病房温湿度、降低噪声、调节光线、保持环境整洁等。如夜间需执行护理措施，应尽量间隔 90 分钟，以免患者在一个睡眠周期内发生睡眠中断现象。

(2) 身心调适：帮助患者控制躯体症状，如疼痛、瘙痒、咳嗽、心悸和呼吸困难等。睡前帮助患者完成个人卫生护理、协助患者穿宽松、柔软的睡衣，保持床褥的平整干燥。帮助患者建立并保持良好睡眠习惯，如不要在床上看电视和玩手机，睡前避免饮用咖啡和浓茶等。如患者出现紧张焦虑时，应安抚患者，指导患者进行放松训练，以促进睡眠。

(3) 用药护理：常用药物包括苯二氮䓬类、激素类、抗抑郁类药物等。护士必须掌握药物的种类、性能、使用方法，了解药物对睡眠的影响及副作用，注意观察患者在服药期间的睡眠情况及身心反应，若出现异常及时报告医生处理。

3. 注意事项

(1) 尊重患者的生活习惯，保持规律的作息时间。

(2) 使用处方类镇静催眠药物时，注意观察患者有无跌倒、低血压等不良反应的发生。

## 三、清洁护理

(一) 口腔护理

1. 评估 评估口腔有无舌苔、痰痂，口腔黏膜有无溃疡、破损、感染等，做好记录，根据评估情况，选择适宜漱口液。

2. 护理要点

(1) 常规口腔护理：对于无特殊口腔问题的患者，常规口腔护理可保持口腔清洁卫生，增加舒适度，促进食欲。

1) 意识清醒患者可使用漱口水漱口，指导患者将漱口水吐在杯子内，必要时采用吸唾器抽吸患者口腔内残余漱口液。漱口后以护唇膏或凡士林润滑唇部，预防口唇干裂。

2) 用海绵棒蘸取漱口液清洁口腔，清洁牙齿颊面、舌面、咬合面、口腔颊黏膜及舌部，清洁干净为止。

3) 对于痰多患者，行口腔护理前给予吸痰。

(2) 口干患者的护理：终末期患者由于抗胆碱能药物、阿片类药物和抗组胺药物、头颈部放射治

Note:

疗、脱水、张口呼吸等均可导致口腔唾液腺分泌减少，大多会出现口腔干燥和口唇干裂。

1）刺激唾液分泌：通过指导患者咀嚼无糖口香糖或糖果；口含冰块、水果切片、维生素含片；口中滴入酸味果汁。

2）保持口腔湿润：通过少量多次饮水、使用人工唾液、口含小冰块等方法维持口腔湿润，避免食用过干、过硬、含酒精、辛辣刺激的食物。

3）口腔护理液的选择：避免使用生理盐水，可选择蒸馏水、冷开水等无味、无刺激性的低渗溶液。长期抗感染治疗及病危患者，可使用3%的碳酸氢钠溶液漱口，预防口腔白假丝酵母菌感染。

4）口唇护理：口唇干裂患者可涂抹润唇膏，每4~6小时重复涂抹1次，或用棉签将蜂蜜均匀涂抹上下口唇，意识障碍或张口呼吸的患者可使用生理盐水湿纱布覆盖口唇，以增加黏膜湿润度。

(3) 口腔异味的护理：终末期患者由于抗生素、激素的应用、自身免疫力低下等原因导致口腔菌群失调，致病菌大量生长繁殖，分解口腔内的物质，产生吲哚、硫氢基及胺类物质，使口腔出现异味。

1）做好口腔清洁：嘱患者戒烟、减少酒精和大蒜等刺激性食物摄入，并做好口腔清洁，清理口腔内食物残渣、脓液、痰痂、血痂、黏膜碎片、斑片等。舌苔厚重者，可口含冰冻小片新鲜凤梨或将发泡性维生素C，对舌苔进行软化，可用氯己定含漱液或专门的口腔护理液浸湿棉棒进行擦拭，或用海绵棒刮除舌苔，每天4~5次，预防口臭。

2）缓解口腔异味：可使用绿茶水、蜂胶、口香糖或清香抑菌的漱口液改善口腔异味，还可在专业精油师的指导下使用稀释精油漱口或棉棒擦拭。

3）对症处理：对肠胃功能受损、牙周炎/牙龈炎等疾病所致口腔异味，可给予相应疾病的对症治疗，如胃肠道出血做好止血，及时清理呕吐物，并用温水漱口，以此增进交流，减少社会隔离感，维护患者的自信和尊严。

#### 3. 注意事项

(1) 协助患者选择刷牙的方式进行口腔护理。

(2) 对于有活动性义齿的患者，应协助清洗义齿。

(3) 在口腔护理操作中，应动作轻柔，避免损伤口腔黏膜。

(4) 对于昏迷或意识模糊的患者，口腔护理的棉棒不能过湿，防止误吸的发生。

### （二）头发清洁

**1. 评估** 评估患者的年龄、病情、意识、自理能力及配合程度，头发及头皮状态，日常梳洗习惯。终末期患者如意识清醒且能够自理，可采用淋浴或盆浴清洁头发。重症、卧床或自理能力受限的患者，可在护士或主要照顾者的协助下进行床上洗头。

#### 2. 护理要点

(1) 操作前：协助患者取舒适卧位，于患者颈后垫一条毛巾，以防溅湿衣物与床单。用防水塑料薄膜包裹的小枕头放置于患者颈后作支撑。嘱患者闭眼，清洗前可佩戴防水眼罩、耳塞，避免患者眼部及耳部进水。

(2) 操作中：打湿头发，水温以不超过40℃为宜。可根据患者个人习惯和发质特点(油性、中性和干性)选择温和、无刺激的洗发水。头部如有伤口或接受头部放疗患者，可用中性肥皂和清水冲洗。用少许洗发水在手掌打出泡沫后，均匀地涂抹在头皮和发根上，轻柔地揉搓头发和头皮，用指腹按摩百会穴、风池穴等穴位。

(3) 操作后：取下眼罩和耳塞，用吹风机吹干头发。

#### 3. 注意事项

(1) 病情危重和极度衰弱患者不宜洗头。

(2) 洗发过程中，随时观察患者病情变化，若面色、脉搏及呼吸出现异常，应立即停止操作。

(3) 洗发时注意保持患者舒适体位，保护伤口及各种管路。

Note:

(4) 注意吹风机温度不宜过高，不要离头发太近，用操作者的手挡在患者的头与吹风机之间，避免烫伤。

### （三）皮肤护理

1. 评估　评估患者的年龄、病情、意识、心理状态、自理能力及配合程度；由于终末期患者大多长期卧床，加上疾病影响，汗液中的盐分及含氮物质常存留在皮肤上，与皮脂、皮屑、灰尘、细菌结合，易导致各种感染，还需评估患者皮肤完整性及清洁度、伤口及引流管的情况。对于病情较轻、生活自理的终末期病患者可进行淋浴或盆浴；病情较重、生活不能自理者行床上擦浴。

2. 护理要点

(1) 淋浴、盆浴

1) 操作前：浴室温度保持 24~26℃，检查浴室是否清洁，地面是否放置防滑垫，沐浴时洗浴区域应配备必要的安全措施，如扶手、夜灯、浴凳、呼叫器等，告知患者应穿防滑拖鞋，沐浴时勿反锁浴室门。调试水温，以体感舒适为宜，一般水温保持在 41~46℃。依据患者的皮肤、生活习惯和个人喜好选择温和、刺激性小的洗护用品，增进舒适。

2) 操作中：门外悬挂标识，减少人员打扰。可播放适宜的舒缓音乐放松心情，注意随时与患者交流，倾听患者的感受，注意患者生命体征变化，淋浴和盆浴时间不应超过 20 分钟，以防患者疲劳或虚脱，移出浴盆和出浴室时注意防止跌倒。

3) 操作后：及时用柔软棉质毛巾协助患者擦干身体，30 分钟内涂上乳液以促进吸收，伤口处及时更换敷料。

(2) 床上擦浴

1) 操作前：关闭门窗，准备热水、洗浴用品，协助患者取舒适卧位，盖上浴毯。

2) 操作中：擦洗顺序为面、颈部→双上肢→胸、腹部→背部→双下肢。毛巾擦一遍后可翻转擦洗第二遍，清水洗净毛巾，再将毛巾放入温水中，继续使用。擦浴过程中，注意保护伤口和引流管，避免伤口受压、引流管打折或扭曲。

3) 操作后：及时用柔软棉质毛巾擦干身体，更换干净衣物，涂抹乳液，协助患者取舒适体位。

3. 注意事项

(1) 对身体状况允许的患者，尽量采取淋浴或盆浴。如有伤口者，使用医用无菌防水敷贴覆盖伤口或引流管口周围皮肤，也可用双层保鲜膜保护患者伤口或引流管口。若为开放性伤口，应尽量避免淋浴或盆浴。

(2) 床上擦浴时，从远心端到近心端，力度适中，促进血液循环。深静脉血栓患者避免擦浴。

(3) 操作过程中注意保护患者隐私，减少不必要的暴露，避免着凉。淋浴、盆浴者应注意拉好隔帘，床上擦浴者使用屏风或病床隔帘遮挡。

## 四、营养支持

### （一）协助进食与饮水

1. 评估

(1) 了解患者的年龄、病情、意识、自理能力、配合程度及营养状况；患者的吞咽能力，有无口腔、食管、胃肠道等消化道疾患，有无恶心、呕吐症状。

(2) 了解患者进食意愿，评估食物的性状，了解患者的吞咽过程（图 8-1-1），了解患者的胃容量及胃的排空速度。

(3) 患者是否存在呛咳误吸的风险，有无发生食管气管瘘的风险。

2. 护理要点

(1) 操作前：协助患者洗手，按需佩戴义齿。将床头抬高至少 30°~45°，并适当抬高床尾，以防患者下滑，可垫软枕于患者腘窝处，增进其舒适感。根据患者吞咽能力选择适宜性状的食物，若唾液分泌减少或口干不易吞咽，可采用流质、半流质饮食。

Note:
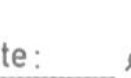

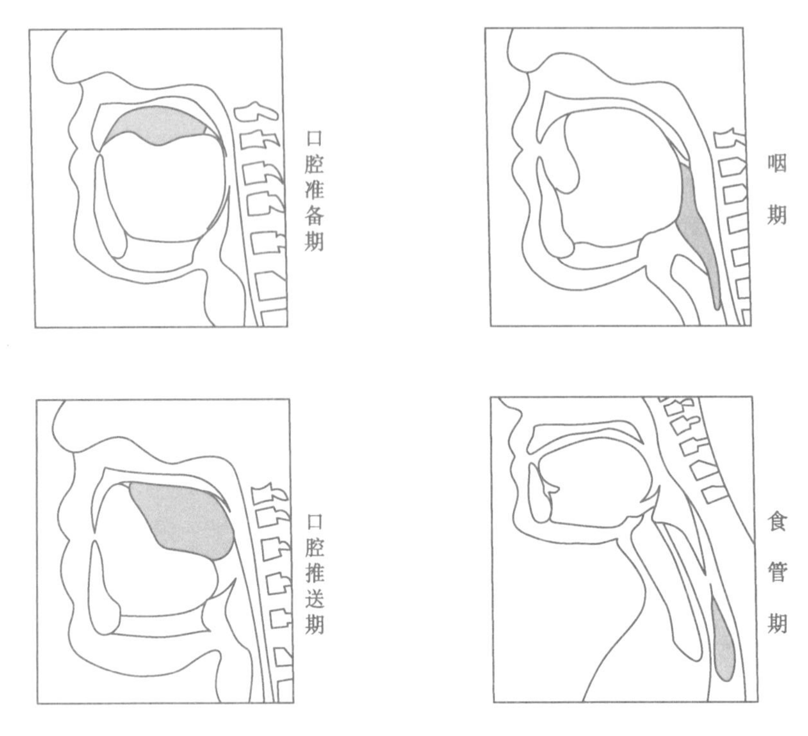


图 8-1-1 食物吞咽过程

(2) 操作中:判断准备的食物是否适合患者,了解患者的饮食喜好,观察其进食情况,鼓励进食。了解患者进食量,对不能自行进食的患者给予人工协助。速度、温度要适宜,同时注意食物的清洁度,固态和液态食物交替喂食。小口喂食,便于咀嚼和吞咽,如有呛咳应立即停止,防止误吸。

(3) 操作后:患者进食结束后协助其洗手、漱口或口腔护理,整理床单位。尽量保持半坐卧位 1 小时,预防食物反流及吸入性肺炎的发生。

3. 注意事项

(1) 进食过程中,勿催促患者,减轻患者进食压力。

(2) 告知患者进食应细嚼慢咽,避免边进食边说话,防止发生呛咳。

(二) 肠内营养护理

1. 评估 评估患者的年龄、病情、意识、自理能力、配合程度及营养状况;了解患者鼻腔通畅情况;有无恶心、呕吐、腹痛、腹胀等不适。

2. 护理要点

(1) 肠内营养途径的选择:包括口服和管饲两种。口服途径包括口服营养补充、部分肠内营养、全肠内营养。管饲是指通过置入营养管进行肠内营养的途径,包括经鼻胃 / 肠管、经皮内镜下胃 / 空肠造瘘。

(2) 肠内营养制剂的选择:肠内营养剂是指用于临床肠内营养支持的各种产品的统称。按氮源分类可分为整蛋白型肠内营养剂、短肽型肠内营养剂、氨基酸肠内营养剂和 $\alpha$- 酮酸制剂。

1) 整蛋白型肠内营养剂:适用于厌食患者、机械性胃肠道功能紊乱及代谢性胃肠功能障碍患者等。

2) 短肽型肠内营养剂:可快速改善低蛋白血症,提升机体免疫力。适用于代谢性胃肠道功能障碍者、无法进食固体食物者、体质较弱者及危重疾病患者等。

3) 氨基酸型肠内营养剂:适用于短肠综合征、胰腺炎、慢性肾病、血浆白蛋白低下者和放射性肠炎患者,以及不能接受含蛋白质的肠内营养剂的患者。

Note:

4) α-酮酸制剂：配合低蛋白饮食，用于轻、中度慢性肾衰竭患者，可减轻症状，延缓病情进展，也可用于终末期重度慢性肾衰患者，改善其营养状况。

(3) 输注过程中：正确粘贴管路标识，妥善固定，保持管路通畅。观察患者鼻胃管、鼻空肠管的外露刻度，检查胃管是否盘在口咽部，观察局部皮肤及黏膜情况。若为胃造瘘管或空肠造瘘管，注意伤口敷料、缝线固定及周围皮肤情况。

(4) 严格执行“六度”原则

1) 浓度：启动阶段一般使用糖盐水 25~30ml/h，待患者适应后再过渡到肠内营养液，从 25~30ml/h 开始输注，无不良反应后逐渐增加容量，以达到负荷量，逐步达到机体需要量。

2) 温度：成品营养液可在 22~25℃的室温环境中保存，输注时宜将营养液加热至 37~40℃。肠内营养液开启后需在 24 小时内喂养完毕。粉剂肠内营养液需现配现用，暂不使用的应置于 4℃冰箱内，复温后再喂养。

3) 速度：根据营养液总量和患者肠道耐受程度合理设置输注速度，最好使用专用的肠内营养输注泵匀速连续输注，让营养物质与肠道充分接触，确保营养物质被消化吸收。

4) 角度：床头抬高 30°~45°，防止呕吐、反流、误吸等情况的发生。

5) 清洁度：配制过程中，注重肠内营养液的清洁度，严格无菌操作。

6) 舒适度：观察患者有无腹胀、腹泻、恶心、呕吐、食欲不振等不适症状。

#### 3. 注意事项

(1) 每次鼻饲量不应超过 200ml，间隔时间不少于 2 小时。

(2) 果汁与牛奶分别注入，以免凝集成块堵塞管道。

(3) 喂食前后，需用温水冲洗管道，避免堵管，胃管末端反折，防止空气入胃肠道造成腹胀。

(4) 肠内营养过程中，动态监测患者血糖情况。

### (三) 肠外营养护理

**1. 评估**　评估患者的年龄、病情、意识、自理能力、配合程度及营养状况；评估输液通路情况、穿刺点及其周围皮肤状况。当终末期患者存在营养风险而无法经胃肠道摄入足够营养素时，在充分考虑患者及家属意愿的基础上，给予部分或全肠外营养支持。

#### 2. 护理要点

(1) 肠外营养的途径的选择：输注途径可分为外周静脉置管和中心静脉置管，首选中心静脉置管。如经外周静脉途径输注，防止液体外渗和静脉炎的发生。

(2) 肠外营养制剂的选择：肠外营养制剂包括葡萄糖、脂肪乳剂、复方氨基酸、电解质、维生素及微量元素，这些制剂配制成全营养混合液，又称全合一。

(3) 营养液的准备：肠外营养液必须在层流室或超净台内进行配制，配制时严格执行无菌技术。添加了维生素与微量元素的肠外营养液应在 24 小时内输注完毕，使用前可在冰箱冷藏（2~8℃）≤12 小时。肠外营养液应在室温、避光或 4℃冰箱中保存。由于光线会影响多种维生素及氨基酸的稳定性，输注时应注意避光。

(4) 输注方式选择：脂肪乳剂一般不经外周静脉直接单独输注。不宜在输注的肠外营养液中添加其他药物；对于不确定相容性的药物避免同时输注，输注前后应使用生理盐水冲洗。

(5) 输注管路管理：输注过程中取舒适体位，保持导管通畅，避免扭曲、打折，防止液体倒流、回血而堵管。每 24 小时更换输注装置。

(6) 输注过程观察：监测生命体征，合理安排输注计划，观察营养液有无分层、变色和沉淀等现象，一旦发现沉淀物或脂肪滴，不宜再输注。观察患者有无面色潮红、心慌、恶心呕吐等反应，及时对症处理。遵医嘱监测患者血糖，记录出入量。

Note：

3. 注意事项

(1) 监测患者体重、24 小时出入量，预防液体潴留发生。

(2) 监测患者血糖，防止出现血糖过高。

## 五、排泄护理

### (一) 排尿异常的护理

1. 评估

(1) 评估患者病情、意识、自理能力、配合程度，了解患者治疗及用药情况。

(2) 了解患者饮水习惯、饮水量，评估排尿次数、量、伴随症状，观察尿液的性状、颜色、透明度等。

(3) 了解膀胱充盈度、有无腹痛、腹胀及会阴部皮肤情况；了解患者有无尿管、尿路造口等。

(4) 了解尿常规、血电解质检验结果等。判断患者有无尿失禁以及尿失禁的诱因和类型，观察患者尿流出量、性质、规律和使用尿垫的情况，并分析引起患者尿失禁的原因。

2. 护理要点

(1) 尿量异常的护理

1) 记录 24 小时出入液量和尿比重，监测酸碱平衡和电解质变化，监测体重变化。

2) 根据尿量异常的情况监测相关并发症的发生。

(2) 尿失禁的护理

1) 保持床单清洁、平整、干燥，衣物与尿垫应勤洗勤换，床上铺橡胶单（或防水布）和中单。

2) 密切观察会阴部及尿道周围皮肤有无潮湿、瘙痒、糜烂、炎症、失禁性皮炎及压力性损伤的发生。保持会阴部、肛门周围及臀部皮肤清洁干燥，必要时用温水清洗，并保持干爽，使用皮肤保护剂。

3) 根据病情采取相应的保护措施，可采用纸尿裤、尿套、尿垫、集尿器或留置尿管。

4) 监测患者酸碱平衡、电解质及每周体重的状况，准确记录 24 小时出入量。

(3) 尿潴留的护理

1) 诱导排尿，如调整体位、听流水声、温水冲洗会阴部、按摩或热敷耻骨上区等，保护隐私。当女性患者膀胱肿胀、排尿困难时，可通过由上往下按压膀胱、轻拍会阴部或由侧面冲洗会阴等方法协助排尿。

2) 留置导尿管定时开放，定期更换。

(4) 尿管护理

1) 保持尿道口清洁，可用 0.5% 聚维酮碘棉球或温水擦拭外阴及尿道口，每日两次。

2) 在搬运患者前及时倾倒尿液，尿袋内尿液不超过 2/3 满。

3) 保持尿管通畅，勿打折受压，注意患者的主诉并观察尿液情况，发现尿液混浊、沉淀、有结晶时，应及时处理。

4) 保持会阴部清洁、干燥。对于长期留置尿管的患者，应鼓励其多饮水及翻身，定期监测并维持尿液 pH 在 5.0~6.0，防止泌尿系统感染及结石形成。

5) 每周定时更换尿袋 1 次，更换时对导尿管末端进行严格消毒，且放置位置低于膀胱水平面，避免尿液倒流诱发感染。乳胶导尿管每 1~2 周更换一次，硅胶导尿管每月更换一次。

6) 终末期患者出现意识障碍时，尽量选择持续开放尿管，避免膀胱过度充盈及增加尿路感染的概率。对膀胱高度膨胀又极度虚弱的患者，首次放尿量不得超过 1 000ml，以免引发患者虚脱和血尿。

(5) 尿壶的使用

应选透明的尿壶，能清楚观察到患者尿液的颜色、量、质及是否有沉淀物。此外，为了促进终末期患者舒适，可使用开口平整、光滑，材质柔软的尿壶，如硅胶尿壶等。

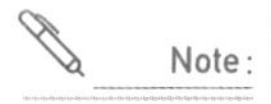

3. 注意事项

(1) 护士应注意患者情绪变化，理解、尊重和关心终末期患者，注意保护隐私。夜间可将便器放在床边，便于取放。

(2) 对于男性患者慎用尿布“大包小”（大尿布内再放置一小尿布包裹生殖器），易引起尿布疹及臀红，如使用，需加强观察、清洁等照护措施。如使用尿袋，注意关闭尿袋（套）末端开关，避免尿液流出，可使用胶布加强固定，预防尿袋松脱。

（二）排便异常的护理

1. 评估

(1) 评估患者心脑血管、消化系统病情。

(2) 了解患者排便习惯、次数、量，粪便的颜色、性状，有无排便费力、便意不尽等。

(3) 了解患者饮食习惯、治疗和检查、用药情况。

2. 护理要点

(1) 便秘的护理

1) 指导患者多食蔬菜、水果、豆类、粗粮等高纤维食物，如香蕉等；少食辛辣刺激食物。适当增加饮水量。

2) 协助患者按摩腹部，鼓励适当运动。

3) 加强心理护理，指导患者每天训练定时排便。对卧床患者应指导其正确的排便方式，以减轻心理负担。

4) 指导照护者正确使用通便药物，如开塞露、缓泻剂等，必要时灌肠。

(2) 腹泻的护理

1) 观察记录生命体征、24 小时出入量，监测患者酸碱平衡、电解质，警惕低钾血症的发生。

2) 保持会阴部及肛周皮肤清洁干燥，评估肛周皮肤有无破溃、湿疹等，必要时使用皮肤保护剂，如氧化锌软膏。

3) 严重腹泻时，需停止治疗，卧床休息，腹部保暖。给予要素饮食或完全胃肠外营养。记录排便的次数和粪便性状，必要时留取标本送检。

4) 合理饮食，协助患者餐前、便后洗手。

(3) 大便失禁的护理

1) 密切观察患者的生命体征以及出入量等变化，评估大便失禁的原因，准确记录排便的次数和粪便性状，必要时留取标本送检。

2) 每次排便后，用柔软的卫生纸或湿纸巾擦净，再用温水洗净会阴及肛门周围皮肤。做好会阴及肛周皮肤护理，评估肛周皮肤有无破溃、湿疹等，必要时使用皮肤保护剂，避免破损感染。注意观察骶尾部皮肤变化，预防压力性损伤的发生。

3) 遵医嘱指导患者及照护者合理膳食。

4) 对于身体条件尚好的患者，指导其根据病情和以往排便习惯，定时排便，进行肛门括约肌及盆底肌肉收缩训练。

(4) 便盆的选择与使用

建议使用骨科便盆，患者的臀部不需抬高很大幅度便能使用，不容易造成患者脊椎损伤。由于骨科便盆较浅，故建议在便盆上、下铺一层防水看护垫，避免床单与患者衣物被排泄物污染。

3. 注意事项

(1) 保持病室环境清洁，空气清新，定时开窗通风，去除病室内不良气味，使患者感觉舒适。

(2) 对大便失禁、腹泻患者，应注意观察肛周情况，保持肛周皮肤清洁、干燥、舒适，预防失禁性皮炎。

(3) 对于失禁、腹泻患者，观察有无脱水、电解质紊乱的表现，维持体液平衡，保证营养充足。

Note:

## 六、伤口护理

### (一) 评估

评估伤口类型及位置、伤口大小、深度及潜行、窦道、渗出液、气味、伤口基底组织颜色、伤口周围皮肤、疼痛及有无感染等情况。

### (二) 护理要点

1. 环境　保持病室安静整洁、光线充足、室温适中，保护患者隐私。

2. 伤口清洗　应保持伤口基底和周围组织清洁，避免污染和二次损伤。为减轻伤口疼痛，应减少刺激性消毒液的使用，如3%过氧化氢(双氧水)等，如使用，应用生理盐水冲洗干净。清洗伤口的过程中注意减轻操作引起的疼痛。

3. 伤口气味　在伤口适当清创处理后可使用银离子抗菌敷料，使用时间不超过两周。严重感染需遵医嘱全身使用抗生素。如癌性伤口产生的恶臭，局部可使用甲硝唑，伤口内层敷料可用低粘性凡士林油纱，外层敷料使用活性炭敷料或硅酮泡沫敷料。

4. 伤口渗出液和出血　处理伤口渗液可用吸收性的敷料，如泡沫敷料、藻酸盐敷料或棉质吸水敷料垫，或使用造口袋收集渗液。出血需及时处理，少量出血采取压迫止血或藻酸钙敷料填压出血点，还可使用硝酸银棒局部烧灼控制微小血管的出血；大量出血时通知医生，给予全身使用止血药、输血、外科治疗等措施。

### (三) 注意事项

1. 对于终末期患者的伤口护理，护理目标不再是愈合，而是症状护理，增加患者的舒适度和尊严感。

2. 因伤口引发的心理相关问题，应给予及时的心理疏导。

## 七、静脉导管维护

### (一) 中心静脉导管的日常维护

1. 评估

(1) 评估患者的年龄、病情、意识状态、营养状况、心理状态及配合程度。

(2) 观察穿刺点有无渗血、渗液、有无红、肿、热、痛及异常分泌物等感染征象。

(3) 查看导管外露长度，了解导管有无移位；查看导管留置时间是否到期。

(4) 询问有无酒精、碘过敏史。

2. 护理要点

(1) 敷料更换：每3日更换一次无菌透明敷料，如发现贴膜内渗血、渗液、潮湿、完整性受损时应给予及时更换；对于脱出的导管不应回纳体内。

(2) 输液接头更换：常规每7日更换一次。如有以下情况：任何原因所致的输液接头被打开或移除时、输液接头污染时、输液接头中有残留血液时、从输液接头里抽取血液后等应立即更换。

(3) 导管冲洗：每7日冲洗一次。持续输液时，应至少每12小时冲管1次。输液结束后，用生理盐水10~20ml脉冲式冲洗导管、正压封管。如输注血制品、脂肪乳、甘露醇等前后必须用20ml生理盐水脉冲式冲管。

3. 注意事项

(1) 严格执行无菌技术操作，预防感染发生。

(2) 每次静脉输液前检查导管是否在静脉内。

(3) 操作前后进行冲管时，如遇到阻力或回抽无回血，切勿强行推注。

### (二) 经外周静脉置入中心静脉导管的日常维护

1. 评估

Note:

(1) 评估患者的年龄、病情、意识状态、营养状况、心理状态及配合程度，询问有无酒精、碘过敏史。

(2) 查对导管维护手册,了解导管原始刻度及上次维护的时间。

(3) 评估导管情况:①观察穿刺点有无渗血渗液,有无红、肿、热、痛及异常分泌物等感染征象。②查看导管留置周围皮肤有无医用黏胶相关性皮肤损伤(medical adhesive related skin injury,MARSI)、贴膜周边有无卷边和松脱、有无导管外露。③核对患者维护手册上的导管原始刻度,了解患者目前导管刻度有无变化。④测量置管侧上臂臂围并记录。

#### 2. 护理要点

(1) 敷料更换:每 7 日更换一次无菌透明敷料,如发现贴膜内渗血、渗液、潮湿和完整性受损时,应给予及时更换;对于脱出的导管不应回纳体内。

(2) 输液接头更换:每 7 日更换一次,如有以下情况,应该立即更换:任何原因所致的输液接头被打开或移除时、输液接头污染时、发现输液接头中有残留血液时、从输液接头里抽取血液后等均应立即更换。

(3) 导管冲洗:同中心静脉导管的日常维护。

#### 3. 注意事项

(1) 严格执行无菌技术操作,预防感染发生。如穿刺部位出现红、肿、热、痛及臂围增粗等症状,建议立即行血管超声检查。

(2) 维护时,冲管禁止使用小于 10ml 的注射器,以免压强过大导致导管破损。

(3) 指导患者避免置管侧上肢过度外展、旋转及屈肘运动,勿提重物,尽量避免压迫置管侧肢体。

### (三) 植入式静脉输液港的日常维护

#### 1. 评估

(1) 评估患者的年龄、病情、意识状态、营养状况、心理状态及配合程度。

(2) 了解输液港植入时间、最近一次维护时间,维护中是否可以抽到回血以及推注生理盐水是否通畅等情况。

(3) 观察港座周围皮肤,观察有无红、肿、热、痛等感染征象及瘀青。

#### 2. 护理要点

(1) 敷料更换:输液港植入后首次维护时间为 24~48 小时。伤口愈合后治疗间歇期无需继续覆盖敷料。

(2) 无损伤针穿刺:穿刺无损伤针时,针尖斜面背对导管入口方向。用非主力手的拇指、示指和中指三指固定注射座,将输液港拱起,主力手持无损针,自三指中心垂直刺入,穿过隔膜,直达储液槽底部。

(3) 无损伤针更换:治疗期间使用无损伤针,最长可使用 7 天。更换时,建议当日输液结束后拔针,次日重新穿刺,以利于注射座处皮肤的修复。

(4) 导管冲洗:治疗间歇期每 4 周对静脉输液港进行冲管、封管维护一次。推荐选择 10ml 以上注射器或 10ml 预充式导管冲洗器。可根据患者病情酌情选择使用 3~5ml 肝素稀释液进行正压封管。拔针时仍需要执行冲管、封管流程。

#### 3. 注意事项

(1) 严格执行无菌技术操作,预防感染发生。

(2) 根据患者输液港植入部位皮下脂肪厚度,选择合适型号的无损伤针穿刺。

(3) 穿刺时动作轻柔,遇阻力时不可强行进针,以免针尖形成倒钩,损伤穿刺隔膜。

(4) 穿刺成功后,应妥善固定穿刺针,防止穿刺针从穿刺隔膜中脱出。

(5) 每次输液前必须先抽回血,如无法抽到回血,推注生理盐水不通畅时应暂停使用。

(胡德英)

Note:

# 第二节 中医舒适护理

## 一、终末期患者中医辨证施护

### (一) 中医辨证施护概述

中医的死亡是指阴阳亡失,包括亡阴和亡阳两类;也就是指机体的阴液或阳气突然大量脱失,机体原本相互维系的阴阳双方皆不能为对方的存在提供必需的基础。阴亡,则阳无所依附而散越;阳亡,则阴无以为化而耗竭,阴阳由此开始进入相互"离决"的阶段,最终发展为阴阳分离。终末期患者施护前需判断患者病情,遵循辨证施护的基本原则对患者进行个体化护理。其辨证的具体方法有很多,而且各有特点,既相互独立,又相互联系、相互补充。常用的辨证方法有八纲辨证、脏腑辨证和卫气营血辨证等,结合临终患者护理特点,这里介绍八纲辨证。

八纲辨证是将望、闻、问、切四诊收集的资料,根据病位的深浅、病邪的性质及盛衰、人体正气的强弱等方面的情况,分析归纳为表证、里证、寒证、热证、虚证、实证、阴证、阳证八类基本证候,针对终末期患者证候特点实施个体化护理。

1. 表里辨证　表里是辨别病变部位内外、深浅及病势进退的一对纲领。辨别表证与里证,要重点观察患者的寒热、舌象、脉象等表现。

2. 寒热辨证　寒热是辨别疾病性质的一对纲领,也是阴阳偏盛、偏衰的具体体现。患者对寒热的喜恶、是否口干、面色、四肢温度、大小便、舌象、脉象等,作为鉴别寒证与热证的依据。

3. 虚实辨证　虚实是用以辨别邪正盛衰的一对纲领。实证主要是指邪气盛实;虚证主要是指正气亏虚。实证宜攻其邪,即泻其有余;虚证宜扶其正,即补其不足。于终末期患者而言,虚实辨证是恰当补泻的基础。

4. 阴阳辨证　阴阳是八纲中的总纲,它将证候分类,概括了其余六纲。阳证有表证、热证、实证;阴证有里证、寒证、虚证。

八纲辨证帮助护士了解终末期患者不舒适的原因,临床实践中,患者的不适可能源于各种各样的病症,表现各有不同,这里介绍终末期常见症状的中医辨证施护。

### (二) 疼痛的中医辨证施护

1. 中医辨证分型　"不荣则痛"和"不通则痛"是中医对疼痛的解释。"不通则痛"则多为外感六淫、七情内伤、饮食不节中的一种或多种致病因素侵入某一脏腑、经络,引起疼痛,为邪实阻滞不通所致实症。"不荣则痛"多由于疾病日久,耗伤正气,致使脾胃受损,气血亏虚,经络、脏腑失于荣养,而引起疼痛,此种疼痛属于虚症。气滞血瘀,毒邪蕴积,痰湿凝滞等都可以造成"不通",所以治疗也就有疏肝理气、活血化瘀、解毒散结、化湿祛痰等方法。饮食内伤、情志失调,久病不愈等可以造成"不荣",故治疗上有健脾养胃、调理情志、益气补血等方法。

2. 中医辨证施护

(1) 终末期患者慎用解表发汗,宜采用温经通络之法。

(2) 附子、花椒等辛热之物可温经通脉散寒止痛,要温热服用。

(3) 使用泻下行气之品通腑去积治痛时,须告知患者注意观察记录二便,忌食辛辣肥腻,危重患者慎用大黄等强效方剂。

(4) 调补气血阴阳,扶助正气治疗疼痛时,患者宜休息调养。

(5) 使用红花等活血化瘀或破血逐瘀之品止痛时,注意患者出凝血情况。

### (三) 呃逆的辨证施护

1. 中医辨证分型　呃逆为胃气上逆动膈,气逆上冲,与胃、肺、肝、脾相关。有些临终患者呃呃连声,声短而频,不能自制。依据寒热虚实的不同,施以祛寒、补虚,危重患者慎用清热、泄实的方法。

Note:

2. 中医辨证施护

(1) 寒者用温水服药。

(2) 饮食有节,临终患者多卧床,能量消耗有限,宜少食多餐易消化食物。

(3) 部分呃逆与情志密切相关,宜调畅情志,保持宁养氛围,使患者心境平静。

(四) 喘证的辨证施护

1. 中医辨证分型　喘病病位在肺与肾,在肺为实,在肾为虚。虚喘当责之肺、肾两脏,因精气不足、气阴亏耗而致肺不主气、肾不纳气。脾肾阳虚,肾不纳气,常是恶性肿瘤患者晚期的变化。痰饮是阴邪,最易损伤阳气,病久由肺脾两脏累及肾脏,脾肾阳虚。肾有摄纳元气的功能,肾虚不能纳气,就会加重咳嗽、呼吸困难,表现为咳嗽、痰涎清稀、量多、动辄气急,甚至气不得续。

2. 中医辨证施护

(1) 依据季节和气候特点,保持室内适合的温湿度。

(2) 喘证发作时,密切观察病情变化,患者取半卧位,必要时吸氧。

(3) 终末期患者不宜近烟酒,保持室内空气清新。

(4) 饮食清淡,忌辛辣刺激及肥甘厚腻之品,注意补充水分。

(5) 喘病与情志密切相关,平素宜调畅情志,怡情悦志,及时探望关爱以缓解其对死亡的恐惧。

(五) 水肿证的辨证施护

1. 中医辨证分型　水肿是因感受外邪、劳倦内伤或饮食失调使气化不利,津液输布失常,导致体内水湿运行障碍、潴留、泛溢肌肤,以头面、眼睑、四肢、全身水肿等临床表现为特征。恶性肿瘤可引起全身性水肿,主要是脾肾两脏的阳气不足,不能蒸化水液,水湿浸渍于全身;或者肿瘤导致湿毒和湿热壅盛,造成的局部或全身水肿。从这些病因病机出发,一般可以将恶性肿瘤性水肿水湿浸渍型、脾阳不足型、肾阳虚衰型和湿热壅盛型来分型证治。以肾阳虚衰型水肿为例:症见全身浮肿,腰以下为重,神色疲倦,四肢不温,胃纳不馨,大便溏薄,腰膝酸软,面色苍白,舌淡胖,苔白滑,脉沉细。

2. 中医辨证施护

(1) 季节变换时,要注意防寒保暖。

(2) 祛风宣肺之药宜热服,若服药后患者大汗,则注意观察其汗量、出汗部位、性质及小便情况,及时擦干。

(3) 宜食营养丰富、易消化、低盐食物。赤小豆汤、冬瓜汤及西瓜类新鲜水果、蔬菜有利水消肿作用;忌食肥脂油腻之物。

(六) 鼓胀的辨证施护

1. 中医辨证分型　根据中医学理论,鼓胀系肝脾肾功能失调,肝气郁结,横逆乘脾,脾失健运,水湿不化,肾虚则膀胱气化无权,水不得泄而内停,导致气滞、血瘀、水停于腹中。中医认为临终患者鼓胀本虚标实,虚实并见,治疗以攻补兼施为原则。

2. 中医辨证施护

(1) 注意保暖,避免反复感邪。

(2) 病重者宜卧床,腹水较多者取半卧位,内脏肿瘤患者忌推拿按摩。

(3) 营养均衡,忌粗硬食物,腹水者忌盐。

(4) 安神静养为主,避免郁怒伤肝。

(七) 喉痹的辨证施护

1. 中医辨证分型　喉痹与肺、胃、肾等密切相关,是因脏腑虚弱,咽部失养或邪滞于咽所致。终末期患者肺胃热盛者,咽喉疼痛较重,痰涎多而黏稠,咽喉梗阻感,咽部红肿,咳黄痰,发热,便干。

2. 中医辨证施护

(1) 起居有时,即便临终患者神志时清时浊,也要让患者感受到日夜复始。

(2) 室内空气温湿适宜,避免干燥环境。

Note:

(3) 饮食清淡,可用雪梨汁、罗汉果冲饮。

## 二、终末期患者中医食疗

由于疾病消耗,肿瘤或慢性疾病终末期患者常有恶心、呕吐、乏力、食欲缺乏、身体消瘦,甚至难以进食,呈现恶病质。因此需遵循辨证施食、按食物性味选择、少量多餐的原则,按需补充营养,确保食材新鲜,食物易消化吸收。

1. 中医辨证施食　辨证施食指根据患者疾病的证候类型指导患者选择不同属性的食物。例如:肠风或脏毒(便血)者可选择有止血功能的紫茄菜;喘症可选用萝卜、枇杷、梨;咳血者可吃鲜藕、荠菜等;有呃逆、反胃者可饮热牛奶;喉痹者可选择西瓜、雪梨,榨汁饮用。

2. 按食物性味选择　对食物的选择既要考虑患者疾病的病证类型,又要根据食物本身的四气五味和归经等诸多因素实行辨证施食。在辛、甘、酸、苦、咸五味中,甘能补能缓能和,有补益、缓急、止痛、和中的作用,可依患者的口味喜好选择。临终患者一般不宜食用甲鱼,因甲鱼性凉补血,性冷滋腻不易消化。此外,生姜、花椒、大蒜等性热,食后易生内火,热毒内蕴。需要注意的是,终末期患者禁忌食物并非绝对,忌口食物只是极少数,家属亲友要关心体贴患者,应尽一切可能满足其饮食需求,让患者无憾地告别人生。

## 三、终末期患者中医外治疗法

### (一) 艾灸

1. 概述　在古代,人们发现围火取暖时身体在感受到温暖外一些病痛也得到缓解,从而发现了热力的医疗作用。后来,人们逐渐积累了这些治疗经验,主动用烘烤或灼烧的方式治疗病痛,灸法逐渐形成。灸法是用一些具有治疗作用的可燃性药物置于人体特定部位,借助火的温热之力,通过经络传导至全身,发挥温通气血、扶正祛邪的作用。《孟子·离娄篇》提到"七年之病,求三年之艾",意思是久病患者,身体虚弱,可用陈年的艾灸治。灸法有泻其有余、补其不足的作用,以达到调和阴阳的目的,久病或者病情较重患者的补泻要依据辨证施护的原则温和施灸。

2. 作用机制　灸法基于人体经络与脏腑之间的相互关系,通过经络将热力与药力输送到各个脏腑和器官发挥疗效。灸法介质以艾为主,艾叶性味苦、辛、温,入脾、肝、肾经。艾叶气味芳香、易燃,具有温经通络、回阳救逆、活血行气、散寒除湿、消肿散结的功效。艾叶的主要药效成分是艾叶油,为挥发油,含有桉叶素、$\beta$-石竹烯、松油烯醇等。

3. 适用范围　根据艾灸法的作用特点,其适应范围以寒证、虚证、阴证为主,对慢性病及阳气虚寒者尤宜。可用于寒凝血滞、经络痹阻所致的风寒湿痹、腹痛,脾胃寒盛的呕吐、胃痛、泄泻,阳气虚脱之大汗淋漓、四肢厥冷、脉微欲绝,或用于消瘀散结。

4. 使用方法　灸法分为直接灸与隔物灸。直接灸即将艾炷直接放在施灸部位的皮肤上,为防止其倾倒,可以事先在施灸皮肤上轻抹上一点凡士林、烫伤膏、蒜汁或粥汤等黏附剂,此法用于所有直接灸。隔物灸即将一层药片(单方、复方均可)放置于艾炷与皮肤之间,施灸时可以同时发挥艾灸与药物的功效。

终末期患者祛寒补虚,可用隔姜灸。

(1) 生姜切成 0.2~0.3cm 的薄片,中间刺若干小孔,上面放置中或大的艾炷,点燃艾炷施灸。

(2) 取穴后可用凡士林、烫伤膏,黏粥等黏性物质涂抹穴位,以固定艾炷,防止掉落。

(3) 终末期患者皮肤对刺激不敏感,患者往往不能及时诉说皮肤的灼热不适,因此施灸过程中要观察局部皮肤,以皮肤红晕而不起泡为度。

(4) 局部皮肤温度较高时,可将姜片向上稍提起,或缓慢地移动姜片。

5. 注意事项

Note:

(1) 久病体质弱者使用艾炷灸时宜小炷少壮,头面躯干皮薄肉少处,灸炷不宜大而多,腰腹四肢肌肉丰厚处,则可大炷、多壮。

(2) 采用灸法补益时,不可吹艾火,应使温和的火力缓缓地透入体内,且须待艾火自灭,然后按压穴位,以达到温阳补虚的作用;久病或病情较重患者不推荐使用泻法。

(3) 艾炷、艾条燃烧时应注意实施防护措施,避免艾灰掉落在皮肤或衣物上,造成烫伤。

(4) 施灸完毕后,确认完全熄灭后方可离开,严防火灾。

(5) 忌在重要器官及大血管分布的区域施灸,如颈部大动脉、心前区。

### (二) 穴位按摩

1. 概述　穴位按摩是在中医基本理论指导下,徒手刺激局部穴位,疏通经络、缓解终末期患者肢体僵硬,增加舒适。取穴需要依据阴阳、脏腑、经络和气血等理论,根据"经脉所通,主治所及",遵循"循经取穴"的基本原则,包括近部取穴、远部取穴和随证取穴,久病或病情较重患者以近部取穴和随证取穴为主。另选取两个或以上、主治相同或相近,具有协同作用的腧穴加以配伍应用。

2. 作用机制　腧穴的主要生理功能是输注脏腑经络气血,沟通体表与体内脏腑的联系。通过手法刺激相应腧穴,可以疏通经络,调节脏腑气血,增加患者舒适。

3. 适用范围　穴位按摩广泛运用于临床各类疾病的治疗中,在各种慢性病症和脏腑机能衰退中得到广泛应用,对于脏腑功能性疾病、慢性炎症等都有很好的疗效,适合调理脏腑功能。

4. 使用方法

(1) 患者取舒适体位,根据患者的主要症状,在病变局部和腧穴上采用不同手法进行按摩,临终患者的穴位按摩要求力度柔和,频率、压力、摆动幅度均匀,动作舒缓。

(2) 穴位选择

1) 用于中气下陷、精神疲乏:取百会、翳风、印堂、神门、内关,以安神定志,健脑通络,升阳固脱,去除慵懒,振奋阳气。

2) 用于气虚乏力、脘腹胀满:取膻中、气海、关元以宽胸理气,宣肺降逆,回阳固脱,增补元气,宁心除烦。

5. 注意事项

(1) 根据病情、体质等选用不同的按摩介质。

(2) 操作前应修剪指甲,以防损伤患者皮肤。

(3) 操作时勿用实力,禁用暴力,依患者反应逐渐柔和加力。

(4) 按摩过程中密切观察患者反应,并做好相应处理。

(5) 病情过重,过度虚弱者不宜穴位按摩。

### (三) 耳穴贴压

1. 概述　耳穴贴压疗法,又称耳穴埋籽法,是在耳郭穴位或反应点,用胶布固定硬而光滑的药物种子等物,用手指给予适度的揉、按、捏、压刺激,通过经络传导,达到缓解患者疼痛不适的目的。耳穴贴压疗法实用性强,具有取材方便、适应病症广、较为安全等特点;耳穴的分布规律容易学习和记忆,操作方法简单,适宜慢性疾病和身心不适的居家照护。

2. 作用机制　人体的五脏六腑、五官九窍是有机的整体,它们通过经络互相联系,通过气血灌注互相影响。耳穴是耳郭部皮肤及皮下组织与人体脏腑、经络、孔窍、四肢沟通的部位,也是脏腑、经络之气输注之处,是疾病的反应点和治疗点。耳与脏腑在生理方面息息相关,在病理方面表里相达。当机体的脏腑经络发生病变时,耳郭相应区域就会出现各种反应,如压痛、皮肤电阻下降、皮肤色泽变化及条索、结节等。用适当的方法对耳穴进行刺激,可以达到调理脏腑,气血平和,增加舒适的目的。

3. 适用范围　耳穴对于各种疼痛性病症有较好的止痛作用;对于各种炎症性病症有一定消炎止痛作用;对于一些功能紊乱性病症有良好的调节作用,促进病症的缓解和痊愈;对于过敏与变态反应性疾病可以改善免疫功能;对于内分泌代谢性疾病有改善症状,减少药量等辅助治疗作用。耳穴贴压的止痛效果较好,可用于癌性疼痛、长期卧床导致的局部不适或者慢病患者的躯体功能紊乱等。

Note:

4. 使用方法 依据耳穴的分布规律，按照患病相应部位、穴位特定功能，依据经络学说、藏象辨证在耳郭的相应部位取穴，或依据现代医学理论的病因和临床经验取穴。久病体虚者采用小米或者王不留行籽，不推荐使用刺激性较强的磁珠。病情危重临终患者不采用任何贴压材料，仅手法按摩即可。

(1) 先探查耳穴，观察耳郭上不同于正常组织的区域。

(2) 用 75% 的乙醇棉球对全耳进行擦拭，以利于胶布贴紧。

(3) 一手固定耳郭，一手用镊子贴于相应穴位上。

(4) 贴压手法

1) 弱刺激按压法：一压一松地垂直按压耳穴上的药丸，以感到胀、酸、轻微刺痛为度，每次压 3 秒，停 3 秒。每次每穴按压 2 分钟左右，每天 3~5 次。本法是一种弱刺激手法，不适用力过重，适用于各种虚证、久病体弱，年老体衰及耳穴敏感者。

2) 强刺激按压法：垂直按压耳穴上的药丸，至患者出现沉、重、胀、痛感，每穴按压 1 分钟左右，如有必要，每穴重复操作 2~3 遍，每天 3~5 次。本法适用于实证、年轻力壮者，对内脏痉挛性疼痛、躯体疼痛及急性炎症有较好的镇痛消炎作用，不推荐用于慢病体弱患者。

5. 注意事项

(1) 防止胶布潮湿和污染导致皮肤感染。

(2) 初次贴压留置 3 天，以后视病情可在耳穴上放置 5~7 天。夏季贴压时，不宜贴压时间过长。

(3) 如果出现对胶布过敏，局部出现痒、红或出现皮肤破溃、丘疹，应停止贴压，改用其他疗法。

(4) 手法以按压为主，不要揉搓，以免搓破皮肤造成感染。

### (四) 中药热熨敷

1. 概述 中药热熨敷是通过特定部位药物吸收的直接作用和穴位刺激激发经气的间接作用达到增进患者舒适的目的。热敷分为干热敷和湿热敷两种。干热敷为用盐、沙、土、药等炒热，放于袋中，敷于患处；湿热敷则是用湿的热毛巾敷于患处。

2. 作用机制 中药热熨敷是常用的中医外治法，它源于中医整体观念、经络学说和腧穴理论。中药热熨敷法有止痛、调整生理功能和增强防御功能等作用。应用中药外敷疗法通过药物的刺激，激发经气，疏通经络，调理气血，有助于调理脏腑生理功能。

3. 适用范围 用于缓解久卧床患者的肢体关节疼痛、肿胀、麻木、瘫痪、挛缩和僵硬等，对各种痛证如胁痛、腰痛、腹痛等也有止痛的作用，也可用于下焦虚冷、元阳衰惫之证。禁用于皮肤破损处、身体大血管处、局部无知觉处、腹部包块性质不明以及一切炎症部位；禁用于神志不清者。

4. 使用方法

(1) 久病体弱者建议采用仰卧位、辅助侧卧。

(2) 药熨前药物置入锅内，用文火炒，炒时用竹铲或竹筷使药物均匀受热至温度 60~70℃时，装入双层布袋外包大毛巾保温。

(3) 局部皮肤涂少量凡士林，药熨袋在部位及周围熨敷，力量均匀，开始时用力轻，速度可稍快，随着药袋温度的降低、力量可逐渐增大，同时速度减慢。

(4) 久病或者病情较重的患者中药热熨敷的时间不宜过长，一般 15~20 分钟，视患者病情 1~2 次 /d。

5. 注意事项

(1) 及时观察患者反应，如有虚弱、心慌，体力不支时，应停止治疗，不要拘泥于疗程的限制。

(2) 及时处理不良反应，用于外敷的一些中药可能对皮肤有一定的刺激作用，有时会引起局部皮肤发痒、灼烧感，甚至起疱疹等不良反应，应及时观察和处理。

(3) 注意观察局部皮肤情况，防止烫伤。久病不愈或者病情较重的老人，皮肤感知觉迟钝，药熨袋温度不宜超过 50℃。

Note:

(4) 均匀受热，保护皮肤。毛巾须折叠平整，使热量均匀透入，以免烫伤皮肤。

(5) 热敷时要控制好毛巾的温度和湿度。干毛巾不易烫伤皮肤，而适当的湿度有利于药物的吸收，以不滴水、不渗水为宜。对久病患者采用中药热熨敷时切勿按揉，热敷的部位不可再使用其他手法，否则容易皮肤破损。

（五）芳香疗法

1. 概述　芳香疗法是运用从植物中提取的精油，制成适当的剂型，经由呼吸道或皮肤吸收进入体内，缓解不安和紧张，对人体进行身心整体疗愈的一种自然疗法。芳香疗法可以缓解终末期精神压力、调节情绪、减轻疼痛、提高睡眠质量，让终末期患者身心得到舒缓、安适，同时还可以净化空气，消毒长期卧床患者的居室。

2. 作用机制　芳香疗法常用的植物精油是从芳香植物萃取的纯天然、具有挥发性的油性液体。香囊中艾草的有效成分为艾叶油，也是精油的一种，具有理气血，促循环，温经脉，祛寒湿，止痛等功效。精油通过嗅觉、呼吸和皮肤接触对人体产生作用。

(1) 通过嗅觉到达大脑：闻嗅精油的味道时，鼻腔最上部嗅上皮细胞上的神经纤维嗅毛感知到芳香成分，化学性信息对嗅细胞的刺激变成脉冲信号，经过嗅球、嗅束到达大脑边缘。大脑边缘系统是控制紧张焦虑情绪、记忆、睡眠的神经中枢，因此闻嗅香味能够放松心情。

(2) 通过肺到达血液：吸入的精油能迅速到达被毛细血管包围的肺泡，精油成分进入毛细血管，随血液循环到达全身。

(3) 经皮肤到达血液：精油分子通过表皮进入到真皮，通过真皮处的毛细血管和淋巴管在体内循环运送到全身各个部位。不同成分精油的吸收速度不同，精油原液需要基础油稀释后才能使用。

3. 适用范围　不同的植物精油作用于人体，产生的效果不同。缓解疼痛选择薰衣草、迷迭香、辣薄荷、马荷兰、洋甘菊等；缓解恶心选择辣薄荷、生姜、肉桂、洋甘菊等；消除胀气选择辣薄荷、生姜、佛手柑、马荷兰等；改善呼吸选择乳香、尤加利、香茅、丝柏等；利尿选择丝柏、柠檬、葡萄柚、杜松等；改善睡眠选择薰衣草、橙花、洋甘菊等；镇静选择佛手柑、洋甘菊、薰衣草、檀香等；增进舒适感选择柠檬、迷迭香；抗焦虑选择柑橘类精油、马荷兰、百里香等。

4. 使用方法

(1) 精油按摩：通过按摩，增加精油分子的放松效果，基础油和调和油通过皮肤吸收到体内刺激机体某些部位和穴位，达到疏通经络、活血化瘀、调节气血、排出代谢废物和舒缓神经的作用。沐浴泡澡之后血液循环良好，皮肤渗透力强，有利于精油的吸收。按摩时以手掌手指完全贴覆于皮肤，按摩方向与淋巴液回流的方向一致。为了方便精油的渗透吸收，建议按摩后不要冲洗皮肤，可用毛巾轻轻擦拭。

(2) 精油沐浴：把精油萃取液滴入浴缸或擦浴的温水，促进血液循环，舒缓身心紧张，消除疲劳等、缓解精神压力。如果要对身体的局部进行理疗，可加大浓度，直接浸泡患处，如艾草精油足浴对于改善足部水肿、肌痛、体寒等有很好的效果。

(3) 精油熏蒸：在放有热水的容器里滴入精油，或者用香薰器具扩散精油的有效成分。20~25$m^2$的房间使用4~5滴精油为宜。芳香成分通过刺激嗅觉神经而作用于大脑，起到放松情绪的功效。艾草精油有杀菌、抗病毒的作用，熏蒸能发挥净化空气的效果。久病或者病情较重的患者常伴有呼吸困难缺氧，不建议使用熏蒸之法。

(4) 精油吸嗅：精油的香味分子通过鼻腔嗅觉细胞刺激大脑的嗅觉区，调控和平衡自主神经系统，从而产生镇静、放松的效果，可缓解终末期焦虑不安、促进睡眠。利用香气对嗅觉的刺激。在手绢或面巾纸上滴一两滴精油之后闻嗅，也可以将6~8滴精油置于香薰器中。因直接吸嗅刺激性较强，不建议终末期患者直接从精油瓶口吸嗅，可以在鼻子下方来回摆动瓶盖以吸入。

5. 注意事项

(1) 精油选择因人而异：使用前评估患者对精油的敏感度和偏好，有无过敏症状。根据不同精油的特质和功能，选择合适的种类、用量和使用方式，香味不宜过于强烈。

Note:

(2) 精油储存要正确:精油一般储存于棕色避光瓶,在阴凉处保存,开启后6个月内用完,避免儿童接触。

(3) 精油使用要合理:除特殊精油外,一般的纯精油不宜直接涂在皮肤上,可以使用基础油稀释,稀释后浓度单方不可超过3%、复方不超过8%,以免引起皮肤过敏或灼伤。

(4) 关注患者身心需求:芳香疗法最大目的是使患者身心放松,改善身心的不适症状,因此患者的身心需求应放在第一位。

(谷岩梅)

## 思考题

1. 如何将舒适护理理论应用于安宁疗护实践?
2. 如何指导终末期患者进行活动?

Note:

URSING

# 第九章

# 心理支持

第九章 数字内容

## 学习目标

**知识目标：**

1. 掌握终末期患者常见的心理支持技术。
2. 熟悉终末期患者常见的心理特点。
3. 了解终末期患者常见心理支持技术的注意事项。

**能力目标：**

能识别终末期患者不同的心理特点，根据实际情况，选择合适的心理支持方法。

**素质目标：**

具有关心、关爱患者的职业心理素养。

终末期患者因疾病的进展与治疗出现疼痛、恶心、呕吐、疲乏、呼吸困难等躯体症状，同时伴有焦虑、抑郁、恐惧、心理痛苦、自杀意念等心理特点。护士应重视并识别患者的心理特点，运用倾听、共情、放松疗法等技术为终末期患者提供心理支持，促进其心理舒适。本章重点介绍终末期患者心理特点以及心理支持方法，以帮助护士及时识别终末期患者心理困扰，并给予恰当干预和护理。

导入案例

刘先生，67岁，退休工人，高中文化，因气促、呼吸困难、胸闷咳嗽，平车入院。入院诊断：肺癌晚期骨转移。患者处于强迫体位，左腿不停抖动。患者食欲缺乏，情绪不稳，烦躁，失眠，担心夜间呼吸困难而死亡。当患者疼痛不能控制时，有用物品猛敲自己头部的行为。

请思考：

(1) 患者目前的心理特点有哪些？

(2) 如何正确识别终末期患者的心理问题？

(3) 护士应给予刘先生哪些心理支持？

# 第一节 终末期患者心理特点

## 一、焦虑

### (一) 概念

焦虑(anxiety)是人们感受到威胁和预期将要发生不良后果时产生的情绪体验，是患者最常见的情绪反应。在面对威胁生命的疾病时，焦虑是一种正常反应，它通常在两周内逐渐消失。若焦虑症状持续存在，则会发展为焦虑症(anxiety disorder)，又称焦虑障碍，是一组以焦虑情绪为主要临床表现的精神障碍，可分为现实性焦虑和病理性焦虑。现实性焦虑是应激状态下常态化的情绪反应，多源自现实生活中存在的威胁及挑战，当威胁及挑战消失后焦虑也随之消失。焦虑情绪的产生有助于激发个体积极应对挑战，发挥自身潜能来应对现实威胁，可能给患者带来正面影响，如促使终末期患者完成未了心愿等。当焦虑的严重程度与客观事件或处境不相称或持续时间过长则为病理性焦虑，这是一种患者不能自控的，没有明确对象或内容的情绪反应，患者常伴有提心吊胆、惶恐不安的痛苦体验。

### (二) 原因

1. 对未来的不确定　终末期患者病情逐渐恶化，随之导致的水电解质异常、感染、低血糖、低氧血症、心肺和全身器官功能进行性衰竭等，可能激发潜在或已经存在的病理生理及心理状态改变。患者常表现出希望获得有效治疗，但现实治疗又难以满足。患者对生存时间长短的忧虑，对未解决的家庭矛盾、工作问题及财务状况的担忧等诸多问题，这些均可引发患者产生对未来的不确定感，进而使其出现焦虑反应。

2. 对痛苦的担忧　当终末期出现剧烈疼痛、呼吸困难、恶心、呕吐等症状时，患者常担忧这些症状带来的痛苦得不到有效控制和处理。此外，患者对未知及死亡的恐惧、对身体和精神痛苦的畏惧、对与亲人分离的不舍等都是引发焦虑的重要原因。

3. 对变化的抵触　终末期患者因疾病或受伤出现机体不可逆损伤，不可避免地导致其体力、独立性和控制感的丧失，从而产生焦虑。另外，疾病也会使患者在家庭和社会的地位或作用减退，致使其出现愤怒或沮丧，特别是临近生命终末期，社交活动减少，可能出现隔离、孤独和失去价值感，从而诱发焦虑。

Note:

4. 其他 用于控制终末期症状的药物,如抗精神病类药物、类固醇类药物、中枢神经兴奋药等也可能会引起患者的焦虑。

(三) 表现

1. 生理表现 终末期患者的焦虑表现为躯体症状和心理症状的综合状态,躯体症状可能会掩盖心理症状,出现一系列的临床表现。消化系统表现:口干、吞咽困难、厌食、恶心、呕吐、腹泻等;运动性不安:肌肉颤动、坐立不安、心神不定、搓手顿足、踱来走去、小动作增多等;自主神经功能亢进症状:胸闷、胸部紧缩感、过度换气、面色苍白、出汗、心悸、尿频、尿急等。

2. 心理特征 包括恐惧,神经过敏、注意力不集中、沉思、意志消沉、乏力、应对技巧减退等。许多生命终末期患者会出现睡眠障碍、做噩梦,可能在夜晚甚至白天不愿意独处。

(四) 识别

终末期患者的焦虑难以避免,焦虑通常会伴随有抑郁和谵妄的症状,患者往往存在较为严重的躯体症状、社会担忧和生存困扰,因此需要医护人员及照顾者给予及时正确的评估。对于终末期患者的焦虑可通过两个问题进行初筛:①您是否感到紧张、焦虑或不安?②您是否有无法停止或者控制的焦虑不安?如果患者对这两个问题都回答"是",则表明其可能存在焦虑,需要用其他工具进一步进行测评(详见第六章第三节内容)。

## 二、抑郁

(一) 概念

抑郁(depression)是一种由现实或预期丧失而引起的消极情绪,以情绪低落为特征。一般来说抑郁是伴随负性生活事件的心理体验,但如果个体不能良好地应对,可能出现情绪消沉、心态悲观、自我评价降低、自我感觉不良,甚至出现消极厌世、萌生自杀的念头、出现自杀的行为。若终末期患者的抑郁未及时识别及干预,则可能会进一步加重患者的社会隔离,阻碍其完成"未尽之事宜",从而导致抑郁症(depression disorder)的发生。抑郁症又称抑郁障碍,以显著而持久的心境低落为主要临床特征,是心境障碍的主要类型,严重者会影响其生活质量及社会功能,主要特点为与其处境不相称的显著而持久的心境低落。患者情绪消沉,可从闷闷不乐到悲痛欲绝、自卑,悲观厌世、木僵等,严重者出现幻觉、妄想等精神病性症状,甚至出现自杀意念或行为。抑郁障碍每次发作一般持续两周以上,有的甚至数年,多数病例有反复发作的倾向,大多数可以缓解,部分症状残留或转为慢性抑郁。

(二) 原因

1. 自我尊严感下降 终末期患者经历了身体形象改变,社会角色冲突,无法履行在家庭经济、养育方面的责任而引发病耻感、失落感、愧疚感等,患者往往出现因现实和预期存在差距的悲伤反应,自我价值感丧失,自我尊严感下降。加之患者的独立性、控制感、日常生活自理能力下降甚至丧失,加重其挫败感、沮丧感,最终可能发展为抑郁或抑郁症。

2. 社会隔离感增加 首先,终末期患者活动能力下降,自理能力缺乏,不能参与一些日常的活动,在物理环境上处于与外界隔离的状态,导致活动与社交范围较日常明显缩小。其次,因终末期身体衰弱,不能耐受较长时间的沟通,部分家庭为了避免患者知晓病情,试图隐瞒真实情况,导致患者出现社会隔离状态,而这种被隔离的孤单感会加重患者抑郁乃至绝望的情绪。

3. 相关知识缺乏 当终末期患者缺乏疾病、死亡、缓解痛苦症状相关的知识时,往往会产生惧怕痛苦、恐惧死亡等心理而导致抑郁。此外,当患者和家属未充分了解终末期安宁疗护的目的和意义时,他们可能误认为转诊至安宁疗护病房是"放弃所有希望",此时,患者会明显感觉到无助,这也是导致抑郁产生的重要因素之一。

4. 疾病困扰加重 终末期痛苦症状若未得到适当的治疗或控制时可能导致患者出现抑郁,其中疼痛加重是导致抑郁出现的常见原因。终末期患者所用药物及合并的病理状态也可诱发抑郁障碍,如阿片类镇痛药、抗焦虑药、糖皮质激素和降压药物等。癌症患者在接受放疗或化疗期间,若不良反

Note:

应未能得到充分治疗及缓解时，会引起或加重其抑郁症状。

5. 其他 终末期患者的心理特征倾向于封闭、敏感、易激惹、情绪波动大，既往存在较长时间的抑郁状态，以及患者家庭经济状况不稳定和不确定等，都会导致抑郁发生。

（三）表现

1. 核心症状 与处境不相称的心境低落、丧失兴趣、思维迟缓。

2. 典型表现 失去积极的情感和生活喜乐，疲惫感增加、活动减少、精力下降或稍活动即感觉明显倦怠、社会隔离、注意力难以被转移、易怒、过度内疚 / 负罪感、难治性疼痛、反复出现死亡念头或有自杀意念等。

3. 伴随症状 在意志方面出现动力不足、意志缺乏；在认知方面表现为注意力和记忆力下降、产生自责、自罪、无望、无助、无价值感等心理。

4. 身体症状 表现为生理功能明显减退、食欲不振、体重下降、睡眠障碍(失眠、早醒、睡眠过多)、病情可出现"昼重夜轻"节律。

（四）识别

终末期患者的抑郁通常很难被识别，常厌食、睡眠障碍、便秘等躯体症状重叠发生。尽管，其中的某些现象是死亡过程中正常悲伤的部分表现及躯体症状，作为护士需要科学地鉴别患者相关表现的情况及程度，才能有助于更好地判断患者是否真正发生了抑郁。与焦虑的评估类似，可通过三个问题进行初筛：①过去一个月您是否经常会感觉情绪低落、压抑或无望？②过去一个月您是否对任何事情都没有兴趣？③您最压抑的时候是在过去的两个星期吗？如果对于三个问题，患者都回答"是"，则表明存在抑郁，需进一步用其他工具进行测评。另外，在评估生命终末期患者时，患者诉说的表现和症状都需要认真对待，而且必须警惕那些否认抑郁但实际有抑郁症状的患者。

## 三、恐惧

（一）概念

恐惧（fear）是人们在感受到外部威胁和危险情境，企图摆脱又无能为力时产生的一种被惊吓、惧怕的负性情绪反应，常以情绪低落为特征。恐惧对正常人群来说是一种保护性防御反应，但持续时间长或过度的恐惧会影响个体的健康。死亡恐惧是死亡态度的重要组成部分，集中反映了人们对待死亡的消极情绪和认知。生命终末期患者面对即将死亡的现实，其恐惧主要来自对疼痛、孤独无助、生活无价值感、自我尊重的丧失和将与亲人诀别的惧怕。而这种死亡恐惧在很大程度上受种族、信仰、文化等方面的影响。

（二）原因

1. 对死亡的恐惧 生命是人类一切美好情感的基础，如爱情、亲情、友情等。死亡一方面意味着物质财富、家庭亲情、社会地位、人际关系等美好事物的逝去。另一方面死亡代表着危险、黑暗、悲痛、丧失、恐慌、未知、失控等痛苦的来临。

2. 对未知的恐惧 死亡具有神秘性和不可经验性。首先，死亡到底意味着什么，人死后主观意识会去哪里，会不会继续存在，生命终末期身体会发生什么变化，会有什么意想不到的事情发生等，这些都没有确切答案。其次，死亡具有不可经验性，死亡的"未知"让人无法捉摸，未死之人没有死亡经验，已死之人无法返回来告知体验。所以死亡的一切都需要每个人亲自去了解和经历，这些都会使人产生恐惧。

3. 对痛苦的恐惧 生命终末期多种痛苦症状并存，如日渐加重的疼痛感、呼吸困难带来的窒息感、疲乏带来的无力感，多种症状折磨带来的无奈感。此外，负性情绪的影响、社会关系的改变、精神方面的困扰等因素相互叠加，导致患者对痛苦的恐惧更甚。尤其是终末期难治性癌痛患者，表现出对痛苦的恐惧甚至多于对死亡的恐惧。现代医学虽然尽力去缓解终末期患者的痛苦，但仍不能完全消除这些痛苦。

Note:

（三）表现

1. 生理表现 主要有失眠、口干、眩晕、颈胸背部疼痛、心率加快、血压升高、出汗、腹泻或尿频、说话声音发颤、易激动、肌肉紧张而无法松弛等。

2. 心理特征 对死亡的思考将产生内隐和外显的恐惧情绪，导致患者的知觉、记忆和思维过程发生障碍，失去对当前情境分析、判断的能力，产生行为失调。有些患者表现为对医护人员和家属的语音、神态和举止十分敏感，感觉稍有异常就胡思乱想，精神高度紧张，说话易激动、预感不幸，以致不能正常进食和睡眠，夜间不允许熄灯，频繁地呼叫家属和医护人员等。

（四）识别

终末期患者的死亡恐惧有三个直接影响因素，即过往的遗憾、将来的遗憾和死亡的意义。过往遗憾是指对过去本来可以完成但是却没有实现之事的遗憾。例如，晚期癌症患者可能遗憾没有给爱人好好过一个生日，没有开过一次孩子的家长会，没有处理好与老同事的关系等。将来遗憾是指因为死亡而无法去实现未来目标或心愿的遗憾。例如，对很多中年临终患者而言，最大的遗憾莫过于不能陪伴未成年子女的成长、无法见证子女未来成长路上的重要时刻。死亡意义是指个人对于死亡的积极的或消极的观念，认为生命是有意义或者是没有意义的。如果患者对过去或将来的遗憾越多、对生命和死亡的理解越消极，死亡恐惧的程度就会越高。

当疾病不能治愈、功能衰退不可逆转，终末期患者的恐惧是不可能完全消除的，也可能会一直存在，但可能因患者的病情进展、人格稳定程度和社会支持情况在个体间表现有所不同。护士应理解患者出现的恐惧是正常反应，根据患者的个体特征和过去经历，主动了解其过往遗憾、将来遗憾和对死亡意义的理解，并结合其他测评工具进行正确识别，为患者提供合理的情绪支持。

## 四、心理痛苦

（一）概念

心理痛苦（psychological distress）是指因人的生命意志和心理需要受阻、原有价值丧失、自由意志被侵害剥夺、需要匮乏而引起的内心秩序被扰乱，精神紊乱增加，内心焦虑、无助、绝望所致的抑郁、不舒服以及痛楚的心理状态。癌症患者的心理痛苦定义为一种多因素的不愉快体验，包括心理、社会、精神和/或躯体的状态，严重影响患者治疗依从性、自我效能感和生活质量，也影响患者有效应对疾病、症状及治疗的能力。心理痛苦是一个连续变化的过程，从常见的、正常的情绪状态，如脆弱感、悲伤等，发展为较严重问题，出现焦虑、抑郁、恐惧、社交隔离、心理危机，甚至自杀意念等。

（二）原因

1. 躯体症状 疾病及治疗给终末期患者带来的躯体症状使其成为心理痛苦的易感人群。

2. 对当前及未来的担忧 终末期患者会面临很多现实问题，如养育问题、进食问题、财务问题、工作/学习问题、治疗决策问题等。患者对未来的担忧主要包括对疾病进展的担忧、对治疗毒副作用的担心以及对社会角色改变的不适应等都会导致患者的心理痛苦。

3. 精神或其他方面的问题 终末期患者可能沉溺于疾病和死亡的想法，进而出现或家长紧张、恐惧、悲伤、抑郁等情绪反应，这些均可引起患者的心理痛苦。

（三）表现

心理痛苦是包括患者所有心理社会问题的综合概念，其症状表现可归纳为一个连续谱系，轻者可表现为正常的悲伤、恐惧，重者可表现为精神障碍，如焦虑、抑郁、惊恐发作、社会孤立感，以及生存危机等。

（四）识别

推荐使用心理痛苦温度计（Distress Thermometer，DT）和问题列表来筛查症状。DT作为单条目筛选工具，可筛查患者心理痛苦的原因和表现。心理痛苦评分≥4分表示有临床意义，需进一步查看问题列表，以确定造成患者心理痛苦的具体原因，从而确定最佳的解决方案。具有中重度心理痛苦的患者，需根据问题的性质由专业人员给予支持。

Note:

## 五、自杀意念

### （一）概念

自杀意念是指关于死亡、自我伤害以及自我造成死亡的想法、幻想、沉思和偏见，即有了明确伤害自己的意愿，但没有形成自杀计划，没有做自杀行为的准备，也没有实际伤害自己的行为，自杀意念强度越大，持续时间越长，最终自杀的风险就越高。

### （二）原因

自杀意念的产生是一个复杂的心理变化过程，是生理、心理、社会、精神等多因素共同作用的结果。终末期患者自杀意念产生原因主要包括以下几个方面。

1. **躯体症状** 终末期患者因罹患严重或慢性难治性躯体疾病，伴随恶心、呕吐、疼痛、乏力、淋巴水肿、畸形、便秘、失眠、食欲丧失、吞咽困难、代谢紊乱、心功能衰竭、呼吸困难、神经系统病变、皮肤瘙痒等躯体症状，使患者不堪疾病的折磨，渴望寻求解脱。

2. **抑郁障碍** 终末期患者因疾病诊断治疗及合并症、疾病纠正不及时、内分泌紊乱、个性特质、周边环境改变等综合因素导致患者情绪低沉，悲观抑郁，从而产生消极厌世甚至自杀的想法。

3. **较低水平的社会支持系统** 终末期患者因疾病原因反复长期住院治疗，与家人、亲友等缺乏有效的联系与沟通，使患者未能感知到来自社会、家庭、朋友、同事等给予的物质援助及情感支持，从而导致患者自杀意念的产生。

4. **累赘感** 终末期患者因过于沉重的疾病经济负担而把自己视为家庭的累赘，这是由个体的内部无效性归因导致的认知偏差，患者觉得自己的存在对家人、朋友、社会等没有任何意义，甚至是他人的累赘，认为“比起活着，我的死亡对家人、朋友、社会更有价值”。

5. **生命意义感丧失** 终末期患者因罹患重大躯体疾病而丧失行为能力，生活质量低，对自身生命意义、生活目标的意识程度的主观评价下降，丧失生命意义感，易产生自杀意念，渴望加速结束自己生命。

### （三）表现

患者的言语或行为反应直接或间接表现出对生活的不满或想要逃避生活。

1. **言语表现** ①直接诉说：“我想死，不想活了，活着没意思，想死了算了。”②间接诉说：“我的生活毫无意义；我的未来毫无希望；我感觉自己活不下去了；没有我，他们会过得更好 / 我拖累家人 / 是他们的负担。”③谈论与自杀有关的事，或开自杀方面的玩笑。④谈论自杀计划，如自杀工具、自杀方法、自杀地点和日期等。⑤与亲友道别，叮嘱家人好好照顾自己。

2. **行为表现** ①出现突然的明显的行为改变，如中断与他人的交往，或出现很危险的自伤行为；②抑郁的行为表现；③经常浏览关于自杀方法的网站；④将自己珍贵的东西送人，如告知银行卡号或密码等；⑤饮酒或吸毒的量增加；⑥频繁出现意外事故。

### （四）识别

自杀意念是自杀行为的前奏，对自杀行为有明显的预测作用，尽早发现终末期患者的自杀意念有助于减少患者的自杀风险。终末期患者的自杀意念随着时间的推移，并根据危险及保护因素的复杂相互作用而变化。识别患者的自杀意念，应动态观察患者言语与行为表现，循序渐进地向患者询问其自杀想法，如：您最近是否感觉很悲伤？您是否觉得没有人关心你？您觉得活着毫无价值吗？为患者提供一个被倾听和被理解的机会，同时，结合自杀意念相关筛查量表，确定患者自杀想法的性质和潜在的致命性，查明患者自杀想法的强度、频度、深度、持续时间和持久性，目前临床推荐采用患者健康问卷 -9（Patient Health Questionnaire，PHQ-9）及 Beck 自杀意念量表（Beck Scale for Suicide Ideation-Chinese Version，BSI-CV）进行筛查及评估（详见第六章第三节相关内容）。

（曾 兢 胡德英）

Note:

# 第二节　心理支持

## 一、倾听

### （一）概念

倾听（listening）是在对方讲话的过程中，听者通过视觉和听觉的同时作用，接受和理解对方思想、信息及情感的过程。倾听是护士与患者关系中的一个重要环节，是心理支持中的基本技术。

当患者表达时，倾听者需要判断患者是想要别人了解他的处境，还是想得到建议和安慰。倾听是为他人充分表达创造条件，为探究他人内心深处的感受创造条件。患者在诉说中释放恐惧、不安、烦躁等负性情绪。人生是一趟有终点的旅程，当患者不得不面对生命终末期时，护士能安静、专注地倾听患者的诉说与心声，与患者平等交流，让其意识到自己被理解和接纳，这个过程本身就是一种心理支持，比帮助患者进行决策更有意义。

### （二）实施方法

1. 非言语关注　在倾听过程中，目光接触、身体语言、空间距离、沉默等非言语活动起着重要作用，是传递信息的重要方式。运用非言语关注时，一是与患者保持适当的距离，视线在同一水平，保持目光接触，让患者感受到被关注，从而鼓励患者自我表达、自我开放；二是在倾听的同时给予点头、微笑等适当的非言语反应，用表情动作特别是面部表情表示理解或关注，使其产生“护士重视我说的话”的感觉。

2. 询问　在倾听时，为了更准确、更全面地了解情况，在最短的时间里获得最多的信息，控制谈话的主题、节奏，需要穿插询问。询问有两种方式，一是开放式询问，护士用“是什么”“为什么”“怎么样”等词向患者询问。开放式询问具有交谈自由、信息量大的特点，能引导患者对某些内容进行深入表达，有助于护士深入了解和掌握患者的情况。二是封闭式询问，护士用“是不是”“对不对”“有没有”等词提问，患者只需简单地作出肯定或否定回答。封闭式提问可以使收集的资料更准确，但信息量较小。在实际心理支持过程中，应当将两种询问方式结合起来运用。

3. 重复　是护士对患者所倾诉的内容进行全部或部分复述，可帮助护士验证自己是否理解了患者所表达的内容。此外，当患者出现停顿时，可以重述患者谈话中的最后一个词或句子，以使患者确信护士在倾听，从而鼓励患者继续开展叙述。由于重复的内容往往是一些关键内容，由此可使患者后续谈话的主题得到明确，沿着该主题内容深入下去。重复有时使患者杂乱无章的内容得到清理、归纳，从而帮助患者对问题进行自我审视。

4. 重读　是护士对患者所表达内容中认为重要的字或词以强调性语气进行重复。主要是引导患者注意其忽略或未说清的部分，促使其对此再作出详细的说明；同时也表明了护士对患者谈话中关键词语的注意，能够使谈话向纵深方向发展。

5. 摘要　是指护士启发患者自己将其所表达的信息进行整理、归纳、综合，并以提纲的方式表达出来。摘要是护士的主动反应，可以使患者了解刚才自己说了什么。若摘要是由护士作出，摘要的内容应是患者叙述内容的重点，是简短的、中肯的，而不是解释性的。若摘要是由患者作出，摘要的内容可以是他们在干预实施中所获得的认识。

6. 情感反应　是护士对患者表达的情感进行反应。在会谈中，患者以言语或非言语方式表述问题时，总是伴随着一定的情感，并通过一定的线索表现出来。情感反应在倾听过程中有助于促进双方情感的沟通。护士若能准确地对患者的情感进行反应，则会使患者深切体会到被人理解的感觉，促使患者更深入地表达自己，有助于患者对情感的自我理解和对问题的深入探索。有时患者的情感流露是自发的或并未意识到其隐含的意义，若护士能作出准确的反应，可使患者正视被忽视的情感，有利于患者对情感的梳理，加深对自我的理解和对问题的探索。情感反应是对患者情感理解基础上的反

Note：

馈，护士可据此确认或修正自己的理解。

(三) 注意事项

1. 当患者倾诉时，应先放下已有的想法和判断，即清空自己的思想，全心全意地倾听对方。

2. 注意不被患者的负性情绪所影响，为患者提供宣泄的机会，给予患者宽容、关爱与理解。

3. 倾听时，不要随意打断患者，在患者倾诉完毕之前，不要急于发表观点，不做价值评判。

4. 倾听不仅是用耳朵去听，更是要用心去听，听出言下之意，设身处地的去感受，通过患者的声调、表情、动作等非言语行为来获取信息，感受彼此之间情感的交流，学会用脑、用心、用想象力去倾听。

知识链接

**倾听的四个前提条件**

根据卡尔·罗杰斯和理查德·法森的观点，一个好的倾听者必须要满足下述四个前提条件才能与倾诉者之间形成良好的互动关系：

1. 倾听者必须具备想要"倾听"的意愿。

2. 倾听者在倾听的过程中应做到暂不决断，即倾听者首先要接受对方。

3. 倾听者必须允许和鼓励倾诉者尽量说出自己的感受。

4. 倾听者在倾听的过程中必须要有自己的个人感受，并随时准备好在适当的时候将这些感受融入谈话当中，形成良好的互动。

## 二、共情

(一) 概念

共情(empathy)，又称同理心、同感、投情，是指站在患者的角度和位置上，客观地理解患者的内心感受，并把这种理解传达给患者的一种沟通交流方式。共情是感同身受地感受和理解他人情感的能力，是以对方的观点来看世界。通俗地讲，共情就是"穿另一个人的鞋，戴另一个人的眼镜，去感觉体会世界"。中国传统文化中的"恻隐之心""推己及人，将心比心；己所不欲，勿施于人"均是共情的表现。

共情是一种个人技巧，是一种自由的价值观，护士可以从关怀别人的特质来加以提炼与发展，以此来包容各种不同的价值观，而不是认同各种不同的价值观，也不是怜悯或赞同。在安宁疗护的临床实践中，告知坏消息或其他刺激常带来患者的情绪变化，患者可能会感到恐惧、愤怒、失望、震惊，也可能感觉坏消息难以理解(无法相信)，或是不去尝试理解(拒绝)，从而给护士带来很大的压力。如护士不知如何回应患者的情绪，共情回应可以帮助护士，让患者知道你观察并感觉到他的情绪。共情回应尽管不能解决情绪背后真正的问题，但回应患者的情绪对护患关系的维护具有十分重要的意义。

共情可以达到三个方面的效果：认同对方的心情；让对方知道可以跟你共同讨论这些心情；改变话题，从告知消息这个话题到讨论患者本身的"感受"。因此，共情是一个能告知对方你注意到他情绪反应的回应。共情的目的不仅仅在于回应患者的情绪，给予患者情感支持，还可达到更好地交流信息的目的。共情回应与缺乏共情回应方式最大的不同是共情回应提及情绪，而缺乏共情回应则未提及情绪(表 9-2-1)。可以看出，共情回应是指出患者的情绪是什么，而不是评价患者情绪的好坏与情绪反应的合理性。

表 9-2-1　共情回应与缺乏共情回应的比较举例

| 缺乏共情回应 | 共情回应 |
| --- | --- |
| 这没有那么糟糕啊！ | 很显然，这对您来说是个很大的打击。 |
| 我会立刻帮您制订最好的治疗方案。 | 这听起来很可怕，对不对？ |
| 您不要自己把这件事想得太糟糕！ | 我发现这让您情绪变得很低落。 |
| 您不需要对这件事情恐慌。 | 我知道这不是您想要听到的。 |
| 请您平静一下。 | 您看起来对这个消息感到很震惊。 |
| 您很快就会觉得好些了。 | 我明白您现在很不舒服。 |

（二）实施方法

1. 共情的技术

(1) 自我暴露：为了使患者感受到更多心理支持，护士可以在适当的时候与患者分享与其相似的自身患病经历及感受，以拉近护士与患者之间的心理距离，给予患者更高程度的共情。

(2) 设身处地：护士尽可能理解患者的价值观、生活方式、生活态度等，尽可能容纳患者的认知能力、行为模式、人格特征等，站在患者的角度上看待患者，理解并体验他的内心世界。护士应不断提醒和审视自己，是否站在了患者的角度上看患者的问题，是否真正做到了共情。护士表达共情，要善于把握护士 - 患者角色的转换，应做到角色转换自如。在角色转换上，护士是体验患者的内心“如同”体验自己的内心，但永远不要把自己变成“就是”患者，这就是共情的真谛。

(3) 通情达理：护士共情是为了深入、准确地理解患者及其存在的问题。护士需对不同的患者，在不同的心理干预阶段表达共情时应有所区别。心理干预中那些迫切希望得到理解、迫切需要抒发自己内心感受的患者更需要共情。

(4) 非言语表达：除言语表达外，护士还应学会非言语表达共情，如目光传递、身体姿势和动作等。护士关注的目光，前倾的身体姿势，理解时点头的动作，细微的面部表情变化等，都能表达出护士对患者的共情。有时使用非言语表达比言语表达更简便有效，护士应善于把两者结合起来，恰到好处地应用。

2. 实施要点

(1) 选择一个安静的场地，与患者保持适当的距离，视线在同一水平，抛开心理上的杂念，思考交谈的思维框架，预留足够的时间。

(2) 探寻患者对事件或信息的了解程度及了解意愿，可以采取提问的方式，如：关于您的病情，上一次医生是怎么跟您沟通的？或您是怎么看待您的疾病？根据患者对疾病了解程度及了解意愿调整沟通内容。

(3) 共情的步骤包括 3 个：停、了解和接纳。“停”是先停顿下来，不再继续讲疾病信息或治疗；“了解”是指观察对方的情绪、心声和期待；“接纳”是指接纳对方的情绪。当患者被告知罹患恶性肿瘤时，共情的三步骤回应如下：①首先停下来。②了解患者情绪：“您一定很吃惊”，了解患者心声：“很吃惊，因为平时您身体那么好”，了解患者期待：“您一定很希望这个结果是假的”。③最后接纳患者情绪“如果这事发生在我身上，我也很吃惊”。

(4) 及时给予患者言语和非言语的反馈。

（三）注意事项

1. 把握共情时机，适度共情。
2. 与患者沟通时，注意语言简洁、通俗易懂，避免使用医学术语。

## 三、放松疗法

（一）概念

放松疗法（relaxation therapy）是通过机体的主动放松使人体验到身心的舒适，以调节因紧张反应

Note:

所造成心理生理功能紊乱的一种行为治疗方法。

放松疗法建立在人不能同时处在紧张和放松两种状态的假设之上。当预感到有压力源存在时，个体以交感神经系统兴奋为主，伴有一定的生理反应，表现为呼吸变浅、瞳孔放大、心率加快、肌肉紧张，出现注意力不集中、食欲减退、烦躁失眠等症状，同时还伴有情绪变化。如果压力源持续存在，将导致机体的防御功能下降而发生疾病。放松疗法通过增强机体副交感神经系统的活性，降低交感神经的兴奋性，减轻机体的应激反应，使个体的身体、心理、精神重新恢复平衡和协调，以保护和促进健康。放松疗法可以消除或减轻因紧张、焦虑等造成的精神压力，调节身心和情绪状态，提高生活质量。

（二）实施方法

放松疗法是在意识的控制下，通过调身（姿势）、调意（呼吸）、调心（意念）而达到的放松状态。常用的放松疗法有渐进式肌肉放松、腹式呼吸、想象性放松等。

1. 渐进式肌肉放松疗法　又称渐进性肌肉放松技术，是一种通过肌肉反复的紧张和放松的交替练习，降低肌肉的张力，促进肌肉放松和大脑皮质唤醒水平下降的放松方法。具体实施过程如下：①当终末期患者感到紧张焦虑，或很困倦而又睡不着时，选择一个安静、尽量减少无关刺激的环境。微闭双眼，可以取舒适的体位（坐位或平躺）进行肌肉放松训练。②训练时要求患者首先学会体验肌肉紧张与肌肉放松的感觉差别，在指导语的引导下进行全身各部分肌肉收缩——放松的交替训练，每次肌肉收缩5~10秒，然后放松20~30秒；从手和前臂肌群开始，依次转至头面、颈部、躯干、下肢和脚的肌群。每一肌群的练习应分散于几次治疗中完成，要求患者将注意力集中在某一肌群。③护士应在患者处于放松状态时结束治疗。要求患者按顺序活动头、颈部、胳膊、双手、双腿及双脚。最后询问患者达到何种放松程度。④患者每天坚持练习，直至能主动自如地放松全身的肌肉。

2. 腹式呼吸放松法　是一种通过慢节律方式的深呼吸来减轻压力、进行放松的训练方法。腹式呼吸的原则是将腹式呼吸跟胸式呼吸相配合，在胸式呼吸的基础上增加腹部的鼓起及回缩。实施过程如下：患者取舒适体位，如坐式、立式、卧式等，调匀呼吸，放松身体。用鼻吸气，用嘴呼气。吸气时，胸部保持不动，腹部缓慢鼓起，全身放松。呼气时，胸部保持不动，最大限度地向内收缩腹部。一呼一吸控制在15秒左右，即深吸气鼓起肚子3~5秒，屏息1秒，然后慢呼气回缩肚子3~5秒，屏息1秒。每日1~2次，每次5~15分钟。

3. 想象放松法　是患者跟随指导语进行放松训练，使人达到精神及躯体放松的一种行为治疗方法，想象放松比渐进性肌肉放松容易，效果因人而异。实施过程如下：选择安静的房间，取舒适的姿势（坐式或立式等），闭上眼睛，听着轻音乐，想象自己在舒服、轻松的情景里，如森林、海边、草原等，微风袭来，阳光和煦，花香四溢，蝴蝶飞舞……身处美景之中，非常放松、舒适、愉悦……每次20分钟左右，对处于紧张焦虑状态的终末期患者可起到放松作用。

（三）注意事项

1. 第一次放松训练时，护士进行示范，可根据情况重复某些放松环节，主动控制训练的进程。

2. 训练开始时，护士可用口头指导语，便于患者接受和掌握。如患者不明白指示语的要求时，可以先观察护士的动作，再继续练习，直至独立完成。

3. 在放松过程中，帮助患者体验其身体感受，如"放松状态的感觉""肌肉放松与紧张的差异"等。

4. 注意不要过分追求时间长度，并不是越长越好。

## 四、合理情绪疗法

（一）概念

合理情绪疗法（rational-emotive therapy，RET）又称理性情绪疗法，20世纪50年代，由美国心理学家阿尔伯特·艾利斯（Albert Ellis）所创立，是通过理性分析和逻辑思辨的途径，改变患者情绪困扰的不合理信念，以帮助他们缓解情绪和行为的一种心理治疗方法。合理情绪疗法的基本观点是情绪来

Note:

自个体对所遭遇事件的信念、评价、解释等，而不是事件本身。艾利斯提出了合理情绪疗法 ABC 理论模型：A 代表诱发事件（activating events）；B 代表信念（beliefs），是指个体在遇到诱发事件 A 之后产生的信念、认知、评价或看法；C 代表结果（consequences），即信念（B）所引起的情绪及行为的结果。人们对诱发事件所持的看法、解释和信念（B）才是引起情绪反应及行为结果（C）的直接原因，事件（A）只是引起 C 的间接原因（图 9-2-1）。

艾利斯认为人的情绪扰乱及行为异常是由于不正确的认知，即不合理的信念所造成的，不合理信念有以下三个特征：

1. 绝对化　即指人们以自己的意愿为出发点，对某一事物怀有认为它必定会发生或不会发生的信念，而怀有这种信念的人极容易陷入情绪扰乱之中。

2. 过分概括化　是以偏概全的一种不合理思维方式的表现。常把“有时”“某些”过分化概括为“总是”“所有”等。

3. 糟糕透顶　是一种认为如果发生了一件不好的事情，那将是非常糟糕、非常不幸的。

在合理情绪疗法的整个过程中，由于与不合理信念进行辩论在 RET 的治疗中占有突出地位，是帮助患者的主要方法。ABC 理论模型又增加了 DEF 三个部分，进一步扩展为 ABCDEF 理论模型。D 是与不合理的信念辩论（disputing irrational believes）；E 通过治疗达到新的认知、情绪及行为的治疗效果（new emotive and behavioral effects）；F 即治疗或咨询后的新感觉（new feeling）。ABC 说明情绪障碍的产生过程，而 DE 代表治疗过程，F 是治疗后结果（图 9-2-2）。

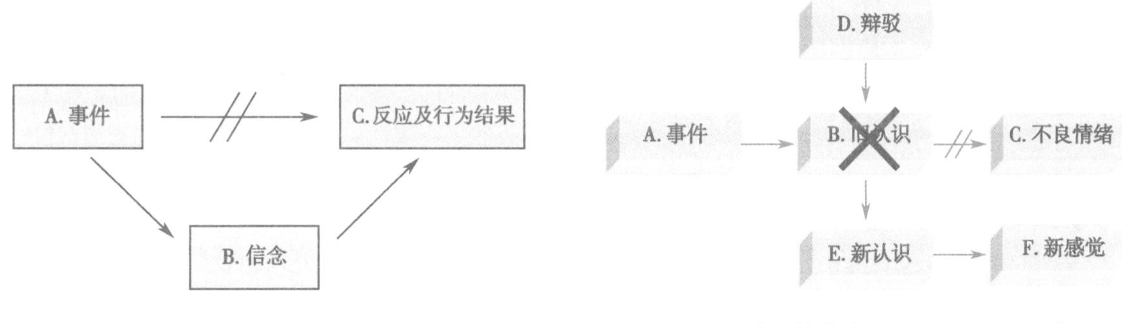


图 9-2-1　ABC 理论模型　　图 9-2-2　合理情绪疗法 ABCDEF 理论模型

（二）实施方法

合理情绪疗法是帮助患者以合理的思维方式代替不合理的思维方式，以合理的信念代替不合理的信念，最大限度地减少不合理的信念给患者的情绪带来不良影响，以改变认知为主的治疗方式来帮助患者减少或消除他们已有的情绪障碍。

1. 心理诊断　首先护士与患者建立良好的护患关系，帮助患者建立自信心。其次找出患者情绪困扰和行为不适的具体表现（C），以及诱发这些反应的事件（A），从其最迫切希望解决的问题入手。如“有终末期患者因身体不适，睡眠时间不足 8 小时，就担心没睡好，会精神崩溃，感觉快活不下去。”

2. 领悟　帮助患者认识到自己不适当的情绪和行为表现或症状是什么，领悟是自己的不合理信念（B）引起了情绪和行为后果（C），而不是事件本身（A）。只有改变不合理的信念，才能缓解这些症状。

3. 修通　采用辩论的方法动摇患者的不合理信念。用质疑或夸张式的提问方式，让患者回答他有什么证据或理论对事件（A）持不同的看法等。质疑式提问是护士直截了当地向患者的不合理信念发问；夸张式提问是护士针对患者所持信念的不合理之处，故意提一些夸张的问题。将问题放大给患者看，使其认识到自己的不合理信念。如“您为什么会觉得人一定要睡足 8 小时呢？”“睡眠质量是按时间衡量的吗？睡的时间越长睡眠质量越好吗？”等问题，通过反复不断地辩论，使患者真正认识

Note:
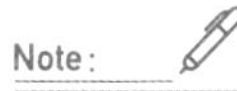

到自己的不合理信念。进一步采用合理自我分析技术，让患者列出患病后产生的不合理信念，进行分析，并用理性的信念取代不合理的信念。此阶段是该治疗最重要的阶段，护士也可通过合理情绪想象技术或为患者布置认知家庭作业以加强疗效。

4. 再教育 探索是否还存在其他不合理信念，与之辩论，使患者学习并逐渐养成与不合理信念进行辩论的方法，帮助患者进一步摆脱不合理信念。巩固效果，强化新的观念，重建新的感应模式，养成以理性方式思维的习惯，建立新的认知模式，更好地适应生活。

（三）注意事项

1. 要使合理情绪疗法起作用，患者必须认可这种方法并愿意参与到该疗法的核心技术中。
2. 把握辩论的分寸，避免引起患者反感或抵触。

## 五、叙事疗法

（一）概念

1. 叙事疗法（narrative therapy） 叙事疗法兴起于20世纪80年代末，是由迈克·怀特（Michael White）和大卫·艾普斯顿（David Epston）从家庭治疗领域中派生开创的一种心理治疗方式。“叙事”即讲故事，或者类似讲故事的事件或行为，用来描述前后连续发生的系列性事件，通过咨询者倾听他人的故事，运用适当的方法，使问题外化，帮助当事人找出遗漏的片段，从而引导来访者重构积极故事，以唤起当事人发生改变的内在力量的过程。

2. 叙事护理（narrative nursing） 20世纪末，叙事进入了护理领域，其理念和方法逐步运用到护理工作中，从而形成一种人文护理的新干预手段。通过听取患者讲述疾病故事，对故事进行反思总结，帮助患者重新构建生活或疾病故事的意义，并发现护理要点，继而为患者提供科学有效的护理措施。在安宁疗护领域，叙事护理作为一种带有人文关怀属性的护理方式，能帮助患者和家属完成对生死之痛的剖析，明晰生命从生到死这一过程的庄严与必然。不仅让患者心理层面上得到安慰，还能帮助患者在家属和医护人员的陪伴下，宁静、平和且从容地度过生命最后的旅程。

（二）实施方法

叙事护理是以患者为中心，包括收集资料、分析评估、实施干预、反馈处理和效果评价等步骤，这些步骤没有明确的阶段划分，在不同的案例中可相互穿插和结合应用，方案具体实施时应当因人而异。以本章开篇案例为例，责任护士小李运用了叙事护理的方法，外化出刘先生及其家属所面临的各类问题并加以解决，以下是该案例中叙事护理的具体实施方法。

1. 收集叙事素材 护士通过访谈等方式，收集刘先生的个人信息，如家庭背景、教育经历、家庭功能、性格特点等，准备好访谈的提纲，认真倾听，耐心引导刘先生诉说疾病历程故事。

2. 分析叙事内容 深入故事分析材料，将收集的叙事资料进行分类、整理和分析。以干预目标为导向对叙事资料进行评价和选择，筛选出有影响的叙事内容，分理出积极因素和消极因素，可以和全体护理组成员共同商议，制订出合适的叙事方案和内容。

3. 实施叙事资料干预 对叙事资料进行加工，运用叙事技术对叙事内容进行主体提炼，根据确立的干预目标，开展叙事疗法。

(1) 外化：叙事疗法的一个特点是“外化”，外化是指将人与问题分开，使问题具象化。问题外化之后，人的内在本质会被重新看见与认可，转而有能力解决自己的问题。外化的方式是给问题命名，在该案例中，责任护士通过访谈倾听，外化出如下问题：①刘先生对自己年纪较轻即将离世仍有不甘，放不下家人，情绪不稳易失眠；②刘先生出现猛敲自己头部的行为是因为疼痛症状控制不佳所导致的。在交流过程中，患者可选一个贴合自己感受的字或词语对问题进行命名，如刘先生将自己的问题命名为“大麻烦”“大石头”，或“它”等，让刘先生诉说的痛苦弱化，使其感到这些问题并没有那么可怕。

Note:

(2) 解构：解构实际上就是找到影响患者状态的社会关系、文化支持、经济等因素，研究这些问题及患者生活中遇到的特殊事件，探索问题的来龙去脉。当护士将问题还原到患者的社会脉络和情景当中时，护士就能对患者表现出来的行为有更深的理解。在该案例中，刘先生主诉担心夜间呼吸困难而死亡，在自身症状难以控制之时，甚至有暴力伤己的行为，针对这些问题，护士可以帮助患者一起探究这些问题的来源、是哪些原因引起的这一系列问题、这些问题对自己和他人生活所带来的影响……在与刘先生的交流过程中，护士也可以适当用一些辅助性的用词，如将刘先生的问题命名为“大麻烦”“大石头”或“它”等称谓，让刘先生诉说的痛苦弱化，让他觉得这些问题并没有那么可怕。

(3) 改写：改写是指根据患者的叙事中的主线故事、例外事件、支线故事、行为蓝图和认同蓝图，以新的愿景和积极事件建立的新故事来改写当前的消极故事主线，帮助患者重整自我，寻找价值感，在叙事过程形成新的积极认同。例在该案例中，护士可以与医生合作，对刘先生的情绪不稳、烦躁、失眠等事件进行改写，通过多学科查房、会诊等方式，对刘先生呼吸困难和疼痛等症状进行有效控制，改善其舒适程度。

(4) 外部见证人：是指在患者愿意的情况下，秉承不伤害原则，请患者生命中的重要人物来见证阶段性胜利，然后围绕主题展开，给患者信心和鼓励，从而使改变真实化，对行为起到强化作用。该案例中，护士可邀请刘先生家属共同见证其在疾病治疗过程中的胜利时刻，鼓励患者将这种改变持续进行下去，并将“优逝”作为照护目标而共同努力。

(5) 治疗文件：传统的治疗文件包括奖状、证件、信件。现在还可以创造性地使用一些其他工具，比如社交通信软件、短信、电子邮件等。该案例中，针对刘先生对家人的不舍，护士可以通过制作生命回忆录、家庭留影相册等形式为刘先生一家带来关怀，鼓励刘先生和家人在生命的最后时刻互相陪伴，完成未尽之事，不留遗憾，从而丰厚生命故事，升华人生意义。

叙事护理具体实施过程中，并不是针对每一个患者都要去运用外化、解构、改写、外部见证人和治疗文件这五项技术，护士可根据患者的状态进行适时调整，可单独或联合使用，更重要的是带着叙事的精神，去陪伴患者和家属，他们就自然而然地建构出属于自己所期待的人生故事。

**4. 反馈处理干预**　在叙事干预后，与患者进行面对面访谈，针对个体问题的差异，灵活选择交流方式，在合适的时间和地点进行沟通交流，可以适当渗透心理沟通技巧，拉近与患者的距离。叙事干预后，护士要进行自身的反思，也可以进行小组成员集体反思，反思内容包括此次叙事干预对刘先生是否产生正面影响，干预有哪些不足之处，刘先生是否出现新的问题等等。护士应针对实施过程中遇到的问题和不足之处进行总结探讨，寻找叙事护理实施过程中有无偏差，及时调整修改叙事护理方案。

**5. 效果评价**　可通过观察及访谈等方式测评干预效果。例如在该案例中，护士可以观察刘先生是否在亲人的陪伴下平和、安宁地度过临终期，同时也要观察刘先生家人的悲伤反应、对安宁疗护整体服务的满意度，以及家属是否能顺利度过哀伤期等。

### （三）注意事项

**1. 叙事过程中避免更换护理人员**　叙事护理过程中，护士需花费大量的时间和精力倾听、陪伴患者，建立护患间的信任感，方能打开患者心扉，了解患者身体、心理、社会及精神方面的阶段性需求，因此对同一患者的叙事护理要由同一名干预者连续开展，方能与患者建立长期的信任关系，敏锐洞察患者不同阶段的需求和问题，避免因人员更换造成对故事的片面理解，影响叙事故事的结构和后续的评估。

**2. 关注照护者的心理问题**　照护者不仅目睹终末期患者经历的病痛折磨，也是患者生活故事的直接亲历者，而且需要承受来自经济、情感、照护等方面的压力，因此在临终患者照护过程中，照护者亦会暴露不同程度的心理问题。叙事并不是对生活事件流水账式的简单概述，而是饱含个人情绪、情感的概述。护士不仅可以从照护者角度关注患者叙事问题，通过与照护者共享和互动来达到为患者进行叙事治疗的目的，同时也应利用叙事的情感宣泄作用，关注照护者照护过程中暴露的心理问题，引导照护者叙事，减轻其心理负担和压力。

Note:

3. 延伸叙事护理干预角色 护士不应仅为叙事护理的实施者，也应成为叙事护理的服务对象。护士群体是容易遭受情感压力的群体，在照护终末期患者的过程中，为了让患者舒适、安详、有尊严地离世，护士常常会投入很多的精力，会产生失落感、乏力感，所以护士也应当关注自身的心态，亦可运用叙事护理的方式进行自我叙事，疗愈自身面临的困境和压力，提升心理健康水平。

## 六、艺术治疗

### （一）概念

艺术治疗（art therapy）又称艺术疗法，通过艺术创造过程改善和增强个体的身体、心理和情感健康。最常用的艺术治疗有绘画治疗、音乐治疗、舞动治疗等，此外，也可以根据患者的兴趣爱好开展戏剧、诗歌、摄影、书法等艺术活动。

### （二）实施方法

1. 绘画治疗 绘画治疗是让绘画者通过绘画活动的创作过程，利用非言语工具，将潜意识压抑的情感与冲突呈现出来，并且在绘画的过程中获得疏解和满足，从而达到诊断与治疗的效果。绘画治疗是以绘画活动为媒介的艺术治疗方式之一，通常采用的方法有画曼陀罗、“房-树-人”等。其中曼陀罗是结构严密、完整且以圆轮等形状相结合组成的图案，可以帮助患者从中获得圆满感，增强内心秩序感。下面重点介绍绘画曼陀罗。

(1) 准备阶段：选择一个安静、舒适、不被打扰的场地，并配置一定数量的桌椅，准备好绘画白纸、曼陀罗线描手稿、彩笔等工具。向患者介绍绘画治疗不需要任何绘画基础，画得好不好不重要，使患者减少心理压力，提高对绘画治疗的信心。告诉患者可以选择自己喜欢的曼陀罗线描手稿，也可以用白纸自己创作曼陀罗。开始绘画前，可以播放一段舒缓的音乐，带领患者做放松训练，引导患者闭上眼睛，放慢呼吸节奏，想象自己在一个风景优美的地方，心情轻松愉悦，周围一切很安静和谐，外界的声音不会打扰自己，慢慢捕捉浮现在脑海中的色彩或意向。

(2) 绘画阶段：引导患者给曼陀罗涂上自己想画的颜色，患者想画什么颜色都可以，无需担心画得好不好看，重点在于感受整个绘画的过程。患者的意识、情绪情感、意志和行为整合并统一到绘画活动中来，对画的色彩搭配、着色的粗细、深浅等进行思考，这个过程既是患者身心整合的过程，也是患者意识与潜意识沟通和整合的过程。

(3) 领悟阶段：通过患者绘画作品的整体色彩、局部细节特征初步了解患者的情绪状况。对患者的绘画作品进行解读，询问患者绘画时的感受、绘画完成后的现实感受，以及理想的生活状态，寻找患者产生情绪困扰的原因，帮助患者认识和反思自己的情绪问题。例如，有位终末期老年患者，通过绘画认识到自己的情绪问题是退休后没有具体事情可做而产生的空虚感和不适应感，绘画治疗唤起了自己内心的成就感和充实感，改善了自己的情绪和心境。

知识链接

**房-树-人绘画**

房-树-人绘画是一种心理测验技术，是让被测验者用铅笔在白纸上画房屋、树木、人物，通过观察和了解这三者之间的互动关系来分析被测验者与家庭、环境的关系。房树人绘画测验中，房子是被测验者出生和成长的家庭的象征，树是被测验者生命成长历程和自我形象的展现，也是被测验者与环境关系的展示，人则可以反映被测验者的自我形象、智力水平和人格特征。房树人测验是非言语性的，避免了反映内容在言语化过程中的变形。从而可以更具体地了解被测验者的人格特征，捕捉到难以言表的心理冲突，并且不易引起被测验者的警觉、反感或者创伤体验。多次房-树-人绘画测验不会影响练习效果，可以反复运用，便于追踪观察。

Note:

**2. 音乐治疗** 音乐治疗是以心理治疗的理论和方法为基础，运用音乐特有的生理、心理效应，让患者在音乐治疗师的共同参与下，通过各种专门设计的音乐行为，经历音乐体验，达到消除心理障碍，恢复或增进心理健康的目的。终末期的患者由于躯体痛苦，情绪低落，情感消沉，产生的负性情绪较多。优美动听的音乐能够使人心情愉悦，心境开朗；舒缓的音乐能够平衡身心、制造和谐；激昂的音乐可以给身体倾注热情活力和力量。对终末期的患者实施音乐治疗，有助于生命走向终点时平和地过渡。中国传统五行音乐疗法把五音归属于五行，分别与五脏相通，即宫通脾、商通肺、角通肝、徵通心、羽通肾，五种音阶可以调治不同疾病。

(1) 准备阶段：了解患者的性格、病情、心理状态以及家庭背景、生活、工作环境，由音乐治疗师制订与患者的生理、心理、音乐接受能力相适应的音乐治疗计划。有针对性地选择合适的音乐，也可根据音乐的特性与五脏五行的关系及患者的不同心理状况来选择曲目，以获得更加满意的治疗效果。音乐治疗的工具应根据患者的个性化需求及喜好选择，如笛子、钢琴、手鼓等。适用于终末期患者的音乐有《春江花月夜》《出水莲》《阳春白雪》等。

(2) 实施阶段：音乐治疗的时间以每次 20~40 分钟，每天 1~3 次为宜。按照患者的参与方式，音乐治疗可分为被动性、主动性及综合性音乐治疗 3 种。

1) 被动性音乐治疗：即音乐欣赏治疗，音乐治疗师根据患者的具体情况和需求，开具“音乐处方”并准备相应的音乐。由音乐治疗师播放准备好的音乐，引导患者放松地聆听，体会音乐的旋律、节奏、和声、音色等，从而实现音乐治疗的效果。被动性音乐治疗具有实施便利、适用性广的特点，因此是应用较为普遍的一种方法。

2) 主动性音乐治疗：即音乐演奏治疗，强调患者的参与。患者通过演奏乐器、演唱歌曲来调节情绪，在演奏演唱中情绪高涨、心理充实，调动全身各部分功能的发挥，促进身心舒适，从而达到放松、治疗的效果。再与音乐治疗师一起讨论、分享自己对音乐治疗过程的体验和感悟。

3) 综合性音乐治疗：是被动与主动结合运用，或者将音乐治疗与其他心理治疗方式相结合。如用音乐引导患者想象、用音乐节奏引导患者运动，音乐疗法结合正念、放松训练等。

#### (三) 注意事项

**1. 绘画治疗的注意事项** 绘画治疗开始前，要建立患者对绘画治疗的信心，放下心中疑虑，投入到整个绘画过程中。绘画治疗时，充分考虑绘画创作的时间和频率是否适合患者的身体、心理状况，实施时要结合患者的状况及主观感受判断。

**2. 音乐治疗的注意事项** 音乐治疗过程中动态观察患者反应，注重患者的体验及感受，引导患者表达和分享。根据病情动态评估终末期患者意愿和治疗效果，适时调整音乐治疗计划。

### 七、沙盘游戏疗法

#### (一) 概念

沙盘游戏疗法（sandplay therapy）又称箱庭疗法，是一种心理治疗技术。求助者在心理咨询师的陪伴下，利用各种沙具和沙子，在沙箱中制作一个场景，以展现求助者的潜意识，促进意识与潜意识的沟通与融合；并且通过将集体潜意识的原型表现在沙盘中使原型进入意识层面而促进这些原型的发展最后实现心理治疗。一般较适合儿童、不擅长语言表达、想象力丰富、思维空间强的人群。

#### (二) 实施方法

**1. 介绍沙盘游戏** 向患者介绍沙盘的基本组成，沙盘游戏的方法。沙盘通常由沙箱、沙子、沙具组成，根据沙盘制作者需要，也可以加入水，用湿沙制作沙子造型。沙箱内壁为蓝色，当露出沙箱底部时，能够代表江河湖海，沙箱侧壁可以让沙盘制作者联想到蓝色的天空，丰富其在沙盘中创造的世界。

患者根据自己的创作需求可以随意翻动沙盘中的沙，挑选各种类别的沙具摆放在沙中，构建成自

Note:

己的沙盘作品。可以一人制作沙盘,也可以邀请对自己而言很重要的人一起制作沙盘。通常情况下,采取一人制作沙盘的方式,护士作为陪护者见证沙盘游戏治疗的过程,一般不参与沙盘的制作。常见沙具的象征意义见表 9-2-2。

表 9-2-2 常见沙具的象征意义

| 沙具类型 | 象征意义 |
| --- | --- |
| 食品、果实类 | 食物通常象征着滋润和营养,是维持生命所必需的 |
| 人物类 | 常被来访者用来当作真实生活中人物的象征,或者被用来当作对其有影响的某种人格原型,同时也可能是其个人人格的一个侧面 |
| 动物类玩具 | 考察作品中动物的象征意义,可以从制作者无意识人格内涵的角度进行探索,既可能是求助者本身所崇尚品质的具体化,也可能是自身恐惧等心理状态的象征 |
| 植物类 | 植物象征意义多与大地、生命循环有关;树木一年四季的枯荣,提醒人类季节的轮换和时间的流逝;植物生长于土地之上,被认为与大地母亲和生产力有着亲密的关系 |
| 建筑物类 | 植物、动物是自然环境的组成要素,是不可或缺的;而建筑物作为社会环境要素,由于有了人的足迹显得更为重要;在箱庭作品中,家可能被视作庇护和保护的象征,也可能是个体内心世界的写照 |
| 家具与生活用品类 | 各种家具和生活用品可以用来表现家庭内部构造,从而表现出来访者内心秩序、界限、生活情趣等方面内容 |
| 交通运输工具类 | 交通工具可能象征着移动和改变,可能代表着来访者生活中的控制、释放、逃离和力量;运输可以是精神、生理体验的一种比喻 |

2. 沙盘制作 沙盘制作开始,患者根据自己的想法挑选沙具摆放到沙箱中,调整沙以及沙具的位置,随着放入沙具的增加,沙盘逐渐展现出一幅患者创造的场景。在这个过程中,护士一般坐在沙箱的侧面,默默关注患者潜意识世界的流露和表达。记录沙盘制作的开始时间和结束时间,记录下沙具摆放的顺序以及患者挑选沙具的顺序和处理方式,注意患者对哪些沙具感兴趣。观察患者接近沙箱、选择沙具以及创作沙盘作品的方式。这些信息有助于了解患者处事风格,帮助护士理解患者和患者的作品。

3. 感受和调整沙盘作品 当患者制作完成沙盘作品的时候,护士安排 2~5 分钟让患者用心感受沙盘作品,感受自己所创造的世界,用所有的感官来感受体验它、探索它并且了解它。当患者体验过沙盘作品之后,允许患者调整自己的沙盘作品。调整后要让患者进行重新体验,并记录患者调整沙盘之处。

4. 交流与领悟 沙盘游戏治疗以荣格分析心理学为基础,沙盘作品传递着潜意识的信息,护士读懂患者沙盘作品的象征意义,帮助患者意识到这些象征,帮助患者认识自我。沙盘游戏治疗具有可知觉性、可反复观摩性的特点。所以,在沙盘游戏治疗中,可以更多地启发患者自己去观察、体验,从而自己感悟到自己的潜意识,达到治疗的效果。

(1) 倾听患者故事:邀请患者为自己创作的沙盘作品命名,介绍沙盘世界里的故事,更清晰地了解患者的感受和想法。由于患者所创造的世界是其潜意识的流露,不管呈现的方式是什么样的,护士必须对患者所描述的事情持开放的态度,不宜进行评判。有时患者会在沙中埋些沙具,或者不提到某些沙具,遇到这种情况,护士可以试着询问患者这样做有没有什么特殊意义。一般情况下,埋藏的沙具对患者都会具有重要意义。例如,一位终末期儿童在沙盘里的房子后面埋藏了一个小人,讲述到小人其实是他自己,因为疾病治疗需要他离开了熟悉的家、学校,以及伙伴,他在陌生的环境里却又无法逃出,于是就把自己隐藏起来。

Note:

⑵ 从细节了解患者：注意患者挑选沙具的属性，如颜色、质地、尺寸、形状和大小比例。大小比例可能是表示患者心理的协调性，也可能是突出某个重要事物。护士要注意几个人物沙具或者对立两个人物沙具的朝向或位置关系、在沙箱的位置，高于或低于表面。注意沙具之间的联系，是否构成整体，分割成几个区域往往是患者心理不整合的象征。

⑶ 治疗性介入：护士通过讨论的方式引导患者觉察自己潜意识的心理冲突，从而促使患者实现潜意识的意识化。讨论整个沙盘作品，也可以从某一个局部进行探索，再慢慢深入，帮助患者慢慢认识自己的潜意识。还可以让患者寻找自我像，也就是在沙盘中选择代表自己的沙具。部分患者的沙盘作品中没有自我像，这反映出患者可能是自我比较弱小；部分患者用植物或动物来代表自己，则可以根据这些沙具的象征意义来了解患者的自我认知。探讨完之后，护士应帮助患者把沙盘作品与现实生活联系起来，帮助患者进一步完善现实自我。

5. 游戏结束　为患者拍摄一张沙盘作品的照片，便于患者把沙盘游戏治疗作品的照片带回家之后，可以继续从自己的作品中获得感悟。一般从患者的位置、护士的位置、患者关注的部位、被隐藏的部位以及有特殊意义的部位拍摄，也可以让患者根据自己喜欢的角度进行拍摄。拍照后建议患者自己拆除沙盘作品，按原来的位置把沙具归置回沙具架。让患者自己拆除沙盘作品，对患者说也是有意义的，有利于增强其控制感和自信心。

一般情况下，当患者的沙盘由无序变得有序、由分裂走向整合、具有生机和活力、表现出流畅的和谐感、突出表现具有转化象征意义的沙具时，代表着患者进入转化、治愈阶段。

（三）注意事项

1. 对沙盘游戏治疗缺乏信心，态度不积极，参与度不高的患者无法释放内心意向，应更换其他心理治疗方式。

2. 沙盘游戏治疗是以心理分析为基础的，要注重沙盘中原型与象征的意义，实现心理分析与心理治疗的综合效果。

3. 终末期患者不愿采取语言交流，具有焦虑恐惧等情绪时，可以借助沙盘游戏帮助他们表达。

## 八、团体心理辅导

（一）概念

团体心理辅导（group psychological counseling）是在团体情境下进行的一种心理辅导形式。对于具有相同或相近困扰体验的个人，为了达成减轻其困扰的共同目标，由受过专业训练的领导者运用各种技术对他们进行训练，通过团体内人际交互作用，促使患者在交往中观察、学习、体验，认识自我、探索自我，学习新的态度与行为方式，调整改善与他人的关系，以促进良好适应与发展的助人过程，具有预防和治疗双重功效。对于团体心理辅导来说，团体是一种探索自我的方式，参与者将有机会探索和澄清自己的价值、行为和人际关系，以及坦诚而严肃地了解自己的生活状况。团体心理辅导、团体心理咨询与团体心理治疗在对象、人数、功能、方法、实施主体方面的区别见表 9-2-3。

表 9-2-3　团体心理辅导、团体心理咨询、团体心理治疗的区别

| 项目 | 团体心理辅导 | 团体心理咨询 | 团体心理治疗 |
|---|---|---|---|
| 对象 | 正常人 | 正常人 | 患者 |
| 人数 | 2 人以上 | 6~8 人 | 以少数人为原则 |
| 功能 | 预防性、教育性、发展性 | 教育性、发展性、训练性 | 矫治性、康复性、治疗性 |
| 方法 | 一般教学活动、演讲、团体讨论、音乐冥想、咨询互动及咨询技术等 | 运用分享、探索、引导、自我察觉、反馈等高层次咨询技术 | 运用治疗技术，配合催眠、心理剧等方法及精神治疗 |
| 实施主体 | 学校、社会机构 | 学校、社会机构 | 医疗机构 |

Note:

（二）原理

1. 获得情感支持 终末期患者感受到疾病和死亡的威胁，较其他患者不安全感更强，有更大的依赖性和更多的护理需求。团体心理辅导让患者有机会向他人倾诉和发泄，通过团体成员的共性发现获得关心和安慰，建立摆脱困境或解决问题的信心。

2. 进行相互学习 在团体心理辅导中，患者不仅可以交换疾病的认知经验，还可以直接观察和模仿别人的行为举止，相互分享想法、经历和应对技巧，这种学习可以帮助患者有效应对终末期痛苦和不适。

3. 感受正性体验 终末期患者症状多维复杂，家人的亲密关系对患者而言非常重要。对于无法体验完整家庭温暖或亲密亲友关系的患者来说，尝试正性的群体体验很有意义。团体心理辅导能帮助患者体会到为他人着想，帮助别人，以助人利己，获得和谐的共同生活方式。

4. 形成良性整体 通过团体心理辅导，终末期患者能够体会团体的“系统”性质，即团体是由各位终末期患者组成的整体，患者之间的交流和反馈相互影响，从而形成一个和谐的良性整体。

5. 重复与矫正“原本家庭经验” 具有童年创伤的终末期患者会产生更大的压力和抑郁情绪。团体心理辅导可以帮助重复与矫正个体小时候的家庭关系的体验，即“原本家庭经验”。

6. 支持体验与“情感矫正经验” 团体心理辅导认为单靠认知上的领悟尚不能改善问题，还必须加以情感上的矫正。领导者通过探究患者未能有效处理的情感经历，在团队的保护下，挖掘其情感需求，建立和实施适当的情感和社会支持，以消除和纠正以往存在的负性情感，患者获得“情感矫正经验”的体会。

（三）实施方法

有很多练习可以作为团体心理辅导的实施方法，需要根据团体辅导的不同目标和辅导对象的实际情况加以选择和设计。

1. 我的五样 请参与者先写出或说出自己生命中最在乎、最重视的五样。之后与团体成员分享，为何这五项内容对自己如此重要。之后删除其中一样，与成员一起分享删去的是什么，删去后会给生活带来怎样的影响。接着再删去第二样、第三样，直到只留下一样。经由这种价值澄清的练习，让参与者觉察自己生命中最重要的是什么。

2. 角色扮演 利用角色扮演技术帮助患者把他们的问题表现出来，这种方式有利于患者对自身冲突的理解，帮助他们更好地去认识自己和其他人。当一些角色和另一些角色有冲突时，关于一些信息或观点的歪曲信念可以被解释和探究，一些行为可以被矫正。通过角色互换，参与者可以重新整合、重新消化和超越束缚他们的情景。

（四）注意事项

1. 选择适合的目标人群 团体辅导并不是适合每一个人。如病情过重、无法正常沟通、依赖性过强、过于以自我为中心的人，在团体中不仅难以得到帮助，甚至还会阻碍团体的发展。

2. 配备协同领导者 在进行团体心理辅导时，领导者无法对每个患者都做到照顾周全，协同领导者负责团体观察记录，以及准备工作，比如通知团体成员相关事宜，做好时间管理，确保活动的顺利开展，从而达到团体目标。

3. 明确团体规则 在团体心理辅导开始之前需要对团体规则，如请假、退出、保密、守时等进行讨论并确定，最好总结成纸质内容发给参与的患者，患者进行签字，共同遵守。

## 九、心理危机干预

（一）概念

心理危机（psychological crisis）是指当遭遇突然或重大的危机事件时，个体运用常规处理问题的方法无法解决，引起认知、行为和情感方面的功能失调，从而出现的暂时心理失衡状态。心理危机干预（psychological crisis intervention）是指对处于危机状态下的个体采取明确有效的措施，充分调动处

Note:

于危机之中的个体自身潜能，重新恢复或建立危机前的心理平衡状态，使之战胜危机，重新适应生活。

（二）危机干预原则

危机干预是短期的、问题取向性的，其目标是尽可能快速且直接地让个体的危机状况发生改变，避免个体自伤或伤及他人，同时协助个体恢复心理健康。危机干预原则如下：

1. 针对性原则 迅速确定要干预的问题，强调以目前的问题为主，并立即采取相应措施。

2. 行动性原则 帮助患者激活自身资源，有所作为地对待危机事件，明确在危机的当时应该做些什么，怎样采取合适的、行之有效的应对行为。并且积极地给予支持，提供建设性的建议。

3. 正常性原则 将心理危机作为心理问题处理，而不是作为疾病进行处理。

4. 完整性原则 心理危机干预活动一旦进行，应该采取措施确保干预活动得到完整开展，避免再次创伤。

5. 保密性原则 严格保护患者个人隐私，不随便向第三者透露当事人信息。若患者有自杀意念等伤害自身的行为，则应考虑告诉患者亲属，此时患者安全大于患者隐私。

6. 团队支持性原则 危机干预时要避免单枪匹马，应组成危机干预团队共同协作解决问题，及时提供支持。

（三）实施方法

1. 明确问题 采取适宜频次、面对面沟通的方式，使用真诚、同情、理解和接纳等核心倾听技术了解患者现存的心理危机，从患者角度理解其内心问题。在接触患者时使用带有积极意义的语言，鼓励患者说出内心真实感受，帮助患者正确面对现实，及时明确患者对医疗和生活的需求。

2. 保证患者安全 在危机干预的过程中，将保证安全作为危机干预首要目标，把危险性降到最低。确保环境安全，定期对环境进行安全检查，如检查有无刀具绳索等危险品，限制窗户开启大小，妥善保管药品及有毒化学试剂。对存在自杀风险的患者，使之处于医护视线之内，便于观察、评估和紧急处理，并注意在与此类患者沟通过程中尽量避免使用容易引起其情绪波动的语句，以避免其受到各种不良刺激。

3. 心理疏导 倾听患者诉求，提供宣泄机会，同时语义语言、肢体等抚慰，缓解患者的恐惧感。运用认知行为疗法、意义疗法等方法基于心理疏导，解除情绪危机。

4. 提出应对危机的方式 帮助患者探索可利用的替代方法，促使其积极寻求可获得的环境支持、可利用的应对方式，引导患者认识到有多种可变通的应对方式可以选择，给予患者希望。

5. 制订计划 根据患者实际能力制订切实可行的计划，帮助其解决问题，恢复患者控制性及自主性，矫正情绪失衡状态。在制订计划过程中，既要帮助患者制订短期计划，以协助其走出当前的危机，还要拟定一个长期的行动计划，培养患者积极应对危机的能力。

6. 获得承诺 是指帮助患者承诺采取确定的、积极的行动，并从患者处得到会严格按照计划行事的保证。医护人员应联合家属协助患者制订计划，并让患者复述行动计划，从而得到患者直接的、诚实的承诺，以便及时调整危机干预方案。

7. 联结家庭支持 针对此类患者，要加强对其家属的教育，鼓励家属正确看待疾病，不能让患者觉得自己是家人的累赘，给患者提供持续的支持、希望和信心，降低其自我感受负担，从而帮助患者恢复稳定的心理状态。

8. 跟进与随访 心理危机干预是一个持续的过程，医护人员应定期追踪、随访，及时了解患者后续心理治疗和康复情况，并适时调整干预方案和措施，使患者得到及时有效的延续服务。

（四）自杀危机干预

1. 一级预防 即通用性自杀预防策略是指预防个体自杀倾向的发展、面向所有住院患者的预防策略。主要措施是限制自杀工具，积极治疗精神疾病或躯体疾病，实施广泛的心理健康教育与自杀预防教育。其主要目标是通过减少危险因子，增加保护因子，适应环境和角色变化，防止患者自杀倾向的发展。

Note:

2. 二级预防 即选择性自杀预防策略是指面向自杀高危人群开展工作。主要措施是进行筛查、自杀“守门人”培训、提高危机干预服务和转介资源的可及性等。其主要目标是早发现、早介入，预防患者自杀。

3. 三级预防 即针对性自杀预防策略是指面向人群中的自杀未遂者进行危机干预。主要措施是医院建立支持小组、家属支持培训项目等。其主要目标是采取措施预防自杀未遂患者再次自杀，同时提供相关精神心理服务机构信息并定期随访。

（五）注意事项

1. 个体化评估 在干预之前，必须对患者进行个体化评估，不能一味地恪守某种固定的模式，需要灵活地为不同患者实施不同的干预。

2. 实施动态干预 在实施干预时，要根据实际情况不断调整干预计划和措施，持续进行回顾、总结和评价，强化患者对危机应对方式和外部环境资源的使用，增强其对危机的能力。

3. 干预者保持镇静 面对暂时失去理智控制的干预对象时，干预者应该保持镇静，为干预对象恢复心理平衡创造一个稳定、理性的氛围，保障干预对象安全。

（胡德英 李惠玲 洪静芳）

## 思考题

1. 简述共情概念及实施方法。
2. 请结合具体临床护理工作，制订一个患者团体心理辅导方案。
3. 请简述自杀三级预防主要内容。

Note:

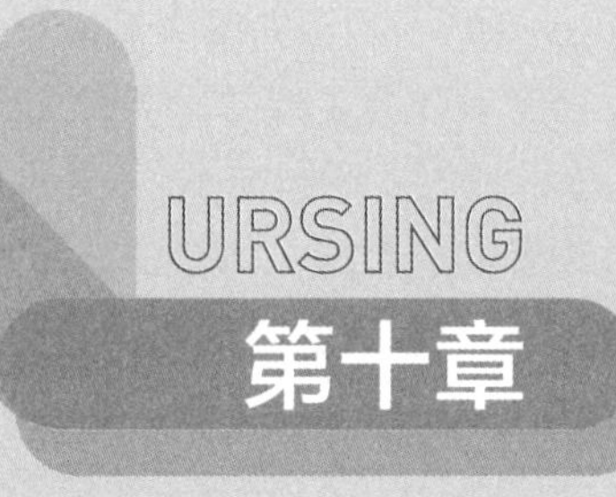


# 社会支持

第十章　数字内容

## 学习目标

- **知识目标：**
  1. 掌握终末期患者社会支持的方法。
  2. 熟悉安宁疗护社会支持的分类。
  3. 了解终末期患者的社会特点。
- **能力目标：**
  学会整合和利用社会资源，协调社会关系，给予患者恰当的社会支持。
- **素质目标：**
  积极聆听患者感受，表达对患者的关心、关爱和尊重。

生命的存在,不仅具有生物学意义,更是社会关系的维系。我国于 2017 年正式推行安宁疗护试点工作,倡导和实施对生命终末期患者给以“全人”的照护,以“帮助患者舒适、安详、有尊严地离世”,社会支持是安宁疗护全人关怀的重要组成部分。患者对社会支持的需求因人而异,在患者接受安宁疗护服务以后,安宁疗护团队需要评估其社会支持系统的资源与需求,在尊重患者自主权的前提下,协助患者链接其周围的正式支持和非正式支持,或者创造支持,来满足患者的需求。相关机构和部门应致力于构建完善的安宁疗护社会支持系统,以推动和促进新时代我国安宁疗护事业的全面发展。

导入案例

严伯伯是一位肠癌晚期患者,刚开始享受退休生活,这场疾病打乱了他的退休生活。当看到别的患者每天有家人陪伴,而自己几乎都没有人来探望,他显得落寞孤独,郁郁寡欢。责任护士小许看到后,了解情况得知严伯伯的儿子在外地工作,没有时间回来,于是小许每天都抽空来陪严伯伯聊天解闷,鼓励他多跟其他病友交流经验,并教会严伯伯与在外地工作的儿子视频聊天;另一方面,小许告知了义工团队的陪聊队,请义工规律来病房陪伴他。几天后,严伯伯开始有说有笑了。在某个周末,小许看到严伯伯旁边多了一位中年男子,看到严伯伯高兴大笑的样子,小许猜到应该是他的儿子,为了避免打扰父子团聚,小许悄悄离开了病房……

肿瘤科有一些恶性肿瘤晚期患者,他们的生命已经进入倒计时,可同样需要阳光与温暖,需要这个社会的关心和支持。社会支持是安宁疗护服务的一个重要方面,旨在调动社会各界力量的积极性,为生命终末期患者提供社会支援,满足患者心理、精神等方面的需求,使患者可以有尊严地离世。

请思考:

(1) 针对终末期患者进行社会支持的具体途径有哪些?

(2) 如何根据终末期患者特点选择合适的社会支持途径?

## 第一节 终末期患者社会支持概述

### 一、社会支持的概念及分类

#### (一) 概念

社会支持(social support)是指一定社会网络运用一定的物质和精神手段对社会弱势群体进行无偿帮助的行为总和,是与弱势群体的存在相伴随的社会行为。对于患者来说,社会支持是指社会各方面包括家庭、亲友、同事和社会团体等个人或组织所给予的物质和 / 或精神上的支持。社会支持能够缓解个体心理压力、消除个体心理障碍,在促进个体的心理健康方面起着重要作用。

#### (二) 社会支持的分类

1. 按社会支持的内容分类　社会支持一般可分为工具性支持、信息支持、情感支持、精神支持四种。

(1) 工具性支持:工具性支持是给予患者所需的财力援助和直接服务,以减轻患者的经济和生活压力。目前国内终末期患者的工具性支持主要来自家庭、亲属、朋友。财力援助包括经济支持和物质(实物)支持。经济支持包含金钱方面的支持以及医疗费用方面的支持,其中金钱方面的支持是基本的和主要的。物质支持包括食物、衣服、日用品、住房及其他方面的支持。除此以外,也需要有来自政府、单位、社区等方面的医疗保险支持。患者在治疗过程中承担着不同程度的经济压力,存在对经济状况的担忧,需要经济方面的援助。物质支持可立竿见影地解决患者及其家庭面临的即时性问题。

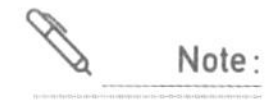

为患者提供的直接服务主要是生活支持，包括做饭、洗衣服、打扫卫生、采购物品、提供交通工具、文化娱乐服务、医疗保健、康复服务等。生活照护是生活支持的基本方面。

(2) 信息支持：信息支持，又称建议支持、评价支持，是指提供信息、意见、建议或指导，帮助患者改善面对问题的策略，做出自己的决策。患者从确诊到进入生命终末期，会面临巨大的信息输入和筛选，除了疾病本身的信息，需对不同治疗后果的治疗手段进行选择，还有关于财产的分割、后事的安排等一系列的问题和需求。有效的信息支持可以帮助患者家属更好地应对应激原，减轻心理压力，而护士对家属的信息支持就成为安宁疗护中一项非常重要的工作。生命终末期患者及其家属希望得到的信息支持包括疾病相关知识的告知与解释；不适症状的缓解方法，如呼吸困难、肢体麻木、腹胀、出血等，以及患者治疗和检查的相关信息，如使用药物的不良反应、仪器检查结果、化验结果、化疗致恶心呕吐等。为提高患者掌握相关信息的能力，护患间的有效沟通不能仅限于口头表述，应探索丰富多样的沟通形式：如播放相关内容的电教片、视频等。也可以依托社区卫生服务中心，对有安宁疗护照料需求的家庭开展相关培训，完善终末期患者的社会支持体系。

(3) 情感支持：情感支持指个体被他人尊重和接纳，或者个体身处困境时获得的情感上的安慰和帮助，又称尊重性支持、表现性支持、自尊支持。情感支持的形式包括倾听、交谈、咨询、关心、宽慰、尊敬、爱等。生命末期往往会产生恐惧、紧张、悲观、绝望等负面的心理情绪，最需要关怀和照顾。人的心理状态与全身生理活动有着密切的联系，长期的负面心理情绪可使机体的“免疫监视”作用减弱，需要各方力量的关注和介入。家人、朋友及其医护人员为终末期患者提供心理感情支持，使其在生命的最后一程感受到爱与温暖。

(4) 精神支持：精神支持是提升患者的自我认同和价值感、获得对生活的控制及意义。患者在治疗过程中，会经历很多的丧失，其中包括丧失人际关系，甚至对自己身体控制权的丧失，使患者感受丧失尊严和意义。通过征求意见、共同决策、一起娱乐等方式，帮助患者重新获得对生活的控制感，积极探寻生命的意义，有效提高患者的尊严感和价值感。

2. 按社会支持的主体分类　主要分为正式社会支持和非正式社会支持。这些支持相互交叉补充，初步形成了政府主导、多元并举的社会支持系统框架。终末期疾病患者的社会支持来源广泛(图 10-1-1)。

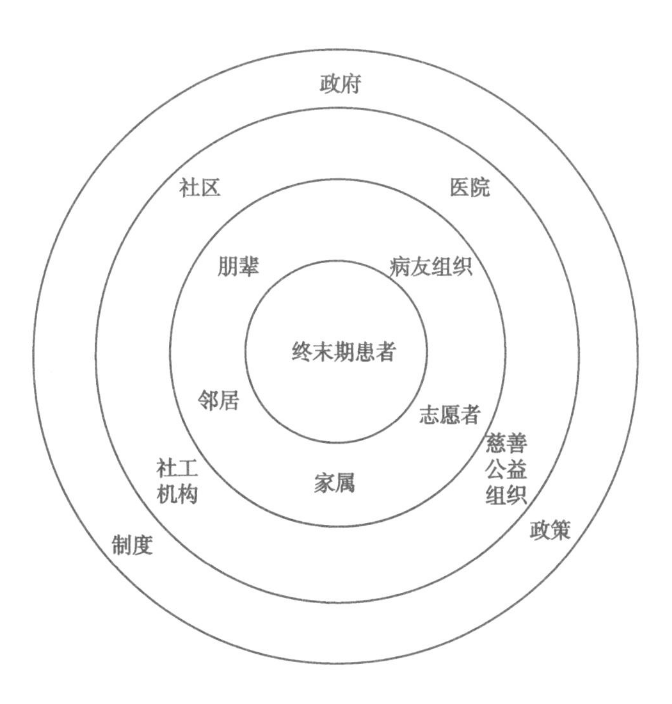


图 10-1-1　终末期患者社会支持系统图

Note:

(1) 正式社会支持:正式社会支持是指来自政府和正式组织(非政府组织)的各支持供给者的集合,如各级政府、各级组织、机构、企业、社区等。正式的社会支持,具有经常性特征,往往有政策、制度或者法律依据,表现的是个人与社会组织之间的联系。除家庭外,生命终末期患者需要通过社会机构和更为广泛的社会网络获得支持。我国在安宁疗护机构的设置、服务、审核等方面的标准、流程有待进一步完善,需逐步制定安宁疗护服务保障与社会医疗、养老保险制度有效衔接的措施和机制。安宁疗护医生执业、机构设置、医疗保障、医疗救助的法治保障将进一步促进安宁疗护健康发展,保障安宁疗护群体的权益。通过整合社会资源、加强制度建设,建立起以政府的政策、制度化保障为主导,以其他社会网络服务功能为补充的服务体系至关重要。

(2) 非正式社会支持:非正式社会支持体系是指生命终末期患者所获得的非正式组织的社会支持供给者集合。这一体系包括家庭成员(配偶、子女、其他亲属)、邻居、朋友、志愿者等。非正式社会支持具有不确定性的特征,它更多地表现为个人与个人之间的关系。在生命末期,患者多有负面情绪,需要更多人员关注患者心理变化,给予爱与关怀,因此更加需要志愿者服务。

3. 按社会支持的性质分类 主要包括主观支持和客观支持,而对支持的利用度则对社会支持的效果具有深刻影响。

(1) 主观支持:主观支持是主观体验或情绪上的支持,即领悟社会支持,指个体感到在社会中被尊重、被支持和被理解的情绪体验和满意程度。主观支持通过对支持的主观感知这一心理现实影响人的行为和发展,更可能表现出对个体心理健康的增益性功能。生命终末期患者所能够亲身感受和体会到的情感支持更能提高其生活质量水平,医护人员给予患者及家属更多的信息支持,家人给予患者更多心理上的安慰,使其患病期间能得到日常生活照料,使患者可以感受到来自家庭的支持、关心、照顾,使个体经常体验到主观支持,产生较多的正性情感,改善心理状态,从而有利于身心健康。

(2) 客观支持:客观支持可以理解为患者看到的客观存在的实际支持。包括物质上的直接援助和社会网络、团体关系等,是“人们赖以满足其社会、生理和心理需求的家庭、朋友和社会机构的汇总”,是个体可以随时感受或利用的客观存在的现实。生命终末期患者常伴随身体衰弱,需要得到躯体上的照顾、经济支持和日常生活等方面的支持。医护人员给予症状管理,减轻疾病带来的不适感,例如:通过给予止痛药或者舒缓音乐等途径来缓解癌症患者的疼痛。家庭更多地给予经济上、生活上的支持,减轻患者的身体、心理负担。志愿者也可以对患者及家庭提供客观支持,如帮助购物、为患者理发等。

(3) 对支持的利用度:对支持的利用度是能有效利用所获得支持的途径和资源的程度。终末期患者可能由于疾病的不可预测、经济负担、疼痛等系列并发问题而容易存在负面情绪,在这种情绪下即使有获得支持的途径和资源,却拒绝别人的帮助或者不知如何正确利用相关的资源,这就是对支持的利用度不够的表现。生命终末期患者在得到基本社会支持的同时,也需要提高他们对社会支持的利用度,将一切可利用的资源充分利用,促进其舒适地走完生命的最后一程。

知识链接

**社会支持理论**

社会支持系统理论认为社会支持是一个复杂的多维体系,包括主体、客体和介体,主体是包括正式和非正式的各种社会关系网络,客体是社会上所有需要帮助的个体和群体,介体是联结社会支持主体和客体的纽带和桥梁,如物质、行为、情感支持等。社会支持理论认为社会支持包括:物质帮助,如提供金钱、实物等有形帮助;行为支持,如分担劳动等;亲密的互动,如倾听,表示尊重、关怀、理解等形式。来自政府、社区等正式的社会支持让老年群体有基本的生存经济保障,

Note:

而来自亲人、社工、志愿者等个人的非正式社会支持给老年群体生活照料和精神慰藉，也同等重要。依据社会支持系统理论的观点，困境形成的本质是社会联结网络的断裂。因此，群体或个体得到的来自社会支持主体的物质、行为和情感互动等支持越多，就能够越好地应对生命末期的困境。

## 二、终末期患者社会特点

### （一）社会角色改变

1. 角色行为缺如 指患者没有进入患者角色，即不承认自己是患者，这是"否认"心理防御机制的表现。主要表现为：多数终末期患者在得知自己面临死亡时，其最初的心理反应多为否认，患者可能会采取反复检查、转院等方式试图证实诊断是错误的。对疾病和死亡的否认是一种心理防卫反应，它可减少不良信息对患者的刺激，以使患者躲避现实的压迫感，有较多的时间来调整自己，面对死亡。

2. 角色行为减退 指由于某种原因导致已进入患者角色的终末期患者又重新承担起原先扮演的其他角色，导致患者角色受到冲击而退回从属地位。如因家庭、工作中的突发事件，家属生病、工作单位事故、特殊任务或更强烈的情感需要等，终末期患者不顾病情从事和承担力所不及的活动，表现为对自身状况考虑不充分或不够重视，从而影响症状的有效控制与舒适照护。

3. 角色行为强化 指患者安于患者角色，对自我能力产生怀疑，对家庭和社会依赖性增强，产生退缩和依赖心理。终末期患者处于疾病的末期，多数失去了自理能力，不愿出院，不愿离开医护人员，不愿摆脱帮助，过度依赖医院环境。害怕出院后病情加重或复发，对承担常态社会角色的责任感到恐惧不安，或借生病而逃避某些责任、获得某些权利等。

4. 角色行为异常 指患者虽然知道自己患病，但难以承受患病、残障或不治之症的挫折而感到悲观、厌倦或绝望，甚至产生拒绝治疗、攻击或自杀等行为表现。当终末期患者自知治疗无效，认识到自己会永远失去自己所热爱的生活家庭、工作、地位及宝贵的生命时，终末期患者会表现出悲伤、抑郁、沮丧、退缩、情绪低落、沉默、寡言、压抑、哭泣等反应，对周围的任何事物和东西都不感兴趣，会表现出怨恨嫉妒、无助、痛苦、生气与易激怒。

5. 角色行为冲突 指患者角色与其承担的其他社会角色发生冲突。表现为患病后，无法从正常社会角色中脱离出来，且有焦虑、愤怒、茫然、烦躁或悲伤等情绪反应。造成冲突的程度与疾病的轻重缓急、正常角色的重要性和个体性格特征等有关。大多见于社会、家庭责任重，事业心、责任心较强者身上。终末期患者可能出现心理冲突，感到力不从心，左右为难，此时医护人员应帮助患者从诸多社会角色中挣脱出来，把时间和精力转移到患者角色上。

### （二）社会功能改变

1. 社会关系改变 以社会属性为本质的人类个体，即使是生命剩余时间不多的终末期患者，也具有参与社会生活的需求和欲望，并希望能够得到一些来自社会的关爱和关注，不被社会所忽视和遗弃。终末期患者由于疾病的影响，社会活动减少，经济负担加重，心理难以接受，社会关系发生了较大的改变。

(1) 社会活动减少：终末期患者由于身体状况的不断恶化，活动范围和活动能力受到了很大的限制，患者不知道如何去利用时间。住院环境使患者与外界社会交流的机会降低，增加患者内心隐蔽性，终末期患者参与社会活动的心愿也因这种被动的"隐蔽性"而无法实现。此外，医护人员及家属也主张给终末期患者提供独立的空间促进患者"静养"。因此在多数时间里，终末期患者对于近在咫尺的"外面的世界"极其的渴望，他们希望自己和社会的距离能够被拉近，能够受到社会的关注。

Note:

(2) 经济负担加重:大部分终末期患者在接受了自身疾病无法治愈的事实之前,大都经历了漫长的求医历程。在临终之际,许多终末期患者最为担心的就是家庭经济问题,害怕自己去世后家人难以承受外债之重,从而导致自身更大的心理压力。经济压力在很多情况下不仅会引起终末期患者的焦虑情绪,也会影响整个家庭的关系。

(3) 心理问题增加:终末期患者多处于现代医疗无法治愈的疾病末期,伴随着器官衰竭、身体状况的每况愈下,在以前看来能亲自去做的一些简单动作,现在都要在照顾者的帮扶下才能完成。如果之前患者有较为充分的心理应对准备,则经过一段时间还能适应这种转变。自身功能的逐渐衰弱给生命终末期患者造成的问题不仅仅是生活上的不便,更多的是心理上的压力和情绪上的困扰。长期卧床对于终末期患者而言意味着和"生活常态"的诀别,导致焦虑、抑郁等心理问题的出现。

2. 社会交往障碍 社会交往又称社交,是社会上人与人之间交流往来必备的心理适应能力,也是衡量一个人心理健康的首要条件之一。如果存在着某些心理问题,缺乏或不具备这种心理能力,则称为"社交障碍"。社交障碍表现形式很多,可分为观念障碍、情感障碍、人格障碍、能力障碍和由于某些心理疾病导致的病理性社交障碍。常见分类为:社交心理障碍、社交功能障碍、社交焦虑障碍。终末期患者作为弱势群体,受疾病的影响,身心方面常会产生复杂的变化,甚至产生心理问题,影响日常生活和社会交往(图 10-1-2)。

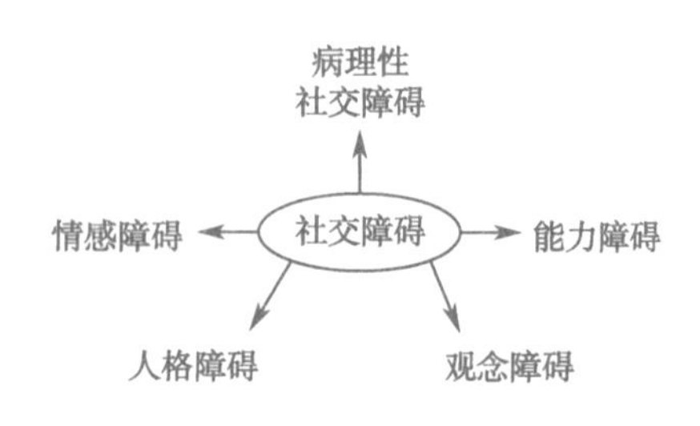

图 10-1-2 社会交往障碍的表现形式

(1) 社交观念障碍:终末期患者的社交观念障碍分为以下三种:①气质性社交障碍:表现为见到陌生人面红耳赤、胆怯、拘束紧张,无法顺利与他人和谐相处,交谈接触,社交活动圈子狭窄。②认知性社交障碍:表现为过分自我关注,患得患失,生怕自己言行失态,被别人讽刺嘲笑;言行上要求自己绝对有把握,不敢冒半点风险;生活方式常常被外界环境和别人的言行影响,缺乏主动性和积极性,这是认识上导致的社交障碍。③挫折性社交障碍:在遭遇疾病后变得消极被动,胆小脆弱。

(2) 社交情感障碍:以情感高涨或低落为主,伴有思维奔逸或迟缓,精神运动性兴奋或抑制。躁狂状态时患者心境高涨,与所处的境遇不相称可以兴高采烈,易激惹、激越、愤怒、焦虑,严重者可以出现与心境协调或不协调的妄想、幻觉等精神症状。抑郁状态时患者心情不佳、苦恼、忧伤到悲观、绝望,高兴不起来,兴趣丧失,自我评价低,严重者出现自杀观念和行为。终末期患者往往伴随着器官衰竭、身体状况欠佳下,在以前看来能亲自去做的一些简单动作,现在都要在照顾者的帮扶下才能完成。当患者无法适应终末期这一现象时,会陷入自责,认为是自己拖累了家人,产生激惹、激越、愤怒、焦虑等。

(3) 社交人格障碍:是指明显偏离了个体文化背景预期的内心体验和行为的持久模式,是泛化的和缺乏弹性的,导致个体的痛苦情绪。主要表现为情感和行为的异常,终末期患者由于疾病所带来的痛苦,可能会对那些健康充满生命活力的人心怀怨恨与嫉妒,并极易对他们产生谴责、挑剔及抱怨情绪,以宣泄内心的不公。

(4) 社交能力障碍:是指在社会交往中想象成功的体验少,想象失败的体验多,缺乏应对疾病的自信,缺乏交往的勇气和信心。终末期患者往往忍受病痛,并且清楚自己处于疾病的末期,导致社交活动减少,再加上由于身体原因所导致的沟通障碍,会加剧终末期患者丧失社交活动和积极应对疾病的想法。

(5) 病理性社交障碍:常表现为社交恐惧症,又称社交焦虑障碍。常无明显诱因突然起病,中心症状围绕着害怕在小团体中被人审视,一旦发现别人注意自己就不自然,不敢抬头、不敢与人对视,甚至觉得无地自容,不敢在公共场合演讲,集会不敢坐在前面,回避社交,在极端情形下可导致社会隔离。

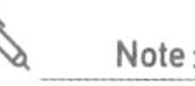

可伴有自我评价低和害怕批评，出现脸红、手抖、恶心或尿急等症状，症状可发展到惊恐发作的程度。部分患者常可能伴有突出的广场恐惧与抑郁障碍。一部分患者可能通过物质滥用来缓解焦虑而最终导致物质依赖，特别是酒精依赖。终末期患者处于疾病后期阶段都会受到疾病的侵扰，身体上会承受很多的痛苦和不适，会回避社交，产生恐惧心理。除此之外，因为终末期患者可能大多需要卧床，这也会导致社交活动的减少，出现病理性社交障碍。

（杨　辉　刘　艳）

# 第二节　社会支持的方法

## 一、专业照护者支持

在安宁疗护中，专业照护者包括从事安宁疗护工作的医生、护士、物理治疗师、营养治疗师、心理咨询师、药剂师、医务社工等。专业照护者提供的支持主要包括：

### （一）医务人员提供的基本支持

1. 症状控制、舒适照护及其他医疗支持　医务人员提供以患者为中心的医药、护理、营养及辅助疗法等支持，减缓患者的疼痛及其他痛苦症状，提供舒适护理、创口换药、床上擦浴等直接服务，并对社会支持团队成员提供医学专业的意见及建议，使患者痛苦最小化，且能在整洁、舒适、祥和的环境中有尊严地生活。

2. 疾病咨询及健康指导　医务人员对患者提供疾病相关知识、信息，开展指导、教育，视情况恰当地向患者及家属说明其疾病的事实情况，提供治疗建议。医务人员可以针对单独患者一对一开展医疗咨询，也可以由医务人员组织关于疾病和治疗的教育小组共同完成对患者的健康咨询及健康教育。

3. 情感与心灵支持　终末期患者除了疼痛以及呼吸、循环、消化、神经、泌尿系统症状和危急症等各种躯体症状外，还承受着许多心理压力和负性情绪。医务人员与患者沟通时的积极倾听和共情，让患者感到自己被尊重、重视和关心。团队成员不仅要了解患者需求，更要站在患者立场思考我们应该为患者提供什么样的帮助，比如组织活动，为患者庆祝意义重大的生日、结婚纪念日等，能对患者及家属起到较大的宽慰作用。在医疗决策或生活细节上给患者足够的自主权，提升患者对生活的控制感，减少患者的无用感，这对其心灵也是莫大的支持。

### （二）医务社工提供的支持

1. 概念　社会工作（social work）是福利部门和服务机构针对个人、团体（家庭和小组）、社区、组织、社会等与其外在环境的不当互动而形成的弱势情况，利用专门的方法和技术，协助当事人改变或推动环境的改变，促进两者的适应性平衡。社会工作者（social worker）简称“社工”是社会工作的关键力量，社工秉持利他主义价值观，以科学知识为基础，运用科学的专业方法帮助有需要的患者，解决其生活困境问题。而医务社会工作者（medical social worker）简称“医务社工”则是指在医疗卫生机构中为患者提供心理关怀、社会服务的专业社会工作者，他们作为医疗团队的成员，协助患者及家属排除医疗过程中的障碍，处理社会及家庭问题，提高患者生活质量，达到患者及家属身心平衡。在安宁疗护全人照护理念下，服务对象不仅需要躯体症状的控制和缓解，还需要包括社工在内的支持系统提供的社会支持，以减轻其身心痛苦。

2. 实施方法

（1）对患者及其家属提供连续服务：如果情况允许，医务社工从初次接触安宁疗护患者起，就应当对患者及其家属提供持续的支持服务，包括深度陪伴、解释关于安宁疗护的服务内容，帮助患者了解治疗目标及计划，协调处理患者对于所处生命周期阶段遇到的相关问题，如疾病的发展及预后，指定医疗决策代理人，以及提供死亡教育、哀伤辅导等。

Note：

(2) 家庭内外资源及事务协调：社工可为患者提供外部资源链接服务，通过分析患者可用的社会资源及其遇到的可及性障碍，帮助患者获得社会资源、法律政策支持或协助转介机构，也可以就患者家庭的能力、需求提供调整建议，帮助缓解患者与家属之间的冲突，协助患者与家人道爱、道别。

(3) 心理及精神支持：通过个案辅导或建立支持小组，为患者提供情感与精神支持。鼓励患者表达自己的感受，正常化患者的感受，让患者知道自己的个人感受会被知晓、被尊重和被理解，逐步培养和提升患者对痛苦情绪的控制能力。社工的优势视角可以帮助患者将关注的焦点放在解决方案，即提升生活质量上，而不再是解决问题本身。社工应与患者探寻未竟事物，协助患者按照自己的愿望度过余下的时间，开展生命回顾，与患者讨论生命的意义等。

3. 注意事项 在服务患者及家属的过程中，医务社工要注意尊重和接纳服务对象，坚持真诚相待，生命至上，公平公正，保护隐私，不伤害的原则，并尽量鼓励患者参与各项决策，做到个体化服务。同时，作为非医务人员，医务社工不应在患者及家属面前评论医疗行为，也不能按照自身的想法诱导患者及家属做出违背本意的决策。

（三）家庭会议

1. 概念 家庭会议(family meeting)是由医疗团队成员主导的，向患者及其家属、亲友传达信息、评估需求、讨论患者病情、预后、照护目标与方案、照护策略以及患者和家属的社会心理问题，并最终达成共识的医疗过程。家庭会议提供医疗团队与患者及家庭成员之间的有效沟通渠道，可增加患者及家属对医务人员的信任，增加患者及家属的被支持感，促进家庭成员内部关系的和谐，同时也促进医患关系良性发展。

2. 参加者 安宁疗护家庭会议参加者包括医疗团队中的医生、护士、社工、心理咨询师、志愿者等，以及患者及其家庭成员，亦可根据情况增加法律顾问、社区管理人员等。家庭会议主导者一般是对患者及其家庭情况较为熟悉的医疗团队成员。

3. 介入时机 安宁疗护家庭会议可以选择在患者新入住安宁病房的数天之内、病情或治疗出现较大变化时、家庭变故时或临近出院(或死亡)时，或患者及家属提出需求时，可以组织一次或多次。

4. 实施方法 家庭会议的基本流程(图 10-2-1)。各阶段的主要内容如后述。

(1) 准备阶段：医疗团队成员要熟悉患者的病情，了解最新情况，首次会议前可借助家谱图评估家庭状况(图 10-2-2)，发现需要沟通的问题。一般由护士将家庭会议的目的告知患者及家属，与其确认会议时间以及可参与会议并共同决策的成员，确认患者方参会的人员关系，然后确定参与会议的医疗团队成员。尽可能控制参会人数，保持医疗团队与患者及家属的参会人数基本相当。患者本人可以参会，也可由其委托代理人参会。同时准备好安全、独立、安静、舒适的会议空间，配有传呼设备，座位摆放成围坐方式，并提前备好纸巾、水等用物。

(2) 实施阶段：所有参会人员保持通信工具处于关闭或静音状态。首先，主持人主导，参会人员各自进行简要的自我介绍，减少因陌生带来的紧张感。医疗团队随即评估患者及家庭成员的感知，使用开放式提问，让患者及家属陈述其如何看待目前疾病及医疗状况，需要讨论多少关于诊断和预后的信息，以及心理状态如何等。充分的评估有助于纠正患者或家庭成员的误解，并根据患者及家属的理解和期望调整沟通方向。接下来由医疗团队提供知识和信息，这种提供应该以小块的形式进行，尝试用简单的语言说话，避免使用医学术语，充分考虑患者及家属的接受能力，过程中适时停止，检查和确认患者及家属的理解情况。然后可以充分讨论后续治疗及照护计划。在会议过程中要随时关注患者及家庭成员的主要情绪，及时给予恰当回应，并为他们情感的表达和承认留出空间。参与者可以向医护团队提出疑问和顾虑。医护团队也要明白，患者及家属需要真诚、被尊重以及恰当的接受时间。在家庭会议中重要的是要确保患者及家属感受到被倾听和关心。

Note:

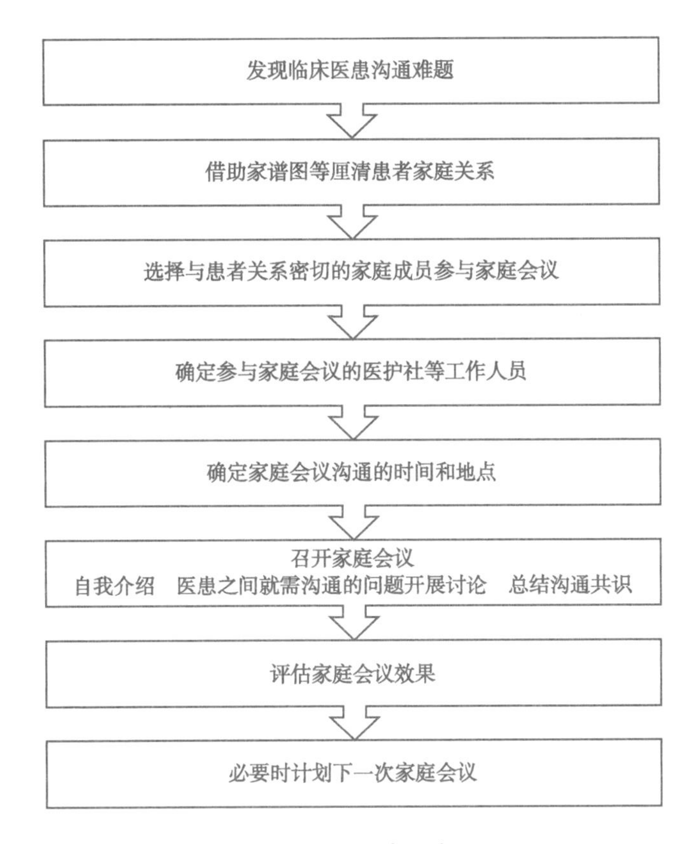


图 10-2-1　家庭会议流程图

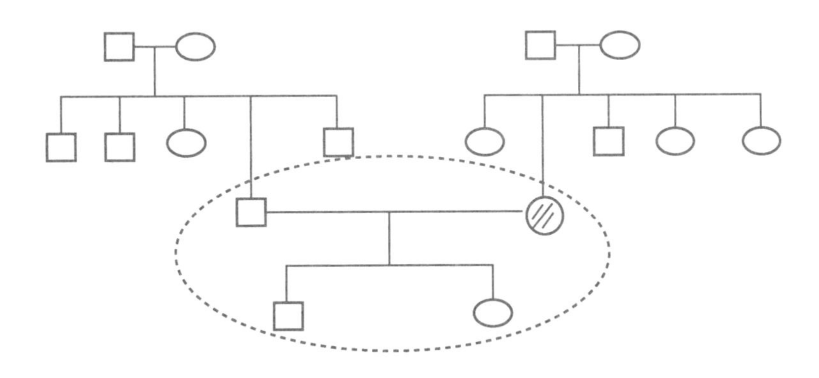

备注：
1　家谱图包括
　　1.1　基本架构，一般绘制三代人，其中方框代表男性，圆圈代表女性，加上斜线表示是患者
　　1.2　社会人口学信息
　　1.3　疾病史
　　1.4　社会支持关系
2　上图画圈（红虚线）表示4口居住在一起

图 10-2-2　家谱图

(3) 总结记录阶段：提供一个简短的总结，并询问家人是否理解。提供简洁、明确的后续计划以减轻患者及家属的焦虑和不确定感。及时、如实记录会议的主要内容，由相关人员核实签名后放于病历中保存。

(4) 随访评价阶段：会议结束后及时(一般1~2周内)对患者及家属进行随访，评价家庭会议效果，是否真正达成共识，追踪了解和评价照护计划的执行情况，了解患者和家属的照护需求的满足与照护目标的达成情况。如有必要，准备再次启动家庭会议。

## 二、非专业照护者支持

### (一) 志愿者支持

1. 概念 志愿者即志愿工作者，又称志工或义工，是指志愿贡献个人时间及精力，在不计任何物质报酬的情况下，为改善社会服务，促进社会进步而提供服务的个人，具有志愿性、无偿性、公益性、组织性四大特征。与安宁疗护对象接触的每个人都可以成为他们社会支持的一部分，不同角色提供不同的支持，以帮助患者度过艰难的时刻，正确面对生活，得到心灵的宁静与成长。志愿者是安宁疗护团队的重要组成部分，其成员来自社会各界，拥有不同的社会、专业及职业背景，为安宁疗护团队重要的社会力量。初进志愿者团队的人会因为面对终末期患者的严重或复杂情况而产生心理冲突，不过通过不断学习及对患者的志愿服务及交流，这种冲击会越来越小，甚至很多志愿者从志愿服务中得到人生的历练，对生命有了更新的认识。

2. 实施方法

(1) 生活照料：志愿者对患者提供陪伴、抚触、按摩、洗头洗澡、修剪指(趾)甲、整理生活用品、洗衣等服务，还可协助患者照顾子女、功课辅导等，这些都是对患者实际生活的直接服务支持。志愿者的生活照料不仅能帮助到患者，也让其家人得到喘息和支持。

(2) 信息支持：志愿者可以为患者提供生命教育，分享自身的相关生活经历，对患者遇到的生活中的问题提供一些信息和建议。但是志愿者需要严格遵守患者自主权的原则，可以根据患者的情况与其讨论相关的问题和可能的解决办法，但是不要给予意见和建议，不要催促或代替患者做决定。

(3) 情感及精神支持：志愿者通过陪伴患者，为患者提供心理情感支持，让患者感受到来自社会的关爱。志愿者可以为患者念书报、一起看电影、听音乐、绘画等，或协助患者进行生命回顾，完成未竟心愿，帮助患者重温自己的社会角色、重获自信和尊严。还可以选择恰当的时机引导并与患者及家属讨论生前预嘱以及身后财产、事务的安排等。

(4) 沟通交流：志愿者在与患者沟通前，应先与家属充分沟通，了解患者基本情况，兼顾家属感受。交流时保持与患者面对面地相处，平视患者，保持友善的目光接触，当患者寻求反馈时进行适时的回应，如点头等。也可注意善用引导策略，如直接引导、暗示性引导、建议性引导等对终末期患者及家属进行引导。

3. 注意事项

(1) 尊重患者及家属。态度上的尊重：友善、诚恳、耐心；语气上的尊重：语气舒缓、平和、较轻的声音或音调；对患者自主权的尊重：必要时为终末期患者与家人保留独处的空间，增进其与家人的沟通；若需使用患者及其家庭的图片或影像等资料，需要提前征得患者或家庭的同意。

(2) 关注行动的力量：安宁疗护志愿者与其他志愿者不同，需提供综合性的照料，有大量时间与终末期患者在一起，因此不仅要注意言语交谈的抚慰，更要注意行动的力量。

(3) 避免不恰当的操作：不要给予患者医学方面的建议；不要给予具体的医疗及护理操作；不要随便打听和散播患者及其家庭的隐私；不要接受患者及家庭的财物；不要参与临终患者的亲属之间的矛盾处理；不要对患者的文化背景进行评价；不要将自身的文化理念强行推荐给服务对象。

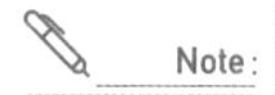


(4) 一般情况下，患者去世后，志愿者与家属联系仅限于哀伤抚慰。

（二）家庭支持

1. 概念　家庭支持是生命终末期患者生活方面社会支持的主体，是指家庭成员提供给患者的支持，包括经济、照护、帮助、协作、交流等。家庭成员对患者提供的支持意义重大，除可保障患者的衣食住行及治疗费用等基本需求外，还可以满足家庭成员的情感需求，使每个人找到自身对家庭的价值，提升自我效能感。安宁疗护中涉及的家庭范围包括了核心家庭、有血缘关系的亲人、被法律认可的家人，以及被患者认可为家人的亲人。家庭成员的支持是非正式社会支持的主体，其中又以配偶及子女支持为主。

2. 实施方法

（1）强化家庭作用，承担家庭角色：终末期患者的家庭成员的角色定位往往不清楚，甚至很混乱，每个人不知道自己该做些什么，以致患者也感到混乱、无助。因此，在患者开始接受安宁疗护时，需要评估患者家庭的能力和需求，帮助家庭成员做好各自的定位，对患者的日常起居照顾、家庭财务、对外联络等方面相互分工，协调承担。家庭成员同时要分担患者以前在家中的角色任务，如帮忙接送在读书的小孩等。这些都是实际的支持。

（2）寻求医护帮助，接受信息支持：家庭成员与患者相处时间最长，感情也最深，不过在很多时候，家属由于爱与担忧，给予患者的意见、建议往往会过多且非专业，患者非但得不到帮助，反而会陷入信息超负荷的状态。因此，家庭成员应该接受安宁疗护团队的帮助，接收专业的信息和建议，并且根据患者的实际情况，与患者讨论病情、预后及应对。

（3）提供情感支持，减少患者担忧：生命末期的患者有很多担忧，主要担心成为家人的负担或被家人遗弃，此时家庭成员提供的情感支持对患者意义重大。家属需要了解患者所需并给予耐心的陪伴，让患者确定自己得到的照顾是可靠的、值得信赖的，从而能够安心、放心，在患者生命的最后日子里，家属得以与患者完成道歉、道谢、道爱、道别。

（4）尊重患者权利，提供精神慰藉：与患者共同回忆生活中的点滴，完成生命回顾，寻找生命和苦难的意义，加强患者与家人的联系，重塑患者在家庭中的地位和意义。在与患者讨论了其决定之后，确保其愿望的有效性，帮助患者重新获得生活的控制感。

3. 注意事项

（1）调适自身的身体及心理状况：患者处理疾病终末期的事实让家属感受到沉重的负担，家属自身要先做好接受和面对的身心准备，必要时寻求外力帮助。

（2）充分考虑患者感受：亲属不能仅仅认为患者病入膏肓需要生活照料，更要认识到患者是有血有肉有思想的家人，对患者做事要考虑对方的接受性，多征求患者意见，而不仅仅是完成任务。

（三）同伴支持

1. 概念　同伴支持是指其他患者或未经医学培训的人通过分享自身对疾病及家庭、社会等的处理经验，聆听患者的分享诉说，提供安慰、建议和帮助，以改善患者的应对反应。同伴支持属于患者的非正式社会支持。同伴的互动可以是分享知识、情感支持、社交互动或实际支持。支持者在服务过程中也可以获得价值感。同伴支持的形式也很多，如小组支持、一对一支持、热线支持、网络论坛支持等。

2. 实施方法

（1）同伴经验：病友的支持是患者可获得的主要的同伴支持。病友往往有很多宝贵、可行的经验，患者通常会从经历过类似情况的人那里得到实际帮助和建议。在病友支持小组中，知道其他人也有类似的经历并且得到他们提供的帮助，这可能会使患者改变如何度过疾病终末期的决定，并学习如何更好地与医疗团队沟通。

（2）同伴共鸣：虽然患者会得到家人和朋友的支持，但他们与疾病抗争或面向生命终点的经历仍然只属于他们自己。能与有着类似经历的人认识、交谈可以给患者带来更多的共鸣，让患者感到被倾听、被理解，从而得到更多的鼓励和支持。

（3）自我认同：认识与自己有相似经历的人会让患者觉得自己在治疗道路上并不孤单，从而更有

Note:

自信克服困难、面对未来，更了解情况并能掌控自己的生活。同伴支持是双向的、相互的，它涉及给予与接受支持。在接受支持的同时，患者也是支持的给予者，能够给予他人帮助，会提升患者的自我认同感和价值感。

（刘 艳）

## 思考题

1. 作为护理人员可以为患者提供哪些社会支持？
2. 如何加强患者的社会支持？

Note:

URSING

# 第十一章

# 精神支持

第十一章　数字内容

学习目标

**知识目标：**

1. 掌握终末期患者精神需求，生命回顾、生命意义疗法、尊严疗法、哀伤辅导的概念和实施要点。
2. 熟悉终末期患者无意义感和无价值感的表现。
3. 了解终末期患者精神支持的特点。

**能力目标：**

能根据患者的精神特点，具备初步应用生命回顾、生命意义疗法的能力；能够根据哀伤辅导的原则为家属提供合适建议的能力。

**素质目标：**

具备尊重患者生命价值与尊严、洞察患者精神需求的职业素养。

安宁疗护倡导全人照护模式，从身体 - 心理 - 社会 - 精神层面为患者和家属提供全方位照护，精神支持是安宁疗护必不可缺的一部分。精神需求的满足可以帮助患者发现和理解生命的意义、保持希望感，帮助其应对疾病和终末期状态，是患者获得内心平静的前提，可提高终末期患者的生活质量，达到患者善终、家属善别的目的。

导入案例

李大爷，63岁，结肠癌晚期。退休前是高级工程师，享有一定的声望。确诊之后，李大爷一直不能接受自己得病的事实，认为自己兢兢业业一辈子，还没有来得及好好享受人生，怀疑自己的生命价值。李大爷和妻子育有两个女儿，因工作原因，大女儿小时候在爷爷奶奶家，上初中回到父母身边。大女儿现已成家，但和父母关系生疏，平时联系较少。小女儿离异，工作不稳定。李大爷的妻子因小女儿的事情，经常睡眠不好，有室性期前收缩和高血压，近期因担心李大爷，血压控制不佳。李大爷入住安宁疗护病房后，疼痛等身体症状得到了很好的控制，但常感到不安，想起大女儿有愧疚感，会独自落泪；想起小女儿和妻子，担心她们以后的生活。

请思考：

(1) 李大爷存在怎样的精神困扰？

(2) 可以为李大爷提供什么样的精神支持措施？

## 第一节 终末期患者精神需求及困扰

精神需求具有隐秘性，需要医护人员心思敏锐、洞察力强，并掌握终末期患者的精神特点，及时了解患者和家属的精神需求，提供个体化的精神支持措施。

### 一、精神的概念及特点

#### （一）概念

精神（spirit）是个体存在的内在属性，内涵较广，包含多个维度，中西方学者对其进行了多方面探讨，目前尚无统一的定义。总体而言，精神是对人的主观存在状态的描述，具有个体独特性，包括认知、情感、意志、审美、理想、人格、信念等。

#### （二）特点

精神是人所具有的一种基本属性，具有以下特点：

1. 相对于物质存在的客观性与自然性，精神存在具有主观性与社会性。
2. 相对于身体的具体性和可见性，精神具有抽象性和不可见性。
3. 相对于个体的动作方式，精神是心智和大脑的活动方式。
4. 精神投射到事物或现象时表现为态度倾向，是个体的某种意向、愿望。

知识链接

**团体精神**

从团体角度，精神体现的是总体意志和社会价值。中国共产党100多年征程中，产生了一系列精神，如红船精神、井冈山精神、延安精神、雷锋精神、抗震救灾精神、载人航天精神，是个体的重要指明灯和精神支柱。在灾害和公共卫生事件发生时，我国医务人员坚持人民至上、生命至上，以时不我待的紧迫感和舍我其谁的责任感投入到救援中，以强烈的历史担当和强大的战略定力，有效保障了人民群众生命安全和身体健康，用实际行动诠释伟大的抗震救灾精神和抗疫精神。

Note:

## 二、终末期患者的精神需求

### (一) 终末期患者精神需求的概念

终末期患者的精神需求是生命末期个体寻求终极意义、目的、超越,体验与自我、家庭、他人、社区、社会、自然以及重要事物的关系。精神满足意味着个体达到与自我、他人、自然、信念的关系共融,即发现并认同真正的自我,与他人的关系和谐、没有人际关系的遗憾,与环境、自然有共鸣且有创造力,有自己内心坚定的信念,找到永恒的生命意义与价值。

### (二) 终末期患者精神需求的内涵

终末期患者精神需求主要包括两个方面。首先,与自我联结,即个体认识自我、寻求意义与目的、自我超越;其次,与外界联结,包括与家庭、他人、社会、自然、信念等建立联系。

1. 寻找生存意义与目的　生存意义(existential meaning)是一个多维度概念,包括一个人对自己存在的原则、整体和目标的认知,对价值目标的追求和获得,并伴有实现感。人有追求生存意义的原始动力,主要通过三个途径发现生存意义,即通过工作创造价值,体验世间美感与人间情感,在苦难中寻找意义。终末期患者面对重病的威胁和生命即将终结的命运,更多地需要在苦难中体会或重新发现生命的意义。

(1) 寻找苦难的意义:病痛使患者经历身心的煎熬,但很多患者仍认为生命总是有意义的,依然能从苦痛中寻找到意义。有的患者把生病的过程当作对自身的磨炼与考验,有的患者认为苦难是命运的安排,也有的患者从信念中寻求意义。

(2) 寻找新的目标:疾病打乱原有的人生计划,死亡也将剥夺生命很多的可能性,很多患者通过重新确认生活目标,维持生命的意义。终末期患者常见的目标包括身体的调养、心理的调适、控制疼痛、积极的治疗、为家里尽一份力、维持好家庭的关系、完成未了的心愿等。

(3) 保持希望:在患者生命末期阶段,医疗团队和照顾人员若对患者保持积极态度,提供悉心照顾,患者即使身体功能状态日渐下降,经历各种精神痛苦,依然能够找到希望,得到力量与发现意义。

2. 维持关系　关系指个人与他人、环境存在关系的意义感知,包括与家人、朋友等人与人之间的人际关系,也包括超越人类的关系,如信念。

(1) 体验与身边人的关系:生命末期阶段,患者普遍存在与重要他人的联结需求,既包括从亲人那里得到支持与爱,也包括自己反过来能够给予亲人照顾、支持与爱。临终阶段,家人对患者贴身照顾,彼此接触、沟通和交流增多,很多患者在这个时候体会更多的爱,对亲人的付出与照顾充满感恩,认为自己有责任、有义务也很有意愿与家人一起好好度过最后的时光。

(2) 与过去关系的和解:患者在临终阶段往往会回顾一生中的重要关系,反思自己的关系处理方式,对过去可能会有悔恨、遗憾等心理反应,影响其最终精神的安宁。帮助患者明了自己的心结,使其利用生命最后的时间,去跟重要他人或自己道歉、道谢、道爱,放下怨念、悔恨、罪恶感等情绪,去宽恕、饶恕、和解,使其重新获得爱与平静,在平和中道别。

(3) 体验与信念的关系:信念是个体对某种主张的极度信服和尊重,并以之为行动准则。信念反映个体的世界观、人生观与价值观,生命末期阶段,有些患者会坚定信念,也有患者产生怀疑。

3. 保持自主性　自主性(autonomy)是指个体对现在、未来、个人角色和自我连续性的控制感。个体对自主的渴望是一种本能,包括独立、自我选择、自我控制感等。

(1) 维持自我独立感:长期患病使个体身体逐渐虚弱,往往需要他人照顾饮食起居,甚至完全依赖他人,在他人面前暴露个人隐私,这对个人的自由意志和自主性产生很大的挑战。适应新角色的患者接受自己需要依赖他人的现实,能够安心地接受被照顾;不能够接受现实的患者会出现强烈的失控感,认为不自由、不自主的人生没有存在的意义。

(2) 保持自我掌控感:对自己相关的任何事物有掌控权是做人的一项基本权利。让患者保持对重

Note:

要决定的参与权、选择权，这有助于其保持自主性和自我控制感。在做有关治疗、照顾方案、是否继续维持生命支持措施等决定过程中，为患者提供信息，尊重本人的意愿，让患者感受到对生命的自我掌控感，感受到尊重。

(3) 寻求自我价值感：自我价值（self-worth）是个体对自我的认知与评价，以及与之相关的态度或感受。自我价值感受到内部因素和外部因素影响，内部因素为反映个人价值的内部特征，如能力、成就等；外部因素是周围人对个人的态度与评价，与身份、地位、财富等相关。生命末期阶段，个体会自我回顾人生，总结自己的成就，对自己成就的评价影响自我价值判断。接纳自我的患者能够认识到自己的独一无二性，肯定此生的价值，满足于自己的目前状态，达到精神平和。相反，如果患者的价值定位很高，认为只有成就大事业或大作为，最大化实现人生目标时人生才有价值，最后回顾时发现自己成就一般，容易否认自我价值，不能够接纳自我。也有的患者受外界评价影响较大，价值定位过于物化，如一生追求财富，最后发现财富不能延长生命，也容易出现自我怀疑。帮助患者从人生经历中找到价值，有助于其接纳自我、维持自我价值感。

(4) 维护自我尊严感：尊严分为绝对尊严（absolute dignity）和相对尊严（relative dignity）。前者是每个人生命中固有的与生俱来的部分，不可分割，是每个人被看作一个特别而有价值个体的权利与需求；后者是可变的一部分，受社会文化等外部因素的影响，如周围人对自己的态度与评价。终末期患者后期可出现视力下降、听力丧失、机体活动能力下降、社会交往减少等，需要接受照顾，照顾者的态度和行为影响其尊严感。医务人员、亲人、朋友应该将患者看成一个完整的人，而不仅仅是一个终末期患者，看到、听到患者的诉求，尊重患者被理解、被听见的权利，从而让其感受到被认可、被接纳、被理解、被温暖、被关怀。以患者为主导，跟随患者的脚步，尊重患者，提供细致、周到而温暖的照护，会让患者感到自身的完整性和尊严，以及自己作为个体存在的价值。在生命终末阶段，不再做有创抢救，适时放手，体会到尊严。相反，对患者态度不敬、照顾不够细致、对患者需求敏感度不高会引起患者的自我价值感、尊严感下降。

4. 面对死亡

(1) 谈论死亡：终末期患者都将面临死亡的话题，在中国传统文化影响下，人们往往"乐生讳死"，对死亡谈论较少，影响对死亡的理性接纳，患者会出现死亡恐惧、心理落差、被迫接受等结局。

(2) 思考死亡：终末期患者在疾病的经历中思考生命过程和死亡，理解生命周期的自然规律，体会疾病的积极方面，逐渐认识并接受死亡的意义。例如，一位乳腺癌伴全身广泛转移患者认为相比较意外死亡的人，自己还是幸运的，有时间做一些想做的事情。

(3) 安排后事：终末期患者从思考和安排自己离世后的事务中接受死亡即将到来的事实。例如，有的患者通过计划器官捐献形式来体现自己生命的价值，有的患者通过选择自己的安葬方式来表达自己对生命的理解。

5. 延续个体精神　终末期患者通过回顾自己的人生经历，感悟人生，给后人忠告，传承精神来延续生命的意义。例如，很多肿瘤患者晚期感慨自己没有重视健康，希望后人能够保持健康的身体、平和的心态、和睦的家庭。

## 三、终末期患者的精神困扰

时间的延续与未来的可能是生命存在的重要前提，当死亡即将来临，本质是阻断了未来的可能，很多患者因此认为生命失去意义，从而产生精神痛苦（spiritual distress）或精神挣扎（spiritual struggle），即对过去的存在和拥有出现质疑，生命意义、信念或价值系统受到威胁与挑战，原有信念系统与现实之间产生冲突、不一致感和不协调感。精神痛苦可表现为对过去的遗憾、对当下死亡意义的不接纳和对未来的遗憾，出现无意义感和无价值感等常见精神困扰。若未被关注，患者和家属都会留下遗憾。

Note:

### (一) 无意义感

1. 概念 无意义感是终末期患者可出现的一种存在痛苦，个体认为生命即将逝去，不能承担原有的角色或作出贡献，使生命变得无意义或失去持续意义，由此产生痛苦。

失志综合征(demoralization syndrome)是无意义感的严重阶段，即在长期压力下个体所出现的持续心理痛苦，表现为无助感、失去希望、对生活丧失控制感、对未来存在不确定感、丧失生存意义及目标、主观的无能，出现社交疏离、觉得成为他人负担、失去尊严，甚至渴望死亡等表现。

2. 表现

(1) 情绪表现：对生存意义的否定和无意义感会使个体出现茫然困惑的状态，在情绪上可表现为不安、焦虑、沮丧、无助、失败、无望、孤独等消极体验。

1) 焦虑不安：患者若对自己的人生经历不能够很好地赋予意义，会更多地看到人生的遗憾。这种遗憾会让患者对自己的过去无法释怀，对未来有莫名的担忧，内心经常处于一种不安的状态。也有患者因为不能正确理解死亡的客观性和意义，会对死亡的过程、死后的不确定性产生焦虑。

2) 沮丧挫败感：患者不能够从正面理解自己所遭遇的一切，对发生在自己身上的事情感到痛苦与沮丧，会纠结于命运的不公，质疑为何自己要经受这番苦痛。当不能够从疾病的痛苦中找到意义，部分患者会否认自己过去的一切，看不到自己所付出的努力，不能肯定自己取得的成就。

3) 无助感：在疾病与痛苦命运面前认为只有独自一人去面对与承受，没有人帮得了自己，也没有任何力量帮助自己去解脱。

(2) 认知表现：无意义感在认知层面会表现为对生命目的、态度、价值缺乏信念支撑系统，没有目标和愿望，认为生命没有存在意义，失去生活动力。

1) 认为痛苦没有意义：不能够接受自己为何要忍受疾病以及世间的所有痛苦，认为如此的痛苦是不应该出现的，是没有意义的。在痛苦中寻找意义可以超越痛苦，反之，认为痛苦没有意义可产生更大的痛苦与绝望。

2) 失去控制感：个体对身体、认知和对未来等多方面失去自我掌控感。不能够接受自己成为被照顾者角色，认为自己失去了对身体的控制，被剥夺了对生命和生活的掌控权。对认知的失控感常源于疾病或治疗所带来的认知方面的症状，如应用镇静剂后的半清醒状态，个体不能够接受因此无法与他人进行正常的交流。对未来的失控感主要源于对死亡的未知和未来的迷茫，表现为经常思考死亡什么时候来临等。

3) 他人负担感：认为自己对他人没有用处，自己的生命没有继续的意义，但需要身边人的全力照顾，认为给家人带来负担，对自己不能照顾自己感到羞愧，甚至有部分个体会因此认为失去活着的尊严与价值。

4) 失去生存意志：当否认了生命存在的意义，会失去所有的生活目标与活下去的动力，认为自己没有用途，目标也不可能实现，丧失继续活下去的勇气。例如，有患者认为生病之后不能够保命，认为自己早走好过晚走。

(3) 行为表现：无意义感在行为层面可表现为个体认为做与不做某事没有任何实质性区别，即做事情没有意义。

1) 拒绝医疗活动：部分患者对自我掌控感存在强烈需求，可表现固执、坚持自己，认为某些治疗侵犯其自主性，从而影响治疗依从性。

2) 回避交流：部分患者不愿接纳与疾病、死亡相关的想法和体验，不愿与他人共处，并努力回避与医务人员的交流。

### (二) 无价值感

1. 概念 无价值感是人在将自己作为独立的生命个体进行自我观察、审视时所产生的深沉而负面的情绪，以一种自挫性的思维，对自己存在的价值产生怀疑和否定。

Note:

2. 表现

（1）情绪表现：患者出现无价值感，会伴随情绪低落等自我否定情绪。

1）失去兴奋点：无价值感的患者觉得生活中没有特别的事情和让人兴奋的点，认为生活除了等待，没有什么特别的。患者因为疾病或者身体衰弱不能做自己想做的事情，认为自己没有用，由此产生挫败感和沮丧感，这些感觉会导致情绪的持续低落。

2）担忧：疾病使患者丧失了身体的一部分或者其功能，影响自我价值感和自我认同，由此担忧日后的生活。例如，由于手术，机体的部分器官被切除，患者会认为身体的不完整影响以后的生活，不能像以前那样做自己。

3）敏感：患者因疾病失去各项功能，容易产生无价值感。这种无价值感会使患者心理更为脆弱，对周围人的反应会更敏感，不耐心和不周到的照顾，如让患者等待过久，冷落患者等都会加重其无价值感。

（2）认知表现：在认知层面，无价值感伴随希望的丧失、自我贬低等表现。

1）自我认同感下降：疾病使患者不能继续原有的角色，患者对自身定位不清晰，不能够找到新的价值，自我认同感受到影响。

2）失去自主权：当照顾者将患者照顾得过于全面，患者没有表达自我、做决定的时候，患者会感到自己受人控制、依赖于他人、被动接受、自主性受到威胁、感觉别人拿走自己的人生和个人权利的丢失。

3）失去希望：无价值感使患者看不到做事情的价值，对治疗失去希望，对未来失去希望，认为人生没有任何价值，永远也得不到想要的，所做的一切都是徒劳。

4）被抛弃感：在非家庭照顾环境下，患者容易与周围人失去情感上的联结，会因为周围环境不够人性化、照顾不够细心等因素产生疏离感、被贬低感。例如，让患者睡在被隔帘围住的床中，没有经常性的关注，会让患者感觉被抛弃，是一种没有尊严的表现。

（3）行为表现：患者出现无价值感后在行为上可能主动减少甚至切断与外界的联系。

1）孤立：患者因为认为自己没有很大的联系价值，主动减少与周围的联系与交流，包括与家人的联系。

2）活动减少：患者日常生活容易出现不规律和单调的状态，不主动参与其他活动。例如，有的患者除了吃和睡，没有任何能够转移注意力的事物。

## 四、终末期患者家属的精神痛苦

在照顾终末期患者过程中，家属更近距离面对死亡、认识死亡，也存在爱、保持积极、寻找希望、意义、目标、信念等精神需求。家属可通过朋友、患者反馈、感恩等获得精神支持，既有精神成长，也可能产生精神痛苦。

**1. 精神成长** 面临患者即将离世的事实，家属更珍惜仅有的时光，体会彼此的联结，修复之前的一些关系裂痕，增强与患者的亲密感；也有家属在这个过程中反思自己的人生目标，对自己的人生规划进行调整。

**2. 精神痛苦** 终末期患者家属可经历存在的、心理的、社会的精神痛苦。

（1）存在痛苦：家属不能接受患者疾病和终末期存在的现实，对患者的遭遇、受苦以及自己所承受的一切产生怀疑，不能够找到痛苦的意义，会冒出“为什么是他”“为什么是我”“为什么人要死”之类的想法。

（2）对过去的愧疚感：有些家属将患者的终末期状态归结为自己的原因，为自己不能早期帮助发现疾病，不能早点为患者做点什么而产生愧疚感。

（3）对未来的担忧：有家属对未来、对自己能否承担照顾者角色感到担忧，对自己的能力产生怀疑，认为自己不能应对，对患者即将离去后自己要面临的孤独感到焦虑。

Note:

(4) 照顾角色的压力感:患者终末期时间长短不一,家属长时间照顾患者,压力若不能够及时宣泄,会有不堪重负感,可表现为疲惫、易怒、易激惹状态。

(5) 关系痛苦:死亡意味着与患者的关系即将断裂,这种断裂会给家属带来孤单感、无助感和失落感,如果伴随着内疚与遗憾,内心的痛苦会加剧。

(6) 内心挣扎:家属一方面舍不得患者的离去,想通过一切方法留住患者;另一方面看到患者的痛苦,又希望患者早日解脱,内心经历矛盾的痛苦。

(楼 妍 谌永毅)

## 第二节 精神支持的常见方式及措施

精神支持(spiritual care)是安宁疗护的重要内容,是帮助患者获得和维持生命存在感,缓解其精神困扰,让患者安宁地走完人生最后一段旅程,使患者平安、家属心安。精神支持可通过多种方式开展,包括评估精神需求、培养护士同理心、建立有意义的护患关系、积极倾听、创造精神滋养环境等措施。在全人照护模式下,本节主要阐述针对患者的生命回顾、意义疗法和尊严疗法,针对患者家属的哀伤辅导。

### 一、生命回顾

#### (一) 概念

生命回顾(life review),也称人生回顾,最初由美国学者朱迪斯·巴特勒(Judith Butler)于 1963 年提出,是一种精神、心理干预措施,患者在干预者结构式的引导下对自己的一生经历进行回顾、评价和总结,在这个过程中患者通过欣赏自己的成就,并对一些未被解决的经验和冲突予以剖析、重整,反思自我,与过往遗憾达成和解,从而获得新的生命意义。干预者将患者的生命回顾故事作为素材,制作成生命回顾手册。生命回顾可以缓解终末期患者焦虑、抑郁等情绪,发现生命意义,提高自尊感、希望感和生活质量,实现自我完善,也可为患者家属带来心理慰藉,对促进患者及其家属的精神心理健康具有重要意义。

知识链接

**生命回顾与怀旧**

生命回顾与怀旧(reminiscence)都通过记忆和回顾,达到一定的治疗目的。但两者存在以下三点不同:①目的:生命回顾目的通常单一,以整合人生,达到完整性为目的;怀旧则可有多重目的,如促进社交、交流沟通、身心愉悦等。②过程:生命回顾通常一对一,结构性和引导性更强,一般包括整个生命周期,带有一定的评价性和整合性,回忆包括愉快和不愉快的经历;怀旧可以小组或一对一形式,可自由发挥或结构性引导,通常自发,没有明确的侧重点,以愉快的经历为主,不需要回顾整个人生。③干预者角色:生命回顾干预者需重塑患者的人生经历,需接纳、尊重和共情;怀旧干预者主要是倾听者和支持者的角色。

#### (二) 实施方法

1. 实施者 生命回顾实施者专业背景可以多元化,包括安宁疗护护士、心理专家、研究助理、社会工作者等,一般需经过理论和技能培训,具备较好的沟通技能、情绪安抚技能以及引导患者回顾的知识和技能。

2. 实施对象 生命回顾的对象主要为神志清楚,没有言语沟通障碍、认知障碍和精神障碍且预期生存期可以完成生命回顾的患者。生命回顾是有计划有步骤开展的过程(图 11-2-1)。

Note:

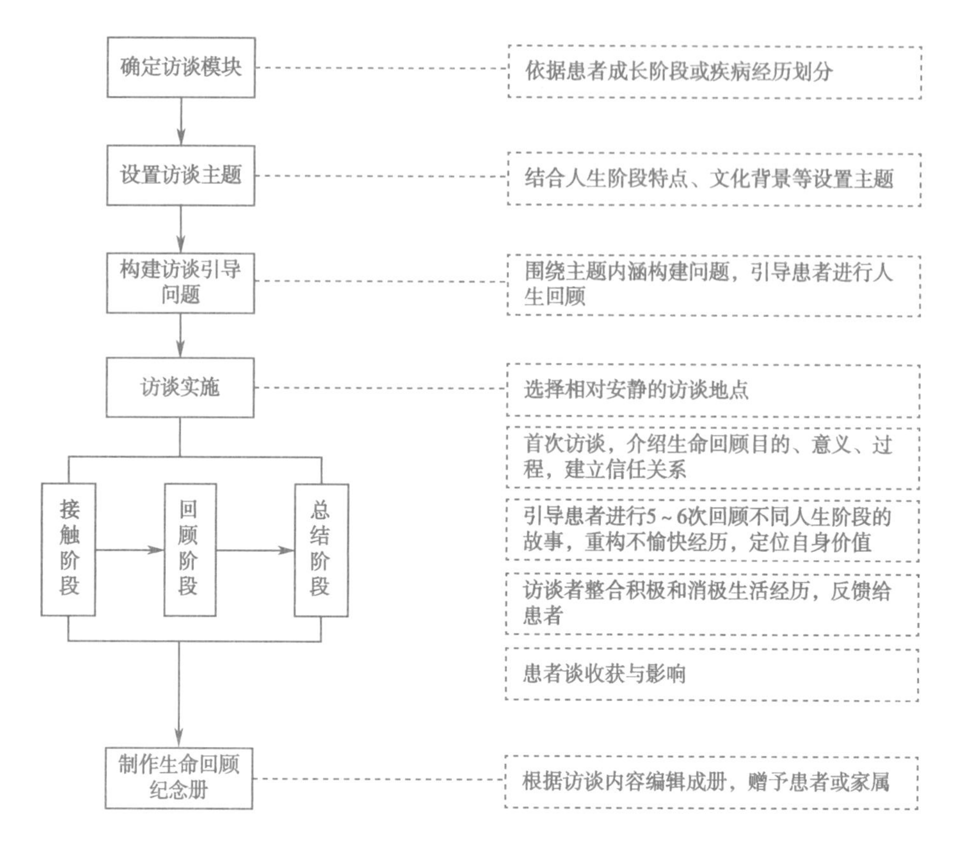


图 11-2-1 **生命回顾流程图**

3. 实施流程

(1) 确定访谈模块：设立人生模块是生命回顾分阶段开展的前提，常依据人的成长阶段划分为不同的访谈模块。例如根据艾瑞克森心理社会发展理论，人生可包括童年、青春期、成年期和整个人生四个模块；也可将其中某几部分进行整合，如童年和青春期并为未成年期。为突出疾病的意义，也可加入疾病特异模块，如癌症经历。

(2) 设置访谈主题：针对每个模块，结合终末期患者在该人生阶段的发展特点、患者的文化背景等因素，设置各个模块的主题。例如，童年时期侧重学习与成长困扰，成年时期侧重工作与家庭组建，患病时期侧重疾病经历与社会支持等。

(3) 构建访谈引导问题：在明确主题后，需围绕主题内涵构建一系列引导性问题，形成人生回顾访谈指引，引导患者有目的、完整地进行人生回顾。访谈引导问题目前较多借鉴海特(Haight)于 1984 年创建的人生回顾体验表的内容。我国学者结合中国文化特点和癌症经历特点，构建了本土化人生回顾访谈引导问题，也可作为参考。

(4) 访谈实施：访谈地点由患者自行选择，包括医院病房、居家、社区、诊所、门诊以及养老机构等，需要有相对安静和独立的空间。

1) 接触阶段：通常在首次访谈，其目的是取得患者的信任并告知生命回顾的过程。干预者向患者介绍生命回顾目的、意义、过程、访谈引导问题及访谈时间，让患者阅读访谈指南并进行思考。在访谈前，需征得患者的同意后，才能对访谈过程进行录音。

2) 回顾阶段：一般需要经过 5~6 次回顾，每次回顾持续 1~2 小时，每周一次。根据访谈引导问题帮助患者回顾过去的每个人生阶段，引导患者表达真实想法。患者回想自己的人生故事，包括核心的精神信念、实践经验、价值观、冲突和生活经验等。通过生命回顾帮助患者重新找回积极的生活体验、感受成就和重新评估不愉快的记忆，并从过去经验中吸取教训，重新获得应对目前疾病的信心，并培养对未来的希望。同时，回顾和反思他们对家庭和社会的贡献，鼓励他们意识到自己存在的价值，减

Note:

轻愧疚感,改善自卑感,并促进与他人的良好关系。

3)总结阶段:访谈者将访谈过程进行回顾与总结,把积极和消极的生活经历进行整合,整理反馈给患者。患者可以谈收获与影响,用于完善生命回顾手册。

(5)制作生命回顾纪念册:在访谈的基础上,干预者选择性地记录患者的主要事件及感悟,整理编辑成条理清晰的故事文本,并经患者过目、修改和确定。纪念册可粘贴与患者的文字或短语相关的照片或图片,使纪念册更为生动。制作完成后交给患者或家属,留作纪念。

### (三)注意事项

1. 及时回应　在回顾过程中,谈及死亡、痛苦等主题可能会引起患者的负面情绪,应根据其反应、身体状况及回顾的经历,选择合适的时机讨论。也可适当停顿,采用倾听、重复、询问、共情等技术;若患者身体不适,可暂停访谈,同时可安排心理专家随访。

2. 顺序灵活　在访谈中,无需严格按照引导性问题的顺序逐一进行提问,相反,要根据个体的故事展开,保持访谈的连贯性。最重要的是人生回顾应涉及整个人生经历的回忆、评价和整合。

3. 尊重患者　必须要尊重患者的知情权及隐私权,作为医护人员要将患者当作完整的人来看待,始终保持终末期患者的尊严。

## 二、意义疗法

### (一)概念

意义疗法(logotherapy)是由奥地利著名心理学家维克多·弗兰克尔(Victor Frankel)在20世纪40年代创立并发展,它是一种引导个体寻找和发现生命的意义、树立明确目标、以积极的态度来面对和驾驭生活的整合性心理治疗和咨询方法。意义疗法将意义、价值纳入心理治疗的范畴,根本目的是让患者面对生活中的痛苦,找到生命存在的意义,改善精神健康,提高生活质量。

**知识链接**

**意义疗法哲学基础**

意义疗法以存在主义哲学为理论基础,包括三个方面。①意志自由:人们可以自由选择自己的意志,不能改变环境,但可以改变面对环境的态度;每个人都是自由的,都有责任实现自己生命的独特意义。②意志意义:是人们行动的根本缘由,不断地追求更多的意义,实现更多的价值,从而不断地去发现生命的意义和目标。如果个体无法追寻到生活的意义,那他自身将会沦为一种存在的空虚。③生命意义:由于个体的主观性和独特性,每个人的生命意义不尽相同。个体自发地去寻找和追求,只有当完成对自身来说有价值的事情,人才会发现生命的意义。

### (二)实施方法

1. 实施者　意义疗法实施者主要包括医护人员、临床心理学家等。实施者需接受过培训,具备专业心理学知识,并且对意义疗法有透彻的理解,其角色是引导者和启发者,功能是开阔患者视野,使其意识到自己生命的意义和价值。

2. 实施对象　意义疗法适用于失去生活目标、出现“存在空虚”、抑郁、意志消沉等精神困扰的终末期患者。

3. 实施流程

(1)前期阶段:干预者与患者建立信任关系,获取信息,了解情况。

1)建立信任关系:干预者可通过自我介绍、营造温馨的干预环境等方法来消除和患者之间的距离感和陌生感,构建与患者和家属的信任关系。

2)了解患者:通过沟通掌握患者资料和当前的心理状态,分析患者精神困扰的表现及形成原因。

Note:

3）支持患者：积极帮助患者解决问题，关心患者，以同理心给予真诚和关怀，尽量保持患者情绪稳定，调动其主观能动性，减少消极悲观的负面情绪。鼓励家属关心支持患者，提供一个良好的社会支持环境。

（2）干预阶段：多通过个体访谈法，访谈者在收集患者信息的基础上引出话题，并有目的地引导患者探索生命的意义。访谈次数根据患者需求，通常以帮助患者找到意义为准，一般进行4~6次访谈，每次访谈时间控制在30~80分钟，访谈间隔至少1~2天，整个干预流程控制在12周以内，具体的完成时间可根据患者身体和心理状况进行个体化设置。

1）认识现在：了解患者对生命意义的理解，鼓励患者讲述从疾病确诊到当前阶段其内心的主观体验和感受，引导患者说出自己对疾病、患病的看法和对死亡的态度等话题。在此过程中注意尽量以积极的事件引入话题，时刻关注患者情绪状态和表情变化，在较为敏感的话题上遵循适度原则。这一阶段的主要目标是通过和患者沟通交流，缓解其负面情绪，提升关于死亡等敏感问题的接受度，通过增进社会支持来改变患者自我封闭的状态。

2）意义回顾：鼓励患者说出自己觉得最有意义的事情，并引导思考意义的来源，包括体验、创造性、态度等方面，例如美的体验、与他人关系的改善、创造了工作价值和家庭角色价值等。如果是令患者感到满足和骄傲的正面事件，应及时给予肯定，帮助其在回顾过去的过程中寻找生命的价值和意义，并树立战胜当下疾病痛苦的信念。如果是负面事件，可以引导患者思考当时如何摆脱困境的，以及该事件对之后生活带来的影响。这一阶段的目的是帮助患者回顾生命，寻找意义，使患者在这一过程中体会到爱和生命的价值。

意义回顾也可以采用团体讨论的形式，让患者去关注他人生活中意义的创造来源，并思考这些事件给自身带来的感受；并鼓励患者分享自己的故事，使其在创造价值的过程中感悟当下的幸福。必要时可以让患者参与新生命成长、体验诗歌和增进互动等方法，以此增加体验性价值。

3）正向引导：鼓励患者表达自己的需求、担忧、对未来的期望，以此了解患者在未来一段时间内的主要目标。这一阶段的目的是让患者明确现阶段苦难所赋予的意义，着重于引导患者有勇气能够直面恐惧，体会到生命的意义，以达到一种平和感。在此基础上，医护人员可以与家属及照护者共同制订策略，尽可能地满足患者需求，将患者注意力由消极方面逐渐转移至积极方面。

（3）后期评价

1）效果评价：干预结束之后，干预者可与患者及家属保持联系，通过交谈开展评估，可以从患者对疾病的态度转变、对生命无意义感的减轻、家属的感受以及患者和家属对干预满意度等方面进行评价。

2）跟踪总结：在干预结束的1周、1个月、3个月等关键节点通过电话、社交通信软件、邮箱等方法收集患者的反馈，进行阶段性总结。例如，让患者以文字或语言的形式总结自己的感悟以及对生活的态度，以明确意义疗法对提升患者自身价值感的效果。

#### （三）注意事项

**1. 引导而非主导** 在生命意义疗法开展过程中，干预者应当起引导作用，鼓励患者自己发现生命的意义，而不是直接告诉他们生活的价值。

**2. 关注患者内心变化** 交谈过程中干预者应通过观察患者面部表情、语言动作来关注患者内心状态的变化。当患者情绪波动较大时，根据实际情况及时转换话题或调整干预方案，并提供心理支持。

**3. 鼓励患者转变思维** 干预过程中患者的价值和意向是一个变化波动的过程，当部分患者处于新旧价值观的交替阶段，干预者应当鼓励患者转变思维，尝试运用新的价值观来重新面对生活。

### 三、尊严疗法

#### （一）概念

尊严疗法（dignity therapy）由经过培训的治疗师引导，以尊严疗法问题提纲为指导，采用访谈录音的形式为生命终末期患者提供一个讲述重要人生经历，分享内心感受、情感和智慧的机会，录音资料被转

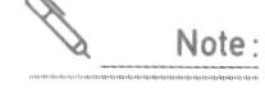

录、编辑，转化为一份传承文档，交予患者和家属，从而使得患者的价值超越死亡而持续存在。

尊严疗法由加拿大精神科医生兼学者哈维·乔奇诺（Harvey Chochinov）博士于 2005 年创立，迄今已经在加拿大、澳大利亚、美国、日本、英国、葡萄牙等十多个国家开展。尊严疗法能够增强终末期患者的尊严感和生命意义感，提高生存欲望和希望感，降低焦虑、抑郁、沮丧情绪，提高生命质量，同时改善家庭关系，缓解家属的丧亲之痛。尊严疗法由刘巍和郭巧红于 2018 年正式引入我国并推广。

### （二）实施方法

1. 实施者　尊严疗法的实施者称为尊严治疗师，其资质不受专业限制，可以是医生、护士、社会工作者或者心理咨询师，甚至是志愿者，但需要接受过规范化的尊严疗法培训并掌握必要的治疗技巧。

2. 实施对象　尊严疗法适用于患有威胁生命疾病、处于生命终末期的患者。在创立初期，尊严疗法主要应用于预计生存期在六个月以内的癌症患者，目前其适用范围已不局限于疾病诊断，而是扩展到了患有威胁生命疾病、处于生命终末期的任何人，甚至包括脆弱老年人。作为一种谈话疗法，尊严疗法不适用于太虚弱或认知能力有限、不能提供反思性回答的患者。另外，虽然患者的疾病预后知晓情况不是尊严疗法的必要标准，但是患者对预后知晓程度越高，尊严疗法的疗效越好。

3. 实施流程尊严疗法　通常在 2 周内完成。

(1) 向患者介绍尊严疗法：向患者介绍尊严疗法一般采用非正式交谈的形式，内容包括尊严疗法的定义和益处、实施过程和所需时间、治疗期间患者需要做的事情以及治疗师的职责。向患者介绍尊严疗法时用语需谨慎，不能假设患者已经了解疾病预后情况，不宜直接应用“终末期”“临终”“死亡和濒死”等词。

典型的尊严疗法介绍：“某女士 / 先生，您好。听说您对尊严疗法感兴趣，所以我跟您详细介绍下这种方法，并解答您的疑问。尊严疗法是一种专门为受严重疾病困扰的患者设计的谈话疗法，它可以帮助人们提升尊严感和生命意义感，提高生活质量。它对家属也大有帮助。尊严疗法通常包括 1~2 次访谈录音，总共需要 1~2 小时，具体时间长短取决于您需要说多少内容。您可以借此机会分享您认为重要的事情或想说的话。我们会把访谈录音转化为文本文档并编辑，在和您确认文档的内容后，我们会将文档打印出来给您，您可以保留并与您的家人和朋友分享该文档。”

(2) 提供尊严疗法问题提纲：在治疗前提供给患者尊严疗法问题提纲（表 11-2-1），便于他们进一步了解尊严疗法并提前做准备。尊严疗法问题提纲来源于终末期患者尊严模型，体现了尊严疗法的内容，包括关于“重要回忆”“关于自我”“人生角色”“个人成就”“期望梦想”“经验之谈”和“人生建议”七个主题的问题。还包括关于“特定事情”和“其他事务”的两个问题，旨在给予患者谈论提纲之外话题的机会。

表 11-2-1　尊严疗法问题提纲

| 主题 | 访谈问题 |
| --- | --- |
| 重要回忆 | 回忆以前的经历，哪部分您记忆最深刻？您觉得何时过得最充实？ |
| 关于自我 | 有哪些关于您自己的事情，您想让家人知道或记住的？ |
| 人生角色 | 您人生中承担过的重要角色有哪些（例如家庭、工作或社会角色）？ |
| 个人成就 | 您做过的重要的事情有哪些？最令您感到自豪和骄傲的是什么？ |
| 特定事情 | 还有什么关于您自己的特定的事情您想告诉您的家人和朋友吗？ |
| 期望梦想 | 您对您的家人和朋友有什么期望或梦想吗？ |
| 经验之谈 | 您有哪些人生经验想告诉别人吗？您有什么忠告想告诉您的子女、配偶、父母或其他您关心的人吗？ |
| 人生建议 | 您对家人有什么重要的话或者教导想要传达，以便于他们以后更好地生活？ |
| 其他事务 | 还有什么其他的话您想记录在这份文档里吗？ |

Note:

(3) 收集患者信息并预约尊严疗法访谈：患者决定参与尊严疗法后需尽快收集他们的基本信息。包括患者的姓名、年龄、婚姻状况、目前生活安排、教育经历、工作情况、家庭成员、疾病等相关信息以及传承文档的接收人。尊严疗法在这些信息形成的“故事框架”中描绘着患者详细的人生图像。同时，可以防止治疗师在不经意间忽略患者人生中具有塑造意义的方面，比如关于孩子、伴侣的重要信息。患者信息收集后，需尽快预约治疗时间，一般为 3 天内，在患者认为舒适、安静并能保护隐私的地方进行。

(4) 实施尊严疗法：尊严疗法的治疗过程是由经过培训的治疗师依据尊严疗法问题提纲引导的录音访谈。治疗时间长短取决于患者的身体状况和精力以及分享内容的多少，一般需要 1~2 次访谈，每次不长于 1 小时。如果需两次或多次访谈，间隔时间不宜太长。

尊严疗法的治疗效果很大程度上取决于治疗关系和治疗技巧，这些技巧包括：①保持尊严肯定立场，指治疗师使患者在治疗过程中感受到被尊重和重视的能力，这种立场是为了传达对患者话语、思想和情感的尊重。②高度参与、积极倾听。治疗师在治疗过程中要留心患者的回应，在引导访谈的同时使患者能够依据个人意愿和情感独立推进尊严疗法甚至重新定向。③引导访谈过程、掌握结构平衡。疾病终末期患者一般没有足够的精力和主观能动性去完好地组织自己的回答，治疗师需要掌握访谈节奏和时间安排，从而保证治疗提纲内的问题都能够有时间被谈及。④澄清模糊信息和获取细节信息。患者也许没有精力和脑力主动回忆细节信息，治疗师应通过细节追问保证获取足够的细节。⑤处理不同类型的故事。在治疗过程中，患者会讲述不同类型的人生故事，包括“美好的”“悲伤的”和“丑陋的”故事。治疗师需要留意可能会给文档接收人带来伤害的故事，并在治疗过程中消除这种危害。

(5) 录音文档转录、编辑和修订：把访谈录音转录为文本，并依据患者建议进行修改，这是传承文档的创建过程。转录所需时间一般是录音时间的 2~3 倍。录音转录为文本文档后，应在 3 天内完成文档的初次编辑，这一般需要 1~2 小时。初次编辑的文档需要同患者进行核对，并按照患者的建议在 3 天内对文档进行再次修改并定稿。鉴于治疗师对治疗过程最熟悉，文档编辑者一般为治疗师。关于文本创建，推荐应用 Word 程序的“追踪修订”功能，它可以记录文档的三个版本：原始未经编辑的版本、修订编辑的版本和最终的文档，这便于转录者、治疗师和患者等相关人员针对文档编辑做出反馈。

传承文档创建应遵循以下原则：①时效性。尽快完成录音转录。这向患者传递一个信息：您所说的话是重要的，及时、准确地记录这些话同等重要。②保密性。尊严疗法的转录文档包含详细的患者信息，治疗团队必须保护患者的隐私，并遵守所有相关的制度法规、职业规范和个人健康信息立法规范。通过电子邮件、移动硬盘等传递录音或者转录文档时需要谨慎并采取安全措施，比如加密处理等。③准确性。虽然逐字转录不是必需的，但是录音要尽可能准确地被记录在文档上。对于不清楚的语句，可标记缺失，以便于编辑者对不完整表述进行补充。

(6) 提供传承文档给患者：治疗师将文档按照患者意愿进行设计和命名，并将最终版本的传承文档打印出来给患者。患者可以将文档与自己的家人或者任何他们选定的文档接收人分享。

### (三) 注意事项

**1. 结合文化特点** 尊严疗法在我国安宁疗护实践中推广，需要了解中华传统文化下临终尊严的内涵，并在此基础上对其进行本土化创新，使治疗的方式和内容更适合于我国患者。

**2. 建立信任与尊重的关系** 在实施尊严疗法之前，治疗师通过与患者接触建立相互信任的关系。在治疗过程中，治疗师应尊重患者的表达意愿，允许患者回避不想谈论的事情，并协助他们谈论想要分享的事情。

**3. 提纲的灵活应用** 尊严疗法问题提纲不能生搬硬套，需治疗师有技巧地基于实际情况引导治疗。

Note:

## 四、哀伤辅导

### (一) 概念

#### 1. 哀伤相关概念

(1) 哀伤(grief):是指对丧失所爱之人的反应,包括思想、情感、行为和生理改变,反应的模式和强度随时间而变化。

(2) 预期性哀伤:是指个体预感到有可能失去对自己有意义或有价值的人或事物时,所出现的理智与情感上的反应和行为,并借此完成失落引起的自我概念变化的过程。

(3) 复杂性哀伤:又称延长哀伤障碍(prolonged grief disorder)、创伤性哀伤(traumatic grief)等,目前对于其诊断标准和正式命名缺乏共识,是一种异常持久且剧烈的哀伤综合征,典型症状包括强烈的思念、渴望或情感痛苦,频繁想起和回忆逝者,不相信或无法接受失去,难以想象没有逝者的有意义的未来,可引起工作、健康和社会功能严重受损。

2. 哀伤辅导的概念 哀伤辅导(grief counseling)针对经历正常哀伤的丧亲者,目标是帮助其在合理时间范围内完成哀悼过程,促进其健康地适应没有逝者的现实生活。哀伤辅导的提供者包括经培训的专业人员(如医生、护士、心理学家或社会工作者)、经培训的志愿者(在专业人士支持下提供服务)或自助团体(如富有同情心的家属和朋友)。哀伤辅导时机通常最早在葬礼后 1 周左右。对于具有延长、延迟、夸大和 / 或隐藏于躯体或行为症状表现的复杂性哀伤反应的丧亲者,需要接受由心理或精神科专业人员提供的哀伤治疗(grief therapy),识别和解决阻碍完成哀悼过程的分离冲突,从而更好地适应逝者已逝的事实。

知识链接

**丧亲、哀悼与哀伤反应**

丧亲是指丧失所爱之人的经历。

哀悼是指适应丧失所爱之人的过程,具体指哀伤的行为表现。哀悼包括四个基本任务:第一,接受丧失的事实;第二,体验哀伤的痛苦;第三,调整和适应丧失的生活;第四,找到纪念逝者的方式并继续生活。

哀伤反应包括下面几点:①思想变化:不相信、思绪混乱、幻觉等;②情感变化:麻木、震惊、焦虑、愤怒、内疚和自责、悲痛、无助、想念、解脱等;③行为变化:哭泣、叹息、坐立不安和活动过度、睡眠和饮食紊乱、社会隔离、心不在焉、梦见逝者、避免想起逝者、寻找和呼唤等;④生理变化:对噪声过于敏感、口干、喉咙发闷、胸闷、呼吸困难与呼吸短促、胃部空虚感、人格解体感 / 不真实的感觉、肌肉无力、缺乏能量等。

### (二) 哀伤理论

哀伤的相关理论和模型可以帮助预测个体在经历所爱之人去世后可能发生的情况,了解人们经历哀伤和适应丧失的各种方式。然而,哀伤具有高度多样化和个性化的特点,不仅是情感体验,也有认知、生理、社会和精神维度的变化,单一的理论或模型无法完全涵盖其所有表现、表达和经历,因此需用整体的方法进行评估和处理。

1. 依恋理论 依恋理论(attachment theory)最早由英国精神分析学家和心理学家约翰·鲍尔比(John Bowlby)提出,该理论可以解释人们与他人建立强烈情感纽带的倾向,同时为纽带受到威胁或破裂时发生的强烈情绪反应提供了方法,对早期哀伤理论发展具有重大贡献。依恋指一个人在生活中与重要的人形成深刻、持久的联结,是基于人类最深层的安全和保障需求之一,通常存在于人的意识之外。哀伤被认为是一种由依恋关系破裂(依恋对象死亡)引起的分离焦虑,个体的哀伤反应取决于

Note:

特定的童年经历，尤其是父母依恋行为的模式。

有学者在 Bowlby 理论基础上将依恋类型分为安全型和不安全型两大类，不安全型包括占有型、回避型和恐惧型，不同的依恋类型会影响丧亲者的哀伤应对方式和维系关系的方式。安全依恋型的丧亲者表现出正常的哀悼过程，会经历哀伤的痛苦，但能够以积极的方式重建与逝者的关系，逐渐适应现实生活；占有依恋型的丧亲者缺乏对自我的信任，表现为情绪极度低落，沉溺于对逝者的强烈依恋关系，易出现病理性哀伤；回避依恋型的丧亲者缺乏对他人的信任，压抑和避免情绪表达，倾向保持独立和放弃联结关系，易出现延迟、抑制性哀伤；恐惧依恋型的丧亲者对自我和他人均缺乏信任，无法明确将联结作为指引还是放弃联结，易出现病理性哀伤和创伤后应激障碍。

2. 哀伤双程模型　施特勒贝（Stroebe）和舒特（Schut）提出了双程模型（dual process model），又称双向迂回模型，融入认知压力理论与依恋理论等内容，用于解释哀伤的不同应对方式（图 11-2-2）。该模型的核心包括两个导向和一个振荡，将哀伤的压力源分为丧失导向和恢复导向，前者针对丧失事件本身，后者与丧失事件衍生的日常生活体验有关。在应对两类导向的压力源之间来回摆动的过程称为振荡，是适应性应对的基础，表明应对哀伤是一个对抗和回避的复杂调节过程，长期滞留于丧失导向或恢复导向均不利于适应，可导致病理性哀伤。

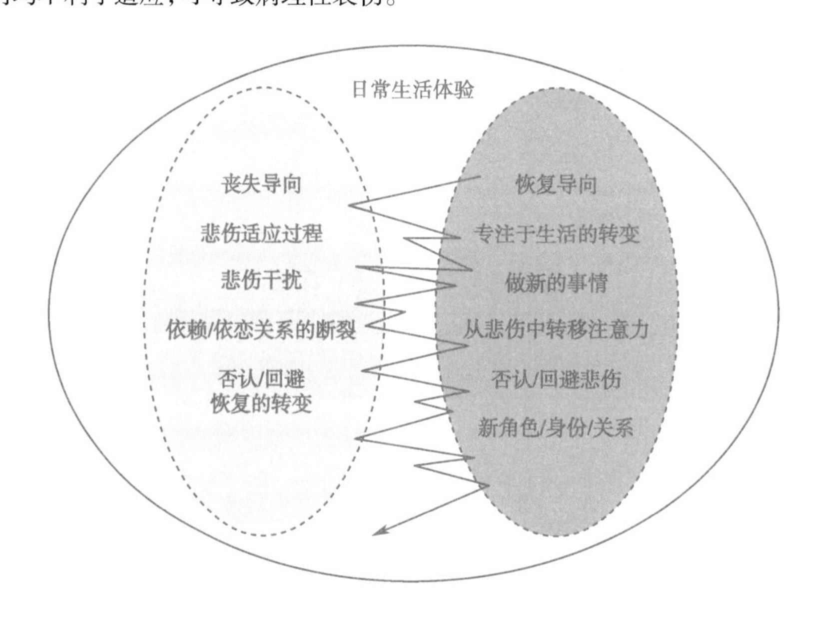


图 11-2-2　双向迂回模型

根据丧亲者的哀伤振荡特征可分为四类：①灵活摆动型，表现为在两种导向中正常摆动，丧亲者会想念逝者和保持联结，但也能面对没有逝者的生活，属于正常哀伤，只需家人朋友适度的理解和情感支持；②丧失导向型，即专注于丧失事件的消极体验，很少花时间在哀伤以外的生活事务中，需要引导其向恢复导向摆动；③恢复导向型，即专注于恢复生活，否认和抑制哀伤，需要引导其逐步思考丧失事件，完成哀伤工作；④摆动紊乱型，即无法很好地接纳丧失，也无法有效地应对，高度焦虑和回避对逝者的依恋，同时也为自己担忧，需要引导其倾诉从而更好地接纳事实，整合自我。

3. 哀伤双轨模型　西蒙·西姆桑·鲁宾（Simon Shimshon Rubin）等开发了哀伤双轨模型（the two-track model of bereavement，TTMB），运用双焦点的方法识别丧亲者对哀伤的反应结果，轨道 1 关注生物心理社会功能，反映丧亲者在生活中重建适应反应的能力，轨道 2 关注丧亲者与逝者之间的持续性联结关系，强调其贯穿于丧亲者一生的整个过程，两条轨道截然不同但相互作用，表现哀伤的显性和隐性关系（图 11-2-3）。该模型倡导平衡关注两条轨道，即同时评估丧亲者在生物心理社会功能和与逝者的关系上的问题，在需要时采取适宜的哀伤辅导方式。

Note

轨道1
生物心理
社会功能
• 痛苦的情感和认知（如焦虑、抑郁）
• 身体上的症状（如进食、睡眠或性功能方面的失调）
• 创伤指标（如创伤后应激障碍）
• 人际问题（与家人和其他人际圈的关系)
• 自尊、自我系统和自我同情受损
• 意义建构面临挑战
• 工作、学习和生活任务目标上的困难
轨道2
与逝者的关系
• 对逝者的情感反应或亲密性程度过高或过低
• 对逝者病态的或回避性的回忆
• 对丧失事件或逝者的关注程度
• 与逝者有关的冲突或消极反应
• 当想起逝者时自我意识减少或瓦解
• 当描述与逝者关系时，强烈的震惊、思索、崩溃或理性的弱化
• 在纪念和转化与逝者的关系上存在困难

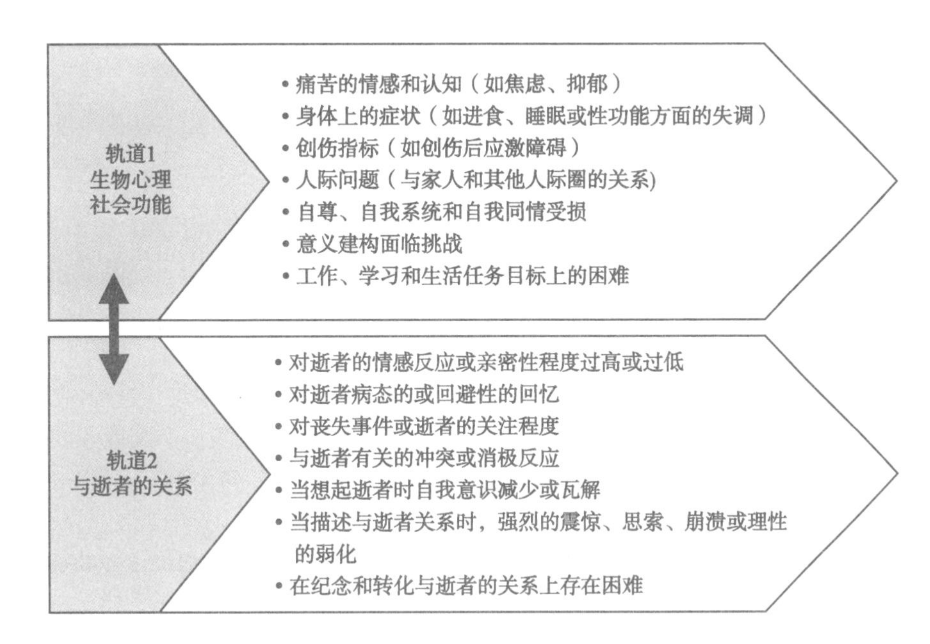

图 11-2-3 哀伤双轨模型

### (三) 实施方法

#### 1. 调节情绪

表达性写作(expressive writing)是指个体通过书写与负性事件有关的主题、想法与感受,从而促进身心健康的方法。

(1) 适用人群:丧失所爱或因非死亡事件而丧失,特别适用于哀伤非常强烈的丧失早期阶段。

(2) 方法:写作内容可分为情绪表露、主题写作、结构化写作等。情绪表露即让个体在限定时间内持续书写对丧亲事件的想法和感受;主题写作通过设定主题引导个体对情绪和认知进行加工以适应哀伤;结构化写作通过使用认知行为疗法的技术引导个体完成暴露、认知重评和整合重组 3 个阶段。写作过程一般为 3~5 次,每次 15~20 分钟,形式包括现场纸笔书写、家庭纸笔书写和网络书写。

(3) 注意事项:表达性写作应在相对安静的环境中进行,减少他人干扰。

#### 2. 行为改变

行为激活:通过提供增加活动水平和减少回避行为的干预措施,减少抑郁情绪和社交退缩,帮助个体适应生活。

1) 适用人群:因丧失而被诊断为抑郁或有回避行为的个体。

2) 方法:监测个体的日常生活行为,以日程计划表作为辅助工具,让个体记录最近的活动和心情,写出目前回避的行为清单。挑选和计划挑战难度较低的活动纳入一周活动目标,使个体实施并记录活动的乐趣、胜任度以及遇到的阻碍,最后与个体一起回顾,观察活动对个体心情和生活质量的影响。每周至少增加一个新的活动,并继续之前得到强化的活动,直到充分适应现实生活。

3) 注意事项:在计划活动时的目标是将成功的可能最大化,应鼓励将家务事和娱乐活动或者休息交替进行,此外要鼓励个体进行自我激励。

#### 3. 加强记忆、重新建立联结

(1) 记忆盒子:通过手工制作记忆物品,帮助个体找到纪念逝者的方式,并管理自身情绪。

1) 适用人群:所有年龄阶段,能够且愿意加入与记忆有关工作的个体。创伤后综合征患者,或在暴力或存疑的丧失后有强烈自责者不适用此方法。

2) 方法:向个体解释记忆盒子是用来储存和帮助纪念逝者的空间,个体可以根据自己对哀伤的理解自行制作一个独特的盒子,并放置一些物品放在盒子里,例如照片、纪念物等。通过记忆盒子存放情感,承载记忆。

Note:

3）注意事项：需加强评估可能的情绪反应和制作过程中的困难。

(2) 给逝者写信：帮助个体通过写信与逝者重新建立联系。

1）适用人群：受分离痛苦困扰的成人和年长一些的儿童。

2）方法：帮助个体通过写信、记日记、以逝者名义申请邮箱并向其发送邮件等形式，用语言表达从未说出口的话和从未问过的问题，保持个人的、个性化的与逝者的联结，将交流融入日常生活。

3）注意事项：当哀伤个体陷于哀伤情绪，不知道如何开头，可给予一些引言，如“我一直想告诉您的是……”“有一个问题，我一直想知道……”等。

### （四）注意事项

**1. 帮助认识哀伤** 鼓励丧亲者为哀伤腾出时间，帮助其认识这是个渐进的过程，在患者去世后3个月、周年纪念日以及特殊节日等特定时间点都可能出现正常的哀伤反应。帮助家庭成员理解哀伤反应的个体差异，个体之间出现不同的哀伤反应与行为是正常现象。理解和解释哀伤的正常行为，让非复杂性哀伤的丧亲者感到安心。

**2. 帮助应对哀伤** 与丧亲者建立信任关系，帮助其识别和管理哀伤过程中出现的愤怒、内疚、焦虑等情绪，帮助其寻找丧失的意义，提高对擅长领域的控制感从而提高自我效能。及时发现社交退缩、药物滥用等非有效的应对方式，帮助其探索其他的应对策略。及时识别病理性哀伤，在必要时转诊专业人士进行治疗。

**3. 逐渐面对丧失现实** 可通过谈论丧失、参观墓地等方式帮助丧亲者寻找缅怀逝者的方法，对逝者重新定位并继续新的生活。帮助丧亲者识别生活中存在的问题，并帮助其寻找解决的办法，适应没有逝者的生活，一般原则为不鼓励丧亲者在逝者去世不久后做出改变人生的重大决定。

（谌永毅　楼　妍　郭巧红）

## 思考题

1. 终末期患者常见的精神需求有哪些？
2. 终末期患者无意义感和无价值感的常见表现有哪些？
3. 常用的终末期患者精神支持方法有哪些？有哪些异同点？

Note：

URSING

# 第十二章

# 对安宁疗护照护者的支持

第十二章　数字内容

学习目标

**知识目标：**

1. 掌握专业照护者和非专业照护者的支持策略。
2. 熟悉专业照护者的职业压力。
3. 熟悉非专业照护者的常见需求和压力来源。

**能力目标：**

1. 能运用学习的知识提升安宁疗护护士自我照护能力。
2. 能根据非专业照护者的需求或压力，选择合适的干预或支持方法。

**素质目标：**

具有善于沟通、关心他人和共情的职业素养。

照护者是指为需要帮助的对象提供关怀、支持与照料的人员，根据是否经过正规教育和培训，可分为专业照护者和非专业照护者。其中，专业照护者是安宁疗护的服务主体，非专业照护者是重要补充，两者相辅相成，相互促进。专业照护者主要为患者提供情感支持和身体照护，在照护患者过程中也将承受不同程度的身体、心理、社会、精神等压力，影响其身心健康和生活质量。尽管非专业照护者的照护目标和责任分工与专业照护者有所不同，但也会承受一定的照护压力。本章从专业照护者和非专业照护者的压力来源、需求，分别探讨其支持策略，从而保障安宁疗护照护者的身心健康。

导入案例

陈女士，33岁，已婚未育，诊断为结肠癌全身多发转移，入住安宁疗护病房。给予禁食水、胃肠减压、制酸、止痛、静脉营养支持治疗，但仍经常腹痛腹胀难忍，呼吸困难，平时主要由其丈夫请假陪伴和照护。护士小李，女性，28岁，未婚，本科学历，护师，从急诊科调入安宁疗护病房工作1个月，陈女士是其重点照顾对象。小李在照护的过程与患者产生了深厚的情谊，对其的遭遇深感同情。患者去世后，小李很长一段时间悲伤不已，经常回想起陈女士，独自默默流泪，入睡困难。她和护士长提出申请调回急诊科，不想再照护临终患者了。

请思考：

(1) 护士在工作中会遇到哪些压力？如何缓解？

(2) 护士是否发生了共情疲劳？有何表现？

(3) 患者丈夫在照护过程中可能会有哪些需求？

# 第一节 对专业照护者的支持

大部分的专业照护者在患者死亡前会产生哀伤情绪，在患者死亡后至少有一种哀伤情绪。专业照护者的不良情绪会对他们的职业生涯、日常生活、工作、心理及人生观产生影响。而护士作为多学科团队中的核心成员，在临终患者及其家属全人照护中起到了十分重要的作用，同时也会承受较大的压力，出现紧张、抑郁、哀伤情绪、职业倦怠、共情疲劳等问题。本节主要讨论安宁疗护护士这一专业照护者群体的压力来源和支持策略，以提升照护者的健康水平和生活质量。

## 一、安宁疗护护士的职业压力

### （一）压力来源

#### 1. 外在因素

(1) 职业环境因素：护士是与患者接触最直接、最紧密、最连续的人员，不仅承担了具体和实际的护理任务，而且还要直面患者死亡，面对家属的哀伤与痛苦。这些职业环境刺激一方面可能会给护士造成直接的冲击，另一方面护士可能会产生代入感，引发紧张、挫折、无助感等情绪反应，若长期得不到有效的缓解，可能出现情感耗竭，影响身心健康。除此之外，患者越临近终末期，面临的各方面困扰越多，这需要护士付出加倍努力才能更好地照顾患者。如果安宁疗护护士不能有效地调节工作与生活状态，妥善处理好工作与生活的关系，就不能在工作中时刻保持清醒的头脑和充沛的精力，长此以往，容易出现心力和体力透支的现象。

(2) 人际关系因素：安宁疗护以多学科协助模式进行，护士在工作中常面临多种人际关系，涉及护患关系、医护关系、护护关系、护士与其他医技人员、护士与医院管理人员、护士与志愿者及社工的关系。不同个体价值观、理解力、行为方式等因素的差异都会引起团队间的争论。如果不能有效地分析和处理这些不同观点，护士会产生压力甚至职业倦怠。例如：家属要求护士向患者隐瞒病情，终末

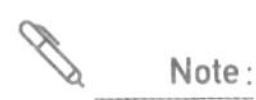

期患者却因病情及相关症状随着治疗时间的延长越来越重，而对护士产生怀疑；患者知晓真实病情后希望无痛苦、少治疗、不进行创伤性抢救，但家属却希望通过现代医学手段延长患者生存时间或出现“奇迹”等，这种人际沟通的两难情形常常需要护士进行多方协调，给护士造成一定的心理压力。

(3) 社会认同因素：我国安宁疗护尚处于起步阶段，是护理学科的一个新领域，公众对安宁疗护理念认知不足，对安宁疗护的重要性和安宁疗护工作的职业价值的认识还有待进一步提升。安宁病房有时被误认为是“等待生命终结”的地方，护士可能需要面对公众、亲友及其他专业人员的不理解、不认同，护士可能感到个人价值和职业期待得不到实现，长期的压力刺激可能产生疲惫、头痛、焦虑、沮丧等身心反应。

2. 内在因素

(1) 角色冲突：安宁疗护护士扮演着多重角色，在工作中需同时兼任照顾者、教育者、研究者、心理咨询师等角色，在家里需扮演妻子、父母、女儿等角色。不同角色有不同的职责分工与要求，当角色行为不能很好地满足特定角色期望，并达到预期的结果时，安宁疗护护士会对自身角色产生不确定，在角色之间或角色内部可能产生的矛盾和抵触会妨碍角色扮演的顺利进行，从而导致角色冲突，出现焦虑、苦恼、效率下降等压力反应。

(2) 岗位胜任：临终是一个复杂的过程，在安宁疗护病房，护士不仅需要为患者提供身体层面的照顾，还需全面评估心理、社会、精神上的需求。随着患者病情的加重，面临的身体、心理、社会、精神困扰就会越多，因此安宁疗护专业性强、涉及面广，没有扎实的理论与实践基础无法有效开展工作，护士一方面担心自身专科知识储备不足，不能很好地满足终末期患者需求；另一方面，希望能够接触更多本领域的新知识与新技能，使专业能力与安宁疗护专业的迅速发展相适应。这种专业能力提升的迫切性让她们渴求获取与专科岗位匹配的胜任力，这种职业压力可以转化为其不断学习和成长的内在驱动力。

(3) 工作认知冲突：安宁疗护护士既想通过现代医疗手段救治终末期患者或延长患者生命，又害怕因过度治疗加重患者的痛苦而影响生活质量。部分护士在临床工作中，认为完成对患者提供身体、心理、社会和精神全方位的照顾这一目标也有一定的困难。比如，有的患者被收入安宁疗护病房短时间就离世了，护士在短时间内要取得患者和家属的信任、与患者和家属进行有效沟通并完成患者的全面评估和照护存在很大的挑战，因此产生了工作认知上的冲突。

(4) 应对方式：在照护的过程中，护士与终末期患者联结最紧密，长时间面对病情危重、住院时间长、身体虚弱的患者不可避免地会产生代入感，同样表现出失落与哀伤的情绪，这种负性情绪得不到有效管理就会慢慢转变成压力。面对这些压力，如果护士不能恰当地运用合理情绪疗法更好地控制压力源或疏导不良情绪，会对护士的工作、生活、社交产生不利影响。因此，护士面对压力时，需要分析产生压力的原因，根据压力源的特点采取以问题为中心的应对方式会更为有效。

（二）压力表现

1. 紧张　当个人遇到突发状况时的第一个直觉感受就是紧张。职业紧张或职业应激，指在某种职业条件下，客观需求和主观反应的(可察觉)紊乱。适度的紧张有利于激发人的潜能，但过重的职业紧张因素持续存在，会对工作能力、健康造成不利的影响。

2. 焦虑、抑郁　工作相关的焦虑、抑郁是人们经常体验到的负性情绪，这些负性情绪不但影响人的认知功能，也会对身心健康产生不利影响。焦虑是应对压力的适应性反应，过度担心是焦虑症状的核心；而抑郁则是一种心境异常低落、不愉快、严重的负性情绪，会导致心理障碍，严重影响个体的身心健康、工作能力、集体活动和社会交往。

3. 哀伤　哀伤是指一个人在面对损失或丧失时出现的内在的生理反应、情绪反应和认知反应。生理方面会出现失眠、胸闷、倦怠、食欲缺乏甚至全身不适等反应。护理人员在安宁疗护工作中产生的哀伤情绪最常表现在情绪反应方面，如自责、无助、震惊等。哀伤情绪在认知方面的表现主要有自我怀疑、对患者死亡的反思、侵入性思维、深刻记忆及反实际思维等。部分护理人员在患者死亡后经

Note:

历持续性哀伤反应，护士的哀伤情绪如果得不到缓解，将严重影响工作，甚至会影响护士的生理及心理健康。

4. 职业倦怠　职业倦怠又称“心身耗竭综合征”，即对工作中长期遭受到的情绪和人际关系压力的延迟反应，具体表现为情感耗竭、去个性化和个人成就感降低，安宁疗护护士是职业倦怠的高发人群。

情感耗竭是指个人认为自己所有的情绪资源都已耗尽，感觉工作特别累，压力特别大，安宁疗护护士工作在临床一线，面对的都是终末期患者，甚至经常面对死亡，对工作缺乏动力和冲劲，产生挫败感、紧张感。

去个性化是指个体会与工作以及其他与工作相关的人员保持一定的距离。工作中，护士需要经常面对晚期、病情复杂的患者，以及在安宁疗护多学科团队中，护士也需要面对复杂的人际关系，长此以往，他们会对工作不如以前那么热心和投入，总是很被动地完成自己分内的工作，对工作的意义表示怀疑，并且不再关心自己的工作是否有价值。

个人成就感降低是指个体对自己持有负面的评价，认为自己不能有效地胜任工作，或者怀疑自己所做工作的价值，认为自己的工作对社会、对组织、对他人并没有什么贡献。部分安宁疗护护士在护理终末期患者的过程中会出现挫败感，甚至找不到工作的价值，个人成就感逐步降低。

5. 共情疲劳　共情疲劳是指助人者对经历创伤压力和痛苦的人提供关怀照顾后出现的消极情绪反应，由倦怠和二次创伤应激组成。其中倦怠指的是工作中产生的沮丧、愤怒、抑郁、挫败感、精疲力竭等症状，在护理终末期患者过程中，看不到患者病情的好转，甚至越来越差，容易出现沮丧和挫败感，出现职业倦怠；二次创伤应激是指与工作相关的、再次暴露于他人的创伤或痛苦经历所带来的负性体验，如恐惧、入睡困难、避免回忆创伤经历等，护士经常面对患者死亡，看到患者和亲人的别离，常常会身临其境，难以“抽离”，因此会出现二次创伤应激，发生共情疲劳。

护士发生共情疲劳早期信号包括：被悲悯的情绪掌控，过多关注患者的痛苦而遗忘自己的专业角色；回避一些痛苦的话题，提封闭式问题，不断转换话题，或回答患者的问题公式化；把精力过度倾注于某位特殊的患者身上；把工作角色带回家，与工作相关的负性情绪、想法或梦境对自己的生活、社会交往甚至睡眠产生影响；工作占据生活时间导致生活的乐趣减少等。绝大多数护士均存在不同程度的共情疲劳，虽然共情疲劳的发生不可避免，但是它是可预见、可预防、可治疗的。护士可关注自己是否出现共情疲劳的早期信号，在工作中主动采取预防策略，避免发生共情疲劳。

## 二、对安宁疗护护士的支持

### （一）外部支持

1. 转换型领导　转换型领导，也称为变革型领导，是通过激励创造一种积极的组织文化，鼓励员工更多参与组织发展，促进组织目标实现的一种领导方式。转换型领导具有五种实践方式，包括激发共同愿景、过程挑战、与他人合作、激励人心、树立榜样。安宁疗护是对当今医疗条件无法治愈的终末期患者及其家属提供的一种整体性的照护，护士容易出现职业倦怠和共情疲劳等负性情绪，护理管理者采用转换型领导，促进一线护士积极参与护理管理，可提高护士满意度，降低职业倦怠感。

(1) 激发共同的愿景：如成立安宁疗护病房的文化建设小组规范科室的文化建设工作，通过构建安宁疗护的专业标准、明确护理愿景、护理使命和护理价值观，或定期开展感恩活动和节日庆祝、制订护士激励方案等，促使安宁疗护护士相信美好的工作前景而更加积极地投入工作。

(2) 帮助应对临床工作需求的挑战：临床工作中需要对安宁疗护服务和相关护理文书进行质量管理，护理管理者可以通过培养安宁疗护专科护士，提升专科护理质量；成立智能化工作小组，采用护理程序框架设计护理信息系统，结合护理质量敏感指标的要求，通过实时采集数据和安全预警，指导临床护士做出正确的决策。

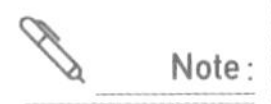
Note:

(3) 促进多方合作:加强多方合作,鼓励护士参与共同管理。护理管理者可全方位为护士提供参与组织管理的平台,如成立医院的安宁疗护专科护理小组、心理舒缓联络小组等,让不同层级的护士均可参与管理。

(4) 激励人心:对于临床工作中出现的意外事件和不良事件,通过鼓励上报、非惩罚处理等措施,增强护士的上报意识。护理部主任或科护士长定期与一线护士开展交流会,听取建议和意见,关注护士的家庭 - 工作冲突,在排班、轮休和休假安排时尽量照顾到护士的家庭状况,帮助护士解决实际困难,关心护士子女上学、老人就医问题等。

(5) 树立榜样:可以通过开展多形式、多途径地推荐优秀护士,营造积极健康的工作氛围,如评选"优质护理之星""优秀护士""十佳护士"等,强调榜样的力量,激发护士的积极性。

2. 支持性环境

(1) 物理环境支持:医疗机构与护士的工作密切相关,为保证护士有一个良好的职业环境,组织机构应严格按照国家安宁病房基本标准进行设置,保障足够的物资和设备供应以及改善护士的工作条件,为护士提供安全、安心、舒心的工作环境。例如后勤管理部门可采取多种措施降低噪声、设置阳光房等,也可设置专门的场所和空间,如护士家园、心理驿站,购置沙盘、海洋鼓等器材,通过有针对性的放松训练、干预活动消除其身心紧张。

(2) 社会环境支持:医疗机构应多宣传安宁疗护病房及护士的先进事迹,提升全社会、组织机构内对护士群体的尊重、理解与认同。建立健全各项保障性制度,为护士提供合理的福利待遇,从而调动护士工作的积极性。同时,为护士创造更多的学习、晋升及外出培训的机会,提升岗位胜任力与工作价值感。此外,护士绝大部分是女性,在家庭中承担较多的家务与抚育的重任,但因为工作负荷重、轮值夜班多等职业特点,护士常常不能陪伴、接送孩子,亲人生病也无暇照顾,对家庭产生亏欠与不安,护理管理者可以实施弹性排班,加大支持保障力度。因此,社会环境的支持对缓解护士的职业压力,提升护士职业价值和社会地位都有重要的意义。

(3) 人文环境支持:首先要营造和谐、团结的工作氛围。安宁疗护倡导全人、全家、全程、全队、全社区的"五全"照护,这里所说的全队就是指安宁疗护的组织团队。全队的照护不仅仅只是对患者及其家属,也对护士进行专业的情感支持。当团队成员感受到较高的团队支持时,可缓冲自身资源消耗所带来的负性情绪或压力。因此,营造和谐、团结的工作氛围,专业的团队支持能有效帮助护士缓解压力。其次,医院应成立护士心理干预小组及心理专科门诊,定期对护士进行心理评估及疏导,帮助存在心理健康问题的护士就诊咨询,以维护护士的心理健康状态。同时,医院应定期开展舒适照护、压力管理、心理健康讲座等形式多样的活动,使护士学会自我心理调节技巧,学会自我减压。如心理自助工作坊、案例讨论、角色扮演等,帮助护理人员应对压力。

此外,也可以通过以下支持小组提供专业支持,以缓解护士的负性情绪:

1) 事件应激会谈:事件应激会谈是以减轻不良事件造成的压力、保护医护人员、减少压力应激反应为目的的群体会议。事件应激会谈由专业人员主持,一般分为七个阶段:介绍阶段、事实阶段、想法阶段、症状阶段、指导阶段、恢复阶段和后续阶段。

2) 哀伤支持小组:哀伤支持小组采用公开与自愿参与的形式,通常是由一名咨询师或是特定的人员主持。安宁疗护护士在小组提供的一个安全、舒适的场所 / 平台中表述自己的真实感受,同时,在哀伤支持小组帮助下,护士能够对经历的事件做一个终结,走出哀伤。

3) 技巧培训小组:技巧培训小组是一名知识丰富的人员领导的一组人员,主要利用成功的案例培训护士应对各类事件的技巧,并通过角色扮演的方法,让护士熟悉并掌握这些技巧。

3. 专业支撑　安宁疗护护士在临床工作中承担以下多种角色,需要有强大的专业支持才能胜任岗位职责。

(1) 护士是患者的主要评估者,需要运用适当的评估工具,动态评估和记录患者及照护者的生理、心理、精神、社会等方面的需求,评估家庭会议时机以及效果等,评估患者及家属对死亡的态度,以更

Note:

好地预测患者的生存期,为制订下一步的医疗护理计划提供参考依据。

(2) 护士是多学科团队的沟通者和协调者,多学科团队一般由医生、护士、营养师、药师、心理咨询师等组成,护士是多学科团队工作人员与患者之间沟通的桥梁,同时也多学科团队成员之间的协调者,在多学科工作人员的组织以及多学科照护计划的制订过程起着重要作用,当出现角色冲突或者适应不良时,引导问题的解决。

(3) 护士作为安宁疗护实践的主要实施者,与服务对象接触最为紧密,需要护士运用批判性思维和专业技术寻找最佳循证证据,将研究结果运用于临床实践,同时与专家一起进行安宁疗护照护方法的改革与更新,参与制订实践指南和最佳实践推荐等,推动护理学科以及安宁疗护的变革。

(4) 护士是安宁疗护的主要实践者,为患者提供症状控制、舒适照护、心理、精神及社会支持等,为患者提供"五全"照顾。在安宁疗护的任何服务场所中,护士的角色贯穿了安宁疗护实践的各个环节。护士运用专业知识和技能准确评估患者和家属的需求,并预测病情的变化;根据患者的状况不断调整照护方案,以期为患者提供最佳照护;在患者去世后,持续为家属提供丧亲辅导和社会支持,促进家属实现角色的转变,重新回归正常的社会生活。

(5) 护士是安宁疗护专科领域的教育者,护士作为教育者具有两层含义。其一,护士是患者和家属的教育者。护士通过系统评估患者和家属的需求,给予有效的健康指导,如用药指导、饮食指导、基本照护指导等,不仅可以提高患者的治疗依从性,减轻患者的不适感和痛苦,也可通过增加患者及家属的疾病相关知识,转变传统的生死观念和孝道观念,减轻他们由于知识缺乏引起的恐惧感及焦虑情绪,增加对安宁疗护的了解和接受度。其二,护士也是护理同行的教育者。护理人员在实践中不断探索经验,以教育者的身份传递知识和经验。当前安宁疗护护士的岗位胜任力参差不齐,知识来源碎片化和零散化,只有少数护士接受过安宁疗护继续教育或岗前培训,仍需要有临床经验丰富的护理骨干和专家对初级安宁疗护护士进行知识和技能的专科培训,并传播安宁疗护的相关理念。

(二) 自我支持

职业中产生的失落和哀伤等负性情绪对护士的生活有较大影响,需要有效应对,才能保持护士的身心健康。根据拉扎勒斯(Lazarus)的压力与应对模式,压力源作用于个体后能否产生压力主要取决于两个重要的心理学过程,即认知评价与应对过程(图 12-1-1)。因此,安宁疗护护士可以通过改变自己的情绪认知和应对方式,主动并有意识地感知日常工作中的事件及其对个人的影响,进行自我支持。

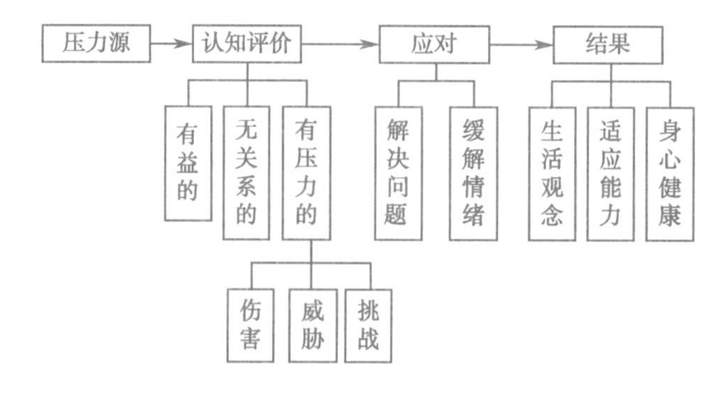


图 12-1-1 拉扎勒斯压力与适应模式图

1. 情绪认知

(1) 情绪管理策略:认知行为理论认为,导致人们产生不良情绪和行为的不是那些已经发生的具体生活事件和情境,而是我们对这一事件所具有的认知和观念。因此减压的一个有效办法就是以积极的角度来审视生活、工作中碰到的消极事件所带来的情绪反应。比如经常面临濒死或死亡,护士可以用生命周期理论来解释生命过程,寻找事件的正面价值。因此,在工作中做好情绪管理很重要。情

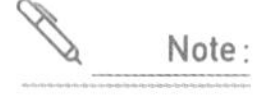
Note:

绪管理是指有意识地调适、缓解、激发情绪，以保持适当的情绪体验与行为反应，是个体的情绪感知、控制和调节的过程。情绪管理不是消灭情绪，而是疏导情绪、并合理化之后的信念与行为。对情绪进行梳理时，护士应：

1）设置界限：护理人员应定时审视自我的情感表达，不要在工作中掺杂个人情感因素；铭记个人的角色和职业范围，不要扮演职业范围外的角色。

2）面对现实：尽管患者对医护人员抱有很高的期待和要求，但是事实上自己并非无所不能，相信自己已经尽力了，这样会让自己感到宽慰。

3）学会感恩：感谢生命中遇见的所有人，因为他们走进了自己的生活，自己才能拥有这段共同走过的旅程和帮助他人的机会。

4）识别、探讨和处理个人情感：确定与死亡相关的哪些情况或问题引起自身对他人痛苦产生过度认同，以及伴随患者的死亡而出现的个人问题，如哀伤、愤怒、注意力下降、厌食、拒绝与人沟通等。这个过程可能是痛苦的，但如果成功完成，将会促进个人成长。

5）赋予生命意义：在照顾终末期患者的过程中学会不断思考生命过程，理解生命周期的自然规律，逐渐认识并接受死亡的意义，体会疾病的积极方面，将痛苦的时光转换为成长和精神疗护的过程。

(2) 正向思考：是指在遇到挑战和挫折时，产生“解决问题”的企图心，并找出方法正面迎接挑战。在面对工作中的压力时，护士应学会正向思考的方法，比如护士在工作中碰到困难可以思考“什么是我可以用的”，而非“我缺什么”；“我可以贡献什么来促进安宁疗护”，而非“什么原因阻止了我们开展安宁疗护”。

(3) 回顾日记：每天回想一下自己的经历，无论是积极的还是消极的，成功的还是失败的，记录在回顾日记本上。可以是某个想法或问题，也可以是某个事件，从中总结经验与教训。例如，承认目睹死亡所造成的精神影响，从同行那里获得支持和安慰，探索在死亡过程中帮助他人面临的挑战和拥有的特权，探索对个体提供的护理对其产生的重要意义。也可以将自己受到的压力、委屈写下来，在文字中表达自己的不满和愤怒，表述自己的理由和观点，以这种方式宣泄内心的压力。

#### 2. 行为改变

(1) 缓冲压力刺激：允许自己在繁忙的工作中有短暂的休息，如利用午餐时间给自己放个假。当感到工作压力过大，可以通过申请更换照顾对象、工作时间、工作内容等方式来缓冲压力刺激。

(2) 开发潜能，主动适应：主动人际适应，有利于个体潜能的充分发展，是个体心理健康的重要标志。比如面对患者质疑，护士可以主动走近患者，认真倾听并帮助患者实现合理诉求；面对家属的不理解，主动对家属的紧张、焦虑表示理解；面对医生的误解，主动与医生交流情感，从而相互了解、支持、协作，营造和谐的人际氛围和职业环境。

(3) 主动学习，促进精神成长：患者对安宁疗护护士的角色期待比一般病房护士更高，不仅仅要提供生理层面的照护，还包括心理、社会、精神层面，这要求护士掌握更多的护理技能和沟通技巧，尤其是精神照顾方面。人的精神需求包括追寻有意义的人生目标的需求、被爱及联系的需要、被谅解和宽容的需求、希望的需要等。精神抚慰是安宁疗护区分于一般护理工作的重要特征。护士在照顾患者之前必须先照护好自己，包括爱自己、了解自己并探索自己的内在世界。因此，为患者实行精神照护前，也应探索自己的精神需要。护士需不断学习，提升自我技能，进而提升职业成就感。

(4) 维持工作和生活的平衡：专注于当下的情境，学会将工作与生活分开，尽量不要将家安置在工作场所内，下班后离开工作地点和角色，就不要再去思考工作上的事情。护士应学会享受生活，以一种健康的、平衡的方式生活，以一种正常的、积极的方式庆祝生活中的幸事。可以去参加健身活动，与能对自己产生积极影响的人交流，去不同的地方旅游，培养唱歌、跳舞、画画、阅读等健康的兴趣爱好。

(5) 运动和睡眠：运动赋予我们活力与生命力，倡导了一种积极向上的精神，尤其是需要互相协助共同完成的团队合作性的运动项目。运动不仅可以提高我们的身体质量，还能帮助改善焦虑、抑郁等负性情绪，提高自我效能。运动能够帮助护士放松，更好地与人相处，建立和谐的人际关系，因此，护

Note:

士工作之余可以经常参加慢跑、打球、游泳、瑜伽等运动，医院也可以经常组织运动会、拓展、踏青等团体活动。同时也要劳逸结合，合理安排作息时间，充足的睡眠和良好的睡眠质量能促进身心健康发展，提高工作效率。

3. 心理调节 可采用放松训练、艺术心理训练、芳香疗法等心理调节方法进行自我调节，增强适应能力。放松训练可通过集体主动放松来增强自我控制，调整因过度紧张而造成的生理、心理功能失调；艺术心理训练可调整护士的情绪冲突、升华情感，帮助护士实现自我探索、自我了解和自我成长。芳香疗法运用从植物中提取的精油，发挥芳香物质所具有的独特作用，通过调理新陈代谢、放松情绪、舒缓神经、缓解紧张和不安，起到调节生理和心理状态的双重效果。具体方法详见第八章。

（覃惠英）

## 第二节 对非专业照护者的支持

非专业照护者是指未经过任何正规培训，为患者提供帮助的人员，常常是患者的家属或朋友。我国安宁疗护有巨大的需求，除专业照护者外，非专业照护者在终末期患者的照护任务中也发挥了重要作用。根据照护任务的程度，非专业照护者又分为一般照护者和主要照护者。一般照护者泛指为患者提供过非连续性、短暂性照顾的非专业照护者，比如探病的亲人、短暂照顾的朋友。主要照护者照护患者所有生理、心理、社会和经济的需要，是照护患者时间最长、承担照护责任最多的非专业照护者，通常由患者的父母、配偶、子女、兄弟姐妹等家属承担。本节重点介绍对主要照护者的支持。

不可治愈的疾病不仅给患者带来身心痛苦，也对主要照护者的身心健康有着深远的影响。大多数主要照护者对他们的照护者角色准备不足，随着照护职责的增加，他们越来越难以满足自己的个人健康需求，忽视了自我的健康管理。看到患者痛苦，担心患者预后不良，经济压力不断加重，主要照护者承受着一定的心理压力，其易产生疲劳、焦虑、抑郁、社会隔离等问题。另外，主要照护者在患者终末期得到的支持很大程度上影响了照护者的身心健康。因此，安宁疗护不仅包括照料终末期患者，还包括其主要照护者（家属）。

### 一、非专业照护者的需求

#### （一）信息方面的需求

信息需求是非专业照护者的主要需求之一，非专业照护者往往缺乏基本的护理知识和技巧，特别是在居家照护环境下，面对患者复杂的症状和痛苦，照护者会感到手忙脚乱、内疚、自责和缺乏信心。了解并满足主要照护者的信息需求不仅可以减少照护者压力并提升自身的生活质量，也可以直接或间接地影响终末期患者的生活质量。

1. 疾病知识需求 疾病知识需求最常见，涉及多个方面，包括疾病信息、疾病进展、目前的治疗方案和护理措施、治疗方案的变化和选择、治疗中有可能出现的问题及应对方法、患者服药情况如剂量、时间、作用和不良反应等。另外，对终末期患者疾病预期进展方面的知识需求也非常突出，照护者迫切需要知道患者疾病进展情况，接近死亡状态时的标志症状，以便他们可以做好准备。

2. 照顾技巧需求 随着患者病情的进展，患者的临床表现、用药和治疗方案可能会不断改变，主要照护者迫切需要掌握如何去根据患者的症状、体征及心理状况进行针对性照护的各种技巧，以使自己在出现新情况时能够尽快适应，保证为患者提供高质量的照护。其中，疼痛管理是主要照护者普遍关注的重点。照护者希望学习如何正确评估患者的疼痛和缓解疼痛的方法。其次，合理营养与膳食是终末期患者照顾中的重要环节。照护者希望通过改善食谱，选择有食欲和有营养的膳食达到缓解患者不适，保证患者营养的目的。另外，如何进行疾病的观察、患者临床症状的管理以及改善患者的睡眠质量等也是主要照护者常见的照顾技巧需求。

Note:

3. 功能保持需求　照护者注重获取功能保持方面的知识，希望掌握一定的功能保持技巧，以维护患者尊严，提高其生活质量。照护者的功能保持需求主要表现在肢体功能锻炼目的、项目、时机、风险因素管理、患者出行方式及注意事项和防护用品的使用等方面。

4. 其他需求　除了以上需求外，还包括家庭事务需求、丧葬支持需求、个人压力管理技能需求、安宁疗护机构需求、政策福利需求以及救助机构需求等。

（二）心理、精神和社会方面的需求

终末期患者的照护过程，对一个家庭而言，是一个持续而巨大的应激过程。患者和家属的日常生活、心理状况、家庭角色、家庭计划甚至经济收入等都会受到影响。主要照护者不仅需要陪同患者经历诊断、获取诊疗信息、共同参与治疗决策、承担医疗费用、多次入院治疗等过程，还要承担维系家庭生活等多种责任，加之恐惧疾病的进展、害怕可能随时失去亲人，这给照护者带来了包括心理、精神和社会等多个层面的压力。因此，他们在照护终末期患者的过程中，不仅存在照护患者信息需求方面，还包括他们自身的心理、精神和社会方面的需求。需求无法得到识别和满足将会对照护者的身心健康产生不良影响，并且直接或间接影响临终患者的生活质量。

1. 心理需求　照护者角色或照护患者的经历给照护者带来了各种形式的心理情绪困扰和症状。他们有可能存在无助、无望、幸福感低等负性心理问题，严重者甚至会出现抑郁及精神障碍。而心理问题还会引起疲乏、失眠、食欲减退等一系列生理症状。长期的心理问题及躯体症状困扰使得照护者迫切需要情感支持。照护者的心理支持需求主要包括管理自身消极情绪和缓解患者痛苦心理，护理人员应主动了解终末期患者照护者的心理支持需求，并给予适当的指导与帮助，以改善其心理健康水平。

2. 精神需求　照护者精神支持需求是不可忽视的。照护终末期患者消耗了主要照护者绝大多数时间和精力，使他们缺少与外界的交流，独自默默承受孤独和无助感，承受着精神上的痛苦。很多照护者在照顾终末期患者的过程中，忽视了自身精神和信仰的需求。护理人员应该为照护者提供精神上的关怀，与照护者建立合作、信任的交流渠道和沟通平台，倾听照护者的叙述，鼓励其发泄悲痛，以帮助缓解其精神痛苦，满足照护者精神需要，使其保持良好的精神状态。

3. 社会需求　照护终末期患者使照护者不得不改变个人计划，甚至丧失工作机会，严重打乱了照护者的日常生活规律。长时间居家或住院照护终末期患者，使照护者社会参与明显减少，严重时出现社会隔离。此外，照护患者占用了大量的精力和时间，照护者不能充分地去了解家庭、社区和政府中可以利用的资源，也不知道如何强化现有的社会支持网络。护理人员应该主动关心照护者，给他们提供各种可利用的社会资源，以及利用社会支持的各种途径，以最大程度构建照护者的社会支持网络，满足其社会需求。

## 二、对非专业照护者的支持

在我国，家人一直在照护中承担着重要角色。由于受“落叶归根”传统文化观念的影响，当患者进入终末阶段，大多数患者及其家属更愿意选择居家模式，在家中度过人生的最后时光。因此，以家庭为中心的照护显得更为重要。居家照护模式也被认为是实现患者真正意义上有尊严逝世的理想形式之一。随着终末期患者居家照护已成为发展趋势，我国已经出台多项政策支持鼓励发展居家护理。因此，护理人员在关注患者的同时也应加强对主要照护者身心状况的关注，可将患者和其照护者视为二元整体，提供以家庭为中心的照顾。

（一）提供信息支持

非专业照护者通常将与患者疾病及照护相关的信息需求放在首位，照护者渴望了解与疾病相关的知识和技能，以便更好地参与到患者的照护过程中。护理人员要及时提供疾病相关信息，使其了解患者当前状况，以便做好工作、生活和照护等方面的安排。另外，护理人员还应该适时为照护者提供喂饭、翻身、擦浴、皮肤护理、营养支持等生活专业照护技能。

Note:

一般来说，照护者的角色和任务会随着患者的病情和独立性水平的改变而改变。随着患者的病情加重，特别是当患者在家中接受照护和接近生命终点时，照护者的角色任务会随之扩大。这就需要护理人员在为照护者提供信息支持时应该首先了解患者的疾病进展，根据患者的病程有预见性地提供相对应的信息指导，便于照护者对知识的把握和利用，从而达到事半功倍的效果。

在讲解专业知识时，应该根据照护者的文化层次、地域的不同，选取面对面交流、发放宣传材料、举办并组织知识讲座等不同的知识传播方式，由浅入深，提供针对性的解释与辅导。另外，也可以结合视频、手机 App、互联网等现代新媒体技术进行宣教，让健康知识传播方式更方便快捷、内容更形象生动，使照护者可随时随地反复学习，进而提高其对知识的接受度。

（二）提供情感支持

护理人员可以通过肯定主要照护者的付出和努力，引导其宣泄负面情绪，识别照护者长期的风险因素，并制订有针对性的支持方案，以减轻照护者的痛苦和焦虑。帮助照护者应对情绪反应可以采用以下几种方式：

1. 认知行为疗法（cognitive behavioral therapy，CBT） 认知行为干预是护理人员常用且有效的干预方法。认知行为干预是为改变不正确认知、消除不良情绪而采用的一种改变信念（或思维）及行为的短程心理辅助方法。护理人员可以根据照护者的特点，针对性地选择访谈、发放知识手册、放松训练、应激训练、为照护者提供相关资料、情绪疏导等具体方式帮助照护者积极有效地应对不良情绪反应。

2. 接纳承诺疗法（acceptance and commitment therapy，ACT） 接纳承诺疗法是继认知行为干预后由美国海斯等人创立开发的一种新的精神心理疗法。它的含义是接纳生活中不可避免、无法控制的事实，然后作出承诺并采取行动来帮助我们开创丰富、充实且有意义的生活。其主张接受痛苦，通过接纳、认知解离、体验当下、以自我为背景的觉察、明确价值和承诺行动 6 个部分重新建立自身价值观并积极融入生活。护理人员可以使用接纳承诺疗法指导主要照护者不抗拒和逃避疾病以及任何负性情绪反应，而是将疾病作为客观事物来观察，学会接纳疾病，并学习如何摆脱不良情绪的影响，调控自身认知能力，促进身心健康。

3. 尊严疗法（dignity therapy，DT） 尊严疗法是一种针对临终患者的个体化、简单易行的新型心理干预方法。尊严疗法已经被证明可以减轻家庭成员丧失亲人的痛苦。具体详见第十二章第二节。

（三）促进坦诚沟通

主要照护者与患者之间可能会回避关于临终状态的沟通，部分照护者担心告知患者病情后患者可能无法承受，所以表现出掩饰、逃避、说善意谎言等，此时照护者承受了很大的压力。家庭成员间也可能因为患者的照护问题、经济问题和遗嘱安排等出现矛盾。同时，患者无法或不愿意表达情感，也会增加患者和照护者的心理困扰。主要照护者与患者的有效沟通赋予了照护者履行照护者职责的权力，有利于照护的顺利进行，并让患者和主要照护者为死亡做好准备。因此，护理人员应该鼓励主要照护者与患者之间坦诚沟通。

照顾终末期患者，家庭沟通模式显得尤为重要。不同家庭的沟通模式产生的沟通效果不同。医务人员应该了解不同患者和主要照护者的家庭沟通模式，了解主要照护者的特殊需求和偏好，根据主要照护者的家庭沟通模式针对性地选择合适的沟通方式指导主要照护者与患者之间坦诚沟通，帮助照护者选择合适的时机与患者讨论疾病的治疗和预后以及患者临终愿望等，保护患者的尊严，鼓励患者知情和自主决策。例如，通过组织家庭会议，共同制订“预立医疗照护计划”，有助于调整患者和家属的期待，处理疾病引发的家庭矛盾冲突，促进患者与家属之间沟通及关系重整等。护理人员也可以为主要照护者设计教育计划和教材，或者指导照护者利用已有的开放性资源学习沟通技巧。

（四）培训照护技巧

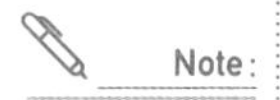


主要照护者与患者的接触时间、频率和强度均高于护理人员，主要照护者对患者的照护在一定程

度上决定了患者的生存质量。让主要照护者参与患者的照护，不但能加强主要照护者对患者疾病状态的掌握，还能更深入了解患者的心理活动。主要照护者在为患者营造温馨居家环境时，需要注意让患者感受到来自家庭支持的温暖，明白自己对家庭和社会的重要意义，减少患者的负性情绪，增加患者的社会交往，提升其生存质量。但是，主要照护者普遍存在专业知识缺乏，对疾病知识和护理技能掌握度低等问题，需要由护理人员给予专业指导。护理人员可以通过成立延续性护理小组，采用电话随访、网络交流及面谈等方式对照护者实施相关培训，确定家庭中可利用的资源，教授主要照护者照顾技巧和患者症状管理技巧等，并定期进行评估和监督，使主要照护者切实有效地参与照护患者。例如，指导照护者使用芳香疗法帮助终末期患者减轻疼痛，提高生命质量。

#### (五) 指导寻求社会支持

随着疾病的发展，患者丧失行动能力和独立性，主要照护者孤立感更加强烈，需要更多的社会支持。在安宁疗护工作中，护士仅靠自身力量往往难以实现高效的社会支持，因此指导主要照护者寻求社会支持非常重要。

1. 鼓励家属维持社会交往　长期的照护工作会让人社交疏离，有时候家属不知如何寻求支持和帮助。维持社会交往，寻求帮助能在很大程度上帮助家属保持情绪的健康。护理人员应积极调动员工会、慈善基金会等机构，增加对照护者的支持。安排社会志愿者组织社工活动，能够帮助照护者建立和完善社会支持网，提高摄取资源的能力，发展新的社会支持资源。组织家属建立互助小组，能够鼓励照护者交流照顾心得，表达哀伤、恐惧、内疚、愤怒和快乐等情绪，交流应对困难的技巧，交换照护者资源。鼓励主要照护者与一位有同理心的朋友、亲属或是邻居甚至是社工交谈，即使是通过电话、短信或邮件沟通，也能维持社会支持网络，振奋精神。

2. 经济和实质性援助　对于在经济、物质和照护上存在困难的家庭，护士和社工协助家属发现并有效利用身边的资源。可以协助申请低保、医疗补助、大病救助、慈善基金或联络慈善团体和组织志愿者服务。媒体宣传也可以引发社会对于特殊家庭的关注，但是需要事先征得患者及家属同意，并尽可能避免患者信息泄露。

**知识链接**

**喘息照顾**

喘息服务(respite care)也称为暂缓性照料、临时照顾，指为了缓解家庭照护者的身心压力，开展的一种替代照顾服务。专业的护理人员或者是受过训练的志愿者可以提供喘息服务。美国1981年制定的“家庭和社区安置服务医疗救助豁免计划(Home and Community Based Service Waiver, HCBS)”和澳大利亚1985年制定的“家庭和社区照顾项目(Home and Community Care Program, HACC)”是早期喘息照顾服务的体现。在我国，长期慢性疾病患者、失能老人以及终末期的患者主要由家庭成员来进行照顾，提供长期照顾的行为本身也会对家庭照护者的就业、身心健康等造成一定的负面影响。而喘息照顾可以让照护者暂时放下责任，进行休息，帮助照护者重新焕发精神，更好地承担照顾责任。特别是进入“枯竭状态”的照护者，更需要喘息照顾。有效的喘息照护不仅提供简单的替代性照护，让主要照护者得到休息，更重要的是医疗团队的介入分担了主要照护者医疗决策的压力。此外，以患者为中心的共同照护，能有效减轻主要照护者的身心压力。

#### (六) 提供死亡教育

中国传统的教育环境下，我们只有“优生”的概念，缺乏“善终”的教育。很多照护者会担心或害怕患者离世，对死亡有着一种抵触感和恐惧感。多学科团队应保持充足的耐心、责任心和同理心，与家属进行沟通、交流，取得患者家属的信任。在了解家属的态度后，护理人员可以结合患者疾病特征，

Note:

通过多媒体、图片展示、座谈、集中授课等方式对家属进行引导和启发，让其接受死亡是生命的一个正常过程，我们不能改变死亡的事实，但可以选择从容智慧面对。指导照护者在患者的生命末期，一同回顾人生，唤起其对美好生活的回忆，激发内在力量，提高生命意义感，减少患者和照护者的负性情绪。协助患者完成最后心愿，进行道歉、道谢、道爱、道别四道人生，共同自然地面对和接受死亡，达到生死两相安。

（七）提供哀伤辅导

家属的哀伤辅导应该在患者去世前开始，贯彻至患者去世后的一段时间。护理人员正确实施哀伤支持，有助于减轻家属与患者离别的哀伤程度。尤其在患者去世后，照护者需要正确面对关系的失落和生活的改变。最亲密的家属去世后，照护者需要一定的时间，适应亲人离开后的生活，重整生活的重心以及重建新的关系和正常的生活秩序。需要注意的是，在逝者的所有后事安排妥当后，亲朋好友都各归其位，遇到节日时家属的悲痛感可能会强烈反弹，需要特别重视。并非所有的主要照护者都需要持续的正式的哀伤支持，这种支持应该是有针对性的、有时间限制的，需要定期评估的，应该基于最有效的证据下实施。患者死亡后，家属虽然早有预料，但仍可能会表现得手足无措。护士、社工或者有经验的义工可以倾听照护者的诉说，疏导其负性情绪，关心其身体健康，并鼓励家属之间相互支持。必要时，团队成员可以协助家属料理后事，包括对墓地的选择、逝者仪表的整理、葬礼形式的选择等，给予支持和建议。

理解照护者的照护体验，改善照护者的生活质量，是安宁疗护重要的目标之一，护理人员应把握照护者的照护体验特点，为其提供有效、专业的指导和支持，从而减轻他们的负性情绪和压力困扰。同时护理人员可尝试以积极心理学理论为指导，引导照护者体验照顾工作中积极的方面，帮助其形成积极的心态，提高照护者的生活质量，改善安宁疗护患者的照护质量。

（厉 萍）

## 思考题

1. 安宁疗护护士的压力有哪些表现？如何有效应对？
2. 非专业照护者有哪些需求？
3. 医护人员如何为非专业照护者提供支持？

Note:

URSING

# 第十三章

# 逝后护理

第十三章　数字内容

## 学习目标

- **知识目标：**

1. 掌握死亡过程的分期及特点，遗体护理的实施方法与注意事项。
2. 熟悉逝者家属居丧期的护理要点。
3. 了解丧葬办理程序及殡葬礼仪。

- **能力目标：**

1. 能根据终末期患者的生理、心理特点，提供适当的终末期护理。
2. 能根据逝者家属的需求做好逝后护理。

- **素质目标：**

具有尊重逝者和居丧者，帮助居丧者稳定情绪，为居丧者提供帮助的职业素养。

安宁疗护的照护对象是患者及其家庭，当终末期患者逝世后，协助患者家属做好遗体护理、丧葬事宜，为其提供居丧期护理，不仅可以维护逝者的尊严，还可以使家属顺利度过居丧期。本章详细讲述终末期患者的心理特点、死亡过程以及患者逝世后家属将会面临的一系列问题、护士如何对居丧者提供支持和护理，以帮助居丧者有效应对哀伤，更好地回归社会。

导入案例

患者，女性，61岁，食管癌肝转移晚期。全身皮肤巩膜黄染，面容消瘦，肝功能严重受损，通过静脉输注营养液维持生命，自理能力丧失，经家庭会议讨论决定，签订临终不积极抢救协议。一日凌晨患者突然发生神志不清，呼之不应，瞳孔对光反射消失，大小便失禁，医生诊断为肝性脑病，经过一般抢救无好转，患者自主呼吸消失、脑干反射消失，诊断为临床死亡。患者死亡后，亲属要求按医院规定进行遗体护理并出具相关死亡证明。

请思考：

(1) 护士应该如何对死亡患者进行遗体护理？有哪些注意事项？

(2) 死亡证明有什么作用？

# 第一节　死亡护理

## 一、遗体护理

### (一) 概念

遗体护理是对终末期患者实施整体护理的最后步骤，也是安宁疗护的重要内容之一。在遗体护理的过程中，护士需要了解患者去世后身体所发生的生理变化，通过了解这些变化，向丧亲者解释并帮助其认识和理解现状，从而采取适宜的丧葬计划。遗体护理不仅是一种必要的护理操作技术手段，也涉及逝者、亲属、家庭、医院多个方面相关协调工作，与心理学、社会学、伦理学等多个学科相关。

遗体护理的目的在于：①通过专业性护理支持，体现对逝者的尊重；②维持良好的遗体外观，表情安详，易于辨认；③对生者的安慰和支持，减轻哀痛。

### (二) 实施方法

1. 遗体护理的时机　只有在确定患者死亡、医生开具死亡诊断书后才能开始对患者的遗体进行相应的处置，并需尽快开展，这样既可以减少对病区其他患者的影响，也可以在遗体僵硬前完成对遗体的护理。

2. 评估

(1) 逝者的诊断、治疗、抢救过程，死亡原因及时间；逝者的民族及信仰；遗体的清洁程度，有无伤口、引流管及渗出。

(2) 逝者家属的心理状态、对死亡认知及合作程度。

(3) 环境：环境是否安静、隐私、肃穆。

3. 准备

(1) 用物准备：遗体识别卡、血管钳、剪刀、绷带、不脱脂棉球、梳子、松节油、尸单、尸袋、衣裤、鞋、袜，擦洗用具、手消毒液，有伤口者备换药敷料，必要时备隔离衣、手套等。

(2) 护理人员准备：接到医生开出的死亡通知后，再次核对，确认患者死亡及死亡时间，停止一切治疗及维持生命的护理。填写尸体识别卡3张分别放于遗体的右手腕部、腰部、太平间的遗体柜外。

Note:

安抚家属，洗手、戴口罩、穿好隔离衣，用屏风遮挡，放平遗体，撤去棉胎，头部下方垫枕。

(3) 家属准备：向家属解释遗体护理的目的、方法，注意事项和配合要点，尽量鼓励家属参与并协助护理人员料理遗体，缓解家属的哀伤，体现对患者的关爱。

4. 实施

(1) 携用物至床旁，屏风遮挡维护逝者隐私，减少对同病室其他患者情绪的影响。请家属暂时离开病房，或共同参与进行遗体护理。

(2) 撤去用物：撤去所有治疗用物，包括吸氧管、输液管、导尿管、引流管等，便于进行遗体护理。

(3) 遗体摆放：将床放平，遗体仰卧，头下置一软枕，以防面部淤血变色；双臂放于身体两侧，取下厚重的毯子和衣物，留一大单遮盖遗体。

(4) 整理遗容：清洁面部，有义齿者代为装上，防止面部变形，使面部稍显丰满，梳发。为维持遗体外观，闭合口、眼，眼睑不能闭合者，用毛巾湿敷或在上眼睑下垫少量棉花；嘴不能闭合者，轻揉下颌，用绷带或四头带托起下颌。

(5) 堵塞孔道：用血管钳将棉球塞于口、鼻、耳、肛门、阴道等孔道，防止液体外溢，棉球不可外露，注意防止填塞过多而引起容貌改变。

(6) 清洁身体：脱去衣裤，擦净全身并更衣，擦洗顺序为上肢、胸部、腹部、背部、臀部、下肢。用松节油或酒精擦去胶带痕迹，有伤口者更换敷料，有引流管者拔出引流管后缝合伤口或用蝶形胶布封闭后包扎。

(7) 包裹遗体：为逝者穿上衣裤或寿衣。用尸单包裹遗体或将遗体放进尸袋里拉好拉锁，用绷带在胸部、腰部、踝部固定。

(8) 运送遗体：协助太平间工作人员将遗体放至平车上，盖上大单；太平间工作人员将遗体送至太平间，置于遗体柜内。

(9) 操作后处理：处理床单位，非传染病患者按一般出院患者方法处理，传染病患者按传染病患者终末消毒方法处理。在当日体温单40~42℃之间记录死亡时间，停止所有医嘱，注销各种执行单(治疗、药物、饮食卡等)，整理病历，办理出院手续。

(10) 清点遗物：清点逝者遗物交给法定家属，若家属不在则应由两人共同清点，物品列出清单，交由护士长保管并联系交还家属或所在单位领导。

5. 居家死亡的遗体护理　选择居家临终的患者死亡后，家属通常拨打“120”电话，医生护士到达后进行评估，是否存在生命体征，确认死亡后医生在死亡证明上签字，家属联系殡仪馆或太平间。护士在此期间可以移除吸氧管、输液管、引流管等装置，放在塑料袋中，作为医疗垃圾交给殡仪馆处理。为了防止在移动死者过程中因直肠和膀胱括约肌的放松导致的污染和异味，护士可以在遗体相应部位放置防水垫、尿布或失禁垫。

(三) 注意事项

1. 尽早开始，维持仪容　由医生开出死亡通知后，尽早进行遗体护理，动作果断敏捷，以防遗体僵硬，影响仪容。

2. 科学严谨，尊重关爱　首先，应尊重逝者和家属的民族习惯、信仰，如果家属要求，可以与其一起进行遗体护理。其次，以唯物主义的死亡观、高尚的道德观念和深切的同情心尽职尽责做好遗体护理的工作，始终保持尊重逝者的态度，不随意摆动和暴露遗体，按操作规程严肃认真地进行护理。最后，应做好逝者家属的安抚工作，向家属解释护理过程中遗体肌肉突然收缩或身体出现移动是由尸僵造成的，避免家属担忧。尽可能为逝者家属提供发泄内心痛苦的机会，给予他们与亲人最后的道别机会。

3. 认真负责，分类处理　秉持认真负责的态度，对于逝者遗体与用物根据是否具有传染性进行分类处理，传染病患者的遗体需严格按照隔离消毒规定进行处理，使用消毒液擦洗，并用消毒液浸泡的棉球填塞各孔道，遗体用尸单包裹后装入不透水的袋中，并做好标识，防止传染病的传播带来社会

Note:

危害。

4. 妥善清点，寄托哀思 清点遗物交给逝者家属，若家属不在应由两人共同清点，物品列出清单，交由护士长保管并联系交还逝者家属。

5. 尊重逝者的特殊信仰 不同地区以及不同民族患者常常有不同的信仰，护理人员在为患者提供遗体照护时应充分考虑患者以及家属的信仰及文化习俗。

## 二、丧葬事宜

### （一）概念

葬礼是一种仪式，有重要的心理学意义和社会意义。大家聚集在一起哀悼逝者，肯定逝者的社会价值，给予居丧者一定的情感支持和帮助。丧葬事宜的根本宗旨是建立在对生命的整体关怀上，真实面对个体的生死，克服人类本能的求生欲望与死亡恐惧，提高人们对生命本质的领悟。

### （二）实施方法

1. 开具死亡证明：死亡证明是指为了满足国家和社会管理的要求，因国家人口户籍和遗体殡葬管理需要，证明公民死亡的相关文书。

(1) 死亡证明的作用：死亡证明的用途涉及公安管理、医疗卫生、健康保险、司法公证、社会保障管理、社区服务、民政、殡葬等多个部门的业务工作。其主要社会功能有：①注销逝者的公民户籍，终止逝者的各项社会义务、行为能力和责任能力的法律依据；②报销减免相关医疗费用；③办理各类商业保险理赔手续；④办理公证、工伤认定、不动产过户转移及其遗产税手续；⑤办理遗体存放、殡葬及墓地等手续；⑥国家公民死因信息统计，制定相关人口管理和发展政策的重要资料来源。

(2) 死亡证明的开具：当亲人去世后，逝者家属或单位必须取得死亡证明。在医疗卫生机构去世的由医疗机构开具正常死亡人员死亡证明；在医疗卫生机构或来院途中死亡（包括出诊医生到现场已死亡）者，由负责救治的执业医师签发死亡证明；家中、养老服务机构、其他场所正常死亡者，由本辖区社区卫生服务中心或乡镇卫生院负责调查的执业（助理）医师根据死亡申报材料、调查询问并进行死因推断后签发死亡证明；非正常原因死亡的患者由区、县以上公安机关或法医医院依据调查和检验鉴定结果出具死亡证明。

2. 联系火化

(1) 联系程序：①打电话或派人前往殡仪馆或殡葬服务站联系火化，登记逝者姓名、住址、年龄、性别、死亡原因、死亡时间、遗体所在地、逝者户口所在地；②登记家属姓名、住址、电话、与逝者关系等；③预定服务项目，服务时间。

(2) 异地逝世人员如要运回原籍应遵守相关规定：在异地去世人员的丧葬办理根据有关规定，原则上遗体应当在当地殡仪馆火化，禁止运往外地。因特殊原因确需运回原籍的，必须符合以下条件：①必须经当地民政部门批准；②必须在当地殡仪馆进行防腐、消毒等处理；③必须由当地卫检部门出具《移运证》；④必须由当地殡仪馆承办遗体运送业务，运送到安葬地殡仪馆。

3. 接运遗体 家属持死亡证明按预定时间在指定地点等候灵车，接运遗体。

4. 遗体火化 ①遗体运送到殡仪馆；②遗容整理；③遗体告别；④遗体火化，领取火化证明；⑤领取骨灰。

5. 骨灰安放 骨灰要安放在合法的公墓里。家属按选定方式安放骨灰，并领取骨灰存放证。此后，家属持此证明来公墓祭扫。骨灰安葬的方式有骨灰堂、骨灰墙、骨灰亭、骨灰廊、骨灰深葬、骨灰林、骨灰墓、骨灰撒海等。

6. 注销户口 逝者家属持死亡证明书到所属派出所注销户口。

（洪静芳）

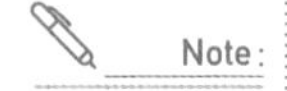

# 第二节 居丧期护理

## 一、居丧概述

随着逝者被宣告死亡,与逝者有着亲密血缘关系或法律关系的人被称为居丧者。居丧者会出现一系列情绪、认知及行为上的反应,身心健康及社会功能受损,身心患病以及死亡的风险也随之增加。居丧期个体处于一种特殊的状态,需要同时承担相应的义务并享有特殊的权利。主要的义务包括对遗体的处置、举行纪念仪式、处理逝者的遗产及根据遗嘱处理各项事务。主要的权利包括可免除一段时间内的社会活动,如工作、社会任职等,以及弱化某些角色,如家庭角色、社会角色等。

## 二、居丧期哀伤护理

### (一) 居丧期哀伤的特征

1. 哀伤具有阶段性　大部分的人会在丧亲后的几周甚至几个月内体验到强烈的哀伤情绪,并伴随出现过度的怀念、闯入想法和画面、烦躁不安、认知混乱等哀伤反应,常常流露哀伤的表情(图 13-2-1)。

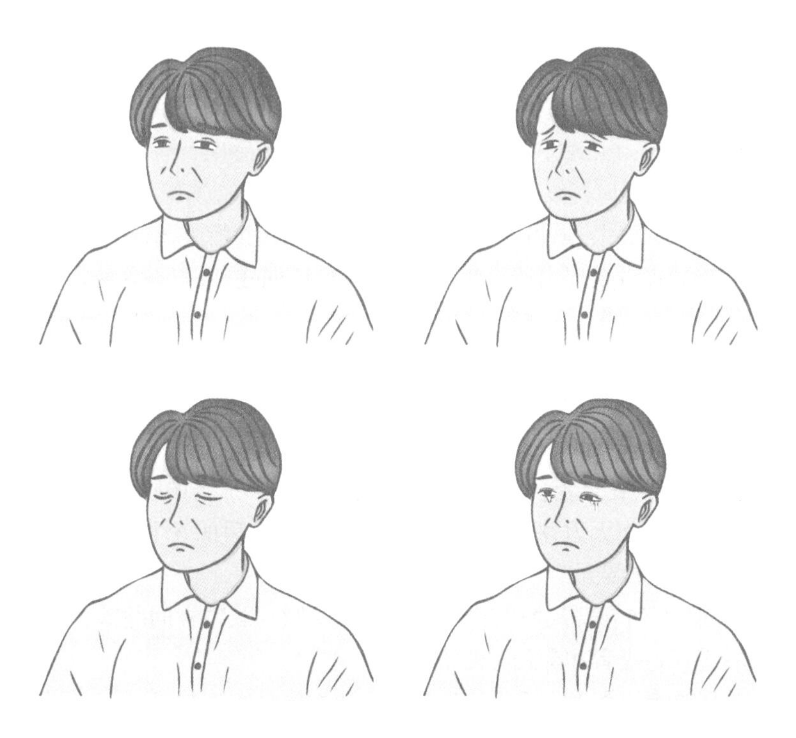

图 13-2-1　哀伤的表情

这种哀伤反应随着时间的推移不断变化,它是一种适应的过程,持续时间一般认为需要 6 个月至 2 年。正常的哀伤反应通常分为三个阶段,不同阶段的表现和持续时间见表 13-2-1。

2. 哀伤具有个体性　哀伤的程度、表现形式、持续时间因人而异,并受到多种因素的影响,例如逝者的疾病特征、年龄、与逝者生前的亲密程度、是否参与临终前护理等。逝者年龄越小、居丧者与逝者关系越亲密、对于逝者离世没有心理准备、距离丧亲事件时间越短,居丧者的哀伤反应越重。另外,居丧者的年龄、人格特征、自身健康状况、既往的生活经历、支持系统的力量、文化背景也影响着哀伤的程度和表现形式。

Note:

表 13-2-1 正常哀伤反应的阶段

| 阶段 | 定义 | 常见表现 | 持续时间 |
|---|---|---|---|
| 回避阶段 | 最初得知死讯而产生的失落，是个体意识到重大丧失已经发生而采取的正常的保护性反应 | 震惊、麻木、混乱、否认、惊吓、情绪失去控制、感觉生活失去意义、不知所措、陷入极度的哀伤。有时因陷入其中表现为混乱和崩溃，可能看不出哀伤，有时间歇性哭泣，无法接受，出现反复无常的情绪表现 | 可持续数小时至数周，甚至数月，视其死讯的缓急以及生者与逝者的关系亲密程度而定 |
| 面对阶段 | 面对失落，感到心痛。居丧者在这个时期是很痛苦的，因为所有的支持仪式都结束，支持者逐渐离开，最后要独自面对，这个时期最需要人陪伴 | 难过、愤怒、遗憾、沉默、孤独、悲哀、无助、空虚、虚弱等反应，不断追忆与逝者有关的往事、将逝者理想化、难以集中精神、健忘、思考不清晰或欠连续性、严重者甚至产生自杀的念头等 | 可持续数月至两年不等，始于生者在认知与情感上确认逝者已死的事实，直至生者有力量重新投入生活。视生者与逝者的关系有多亲密和深远以及逝者死亡的时间与原因而定 |
| 适应阶段 | 重新调整和恢复正常生活 | 睡眠和饮食恢复正常、症状和幻觉减退等，重拾自信、自尊和盼望，积极投入工作和社交圈子，寻求他人帮助，开始与人交流和表达，逐渐恢复到正常生活中，有些会延续逝者的兴趣或未完成的梦想等 | 数月、数年，甚至一生之久，其间亦可能会倒退至前面任何一个阶段 |

3. 哀伤具有延迟性　丧亲之后，丧亲者处于高度失落的情感期。这时的哀伤反应及行为表现都是正常的，但是有限度的，当反应持续时间过久过强，就有可能变成病态。常见的非正常哀伤有：非正常的否认、麻木呆滞、无故的恐惧、强迫性思维、迟来的悲痛、极度绝望、幻想和幻觉等，并且这种哀伤反应迟迟无法缓解。当居丧者表现出严重焦虑、抑郁等情绪问题，或出现药物滥用、自杀倾向等问题时，应及时识别并干预。

（二）居丧期哀伤的类型及表现

1. 正常哀伤　哀伤是失落常见的感受、行为和反应，通常发生在丧亲之后，主要表现为以下几个方面。

(1) 生理方面：丧亲之后，丧亲者会感到持续 20~60 分钟身体痛苦的感觉，如喉咙发紧、呼吸困难、频繁叹气、觉得腹部空空、肌肉无力并有心痛紧张的感觉。丧亲后的 6 个月内，居丧者生理方面的症状较多，如头痛、眩晕、失眠、食欲缺乏、消化不良、呕吐、胸痛等。

(2) 情绪方面：忧郁、哀伤、痛苦、愧疚感、愤怒、否认、神经质、精神问题等。有的会出现不断“找寻”逝者的行为，或持续谈论逝者和濒死时的情况。

(3) 认知方面：①居丧者可表现出不相信患者已经死亡的事实，尤其是死亡发生得很突然的时候；②感到困惑、思维混乱、注意力不集中或健忘等；③全神贯注于逝者濒死的过程，强迫性思念，逝者受疾病折磨和濒死的场景总是在眼前；④不肯承认亲人已经死亡的事实，仍希望逝者会回来，尝试用各种方法和逝者相见；⑤经常梦到逝者，对逝者的照片全神贯注地凝注凝视；⑥有居丧者甚至在视觉、触觉、嗅觉、听觉均会产生短暂的幻觉。

(4) 行为方面：失眠或惊醒、食欲缺乏或亢进、恍惚、心不在焉、远离人群、叹气、哭泣、持续地过度活动，如有意避开逝者的过往以回避想起逝者，或接近逝者生前去过的地方找寻有关逝者的记忆。

2. 复杂性哀伤　正常的哀伤反应持续过久过强，就可能转变为复杂性哀伤，主要有以下四种类型：

Note:

(1) 慢性哀伤：特点是正常哀伤反应不消退，持续很长一段时间。

(2) 延迟性哀伤：特点是居丧者有意或无意地避免失落的痛苦，正常的悲哀反应被抑制或推延(例如拒绝和别人谈及哀伤，对逝者的一切后事都没有兴趣等)。有的对逝者仍不放手，徒劳地想留住逝者。

(3) 夸大性哀伤：是一种严重的哀伤反应，可能会导致噩梦、过激行为、恐惧感，甚至出现自杀倾向。

(4) 隐性哀伤：是指居丧者并没有意识到由于失落而导致其正常的生活受到干扰，例如每天沉浸在对逝者的追忆中而不去工作、不参加社交活动。

知识链接

居丧风险评估

大部分丧亲者可以顺利度过居丧期，但如果丧亲者社会支持较少、应对不良或既往有未解决的丧亲问题等，则易发生不良居丧结局，该结局包括延长哀伤障碍、焦虑、抑郁等精神心理问题，物质滥用等行为问题，体重减轻、睡眠时间延长等躯体问题等。专家将“居丧风险”定义为在危险因素的作用下丧亲者发生不良居丧结局的可能性。居丧结局的发生受逝者特征、丧亲者特征、人际关系特征、疾病与死亡特征等方面危险因素的影响。因此，探索并构建有效的居丧风险预测模型，并以此为基础建立居丧随访模式是我国安宁疗护居丧风险评估和管理的重要内容。

(三) 居丧期哀伤的护理

1. 预先评估家属的身心健康状态　尽管家属陪伴临终患者度过了生命最后一段时间，接受了他们即将死亡的现实，但当死亡真正来临时，家属先前的心理准备及预期性哀伤并没有取代死亡来临时那种锥心刺骨、生离死别的哀伤，患者的离世仍让他们痛不欲生。所以，应预先评估家属的身心健康状况，避免因极度哀伤发生晕厥、心血管意外等。

2. 帮助家属应对急性哀伤　当患者离世时，护士应首先将处于急性哀伤反应的家属安排到安静的房间，并给予以下支持措施帮助家属应对哀伤：

(1) 陪伴和抚慰：陪伴和抚慰是对沮丧者最好的支持，一个紧紧的拥抱可能比任何语言都有用。护士只要做一名专注的倾听者及陪伴者，不对居丧者所表达的情感进行任何评判，家属的倾诉和哭泣都是释放情绪的方法，不要告诉他们控制自己的情感或者要求他们坚强勇敢。家属表现出来的由丧失引发的各种激烈情绪和消极想法，可能不是我们希望看到的，但对居丧者来说都是合情合理的。

(2) 尊重逝者及家属的习俗和意愿：进行遗体护理，有的患者会提前安排好自己的身后事。医护人员应提前引导家属了解亲人的想法，并按照他们的意愿做准备，这样才不会留下遗憾。若居丧者感到自己已经按照逝者的意愿完成了所有的事情，就会感到安心，也容易接受亲人离世的事实，从而更好地应对失落。

3. 帮助家属顺利度过正常哀伤期

(1) 失去亲人后的几天，居丧者经历着哀伤的痛苦，痛苦的程度和表达方式因人而异，护士应能够识别正常的哀伤反应。

(2) 鼓励丧亲者充分表达感情和感受，而不是只说“节哀”“保重”。

(3) 恰当使用非语言沟通技巧，如陪伴、倾听并鼓励居丧者表达哀伤，以同理心回应他的情绪反应，引导面对。

(4) 提供实质性的支持和帮助，如指导家属办理出院手续、丧葬事宜等，询问是否有邻居、朋友、同事等能够联系别人来帮忙购买所需物品、食物等。

Note：

## 三、居丧期随访

### (一) 随访时机

居丧期个体反应差异较大,可根据需要对丧亲者提供随访服务,一般建议至少随访 12 个月。在逝者离去 1 个月、1 周年时打电话或者发短信对居丧者进行随访和慰问是必要的。在逝者的生日、忌日及某些特殊的节日,居丧者会格外思念自己亡故的亲人,安宁疗护工作人员应提供主动随访,表达关心和支持。居丧者认为有人记得这个日子,并主动与自己联系,聆听他的生命故事和逝者对自己的影响时,才是真正的支持。

### (二) 随访团队和形式

建立居丧服务小组进行居丧期的随访支持,居丧服务小组应包括安宁疗护专科护士、护理服务指导者、社会工作者等多学科团队,主要负责帮助居丧者处理好居丧事宜。通过参加逝者葬礼、电话随访、信件、卡片、访视、发放哀伤抚慰的短信等形式,与居丧者保持联系,给予恰当的支持和辅导,帮助他们顺利度过正常哀伤期。

### (三) 随访内容

1. 鼓励参加社会活动　参加社会活动是表达悲痛的方式之一,尤其是葬礼和其他一些悼念仪式可以为居丧者提供社会支持,帮助居丧者接受亲人死亡的事实,结束分离的痛苦感觉,开始尝试着融入新生活中。但对于一部分居丧者,在处理逝者后事的过程中,在家族成员的陪伴时,受伤的情感还没有来得及表达,医护人员应鼓励居丧者参加各种社会活动,通过与朋友、同事一起聊天、出游等,抒发内心的情感,获得心理的抚慰,尽早从哀伤中解脱出来,把情感投入到另一种关系中,逐步与他人建立新的人际关系。当居丧者的个体重新投入到新生活时,需要他人的鼓励和支持以重新建立自信。

2. 发挥同伴支持作用　居丧者可以参与到有组织的支持团体中去,分享彼此的故事和心情。大多数支持团体中的成员都经历了类似的丧失之痛,他们将这种丧失融入生活,走到一起来彼此交流感受。例如:"丧亲妇女互助小组""居丧者支持计划""丧亲家庭组织(bereavement family organization,BFO)"等,可以为失去父母或兄弟姐妹的儿童、青少年等群体提供帮助。通过一些分享活动,促使其悲痛体验正常化,减轻痛苦,帮助居丧者从对逝者的感情依恋中解脱出来,帮助他们重新燃起希望、培养助人意识、与他人建立心理亲密性、恢复正常情绪。有的小组成员全部由有类似丧亲经历的人以及训练有素的专业人员组成。此外,还有网络悲痛咨询等,这些组织都致力于引导居丧者开始新的生活。

3. 及时发现复杂性哀伤　如果居丧者正常的哀伤被压抑或被阻止,可能在无法控制的状况下,出现难以处理的复杂性哀伤,或者哀伤反应欠缺、延缓、过度或过久,此时需要特定心理咨询或精神科医师进行专业的干预。

## 四、特殊群体的居丧期护理

### (一) 儿童居丧期护理

1. 儿童居丧期特点

(1) 不同亲人去世的儿童居丧期特点

1) 父母去世的儿童:对于儿童来说,所有死亡事件中影响最大的应是父母的去世。父母的去世意味着儿童将无人抚养,从而失去安全感和爱,失去了原先可以依靠的情感和支柱。失去父亲或母亲的儿童一般会建立起一套记忆、情感和行为模式,重构已故父母的形象。这一过程包括建立一种和已故父母之间联系的内在表达,而这种联系随着儿童的成长和成熟,以及哀伤程度的减弱而改变,随着时间的流逝,儿童可能重新认识失落的含义。失去已是事实,但儿童应对失落的过程是动态变化的。

2) 兄弟姐妹去世的儿童:兄弟姐妹的死亡对于儿童的安全感丧失不像父母的死亡那般严重,然而这种丧亲之痛也会给他们带来一定的负面影响,让他们感觉自己也容易死去,尤其是逝去的兄弟姐妹和他的年龄相仿时。父母或者照顾者应关注这些儿童的感受,多一些时间陪伴、倾听并鼓励他们表

Note:

达哀伤。如果一个孩子说他感到很内疚，可以问："要怎样你才能原谅自己呢？"父母不仅要鼓励孩子表达自己的情感，自己也应积极寻求外部支持，从而更好地应对失落。

(2) 不同年龄的儿童居丧期特点

1) 学龄前儿童：因为学龄前儿童岁数较小，一般尚未完全懂事，当家里有亲人去世之后，他们可能也不能理解死亡意味着什么，因此表现出多种多样的症状，如紧张、不可控的愤怒、经常生病、容易发生意外、叛逆行为、活动亢进、噩梦、抑郁、强迫行为、记忆缺失、过度愤怒、对于在世亲属的过度依赖、反复出现充满各种梦想、否认和/或掩饰愤怒等。

2) 学龄期、青春期儿童：岁数较大的儿童对死亡有了更深的理解，他们明白去世的家人已经不再活着了，表现出更为复杂的症状，如注意力难以集中、健忘、失眠或者睡眠过度、学习成绩下降、社会退缩行为、拒绝遵守纪律、旷课、谈论或者尝试自杀、噩梦或有象征性的梦、经常生病、容易发生意外、过度饮食或者进食过少、滥用酒精或毒品、抑郁、遮遮掩掩、乱叫、不出家门或者离家出走、强迫行为等。

2. 儿童居丧期护理　想要帮助孩子度过危机，必须考虑到孩子的直觉和体验世界、应对变化的方式。与孩子讨论死亡时，要把讨论的内容控制在他的理解能力范围之内，解释要简单，把握基本事实，及时确认他们理解的程度。以下方法有助于为孩子提供哀伤支持：

(1) 开诚布公：这是最重要的，医护人员及儿童的亲属应当回应孩子对死亡天生的好奇心和忧虑，不一定需要告诉孩子关于死亡的所有细节，也不应认为他还不懂而不理睬孩子的问题。

(2) 不要回避死亡的话题：不要等出现危机才讨论，在日常生活事件中找到合适的时机，探讨死亡的话题。

(3) 根据儿童理解水平解释死亡：以儿童的兴趣和理解能力为前提，提供一种适合孩子情况的特定解释。例如：父母在给孩子读图画书的时候，跟他分享一位逝去亲人的故事。在和孩子互动的过程中，有的成年人自然而然地就会谈论死亡的话题，当和孩子谈论这一话题时，一个成年人所能做的最重要的事情是做一个好的听众。虽然坦率的交流能够更好地帮助一个孩子处理危机，但是解释一定要适应他的认知发展水平。例如：对于一个母亲罹患晚期宫颈癌的年幼孩子，大人可以只是简单地告诉孩子"妈妈的肚子有点痛，医生正在想办法治好她"。而对于一个上学的儿童可以讲得更加复杂一点，比如说"妈妈需要接受医生的治疗，因为她肚子里长了一个不该长的东西"。孩子可以以恰当的方式参与到对患病家庭成员的护理工作中。例如，儿童可以画一幅画送给妈妈，或者为妈妈泡泡脚。这种活动让孩子表达出了他对亲人的爱和关心。

(4) 艺术疗法：阅读关于死亡的绘本或者关于宠物之死的读物可以使成人与儿童之间的关于死亡的讨论变得容易，同时为儿童创造了分享感受的机会。在选择和年幼的孩子一起读书时，或向稍大的孩子或青少年推荐一本新书时，成年人首先应当亲自阅读并考察这本书，评价其文学价值以及它描绘死亡的用词是否恰当。要注意作者描述濒死、死亡和居丧时的用词，如使用"闭眼""离去""熬过丧亲期"之类的委婉词汇，表明这位作者可能不熟悉应对哀伤的理论和观点，称死亡为睡眠的故事也不是很恰当。无意识作画和其他形式的艺术疗法也是治疗年幼儿童情绪创伤的很好的方法，它们能帮助儿童探索和表达隐藏不露却在一直困扰他们的情感。居丧儿童的艺术作品可以为其提供一个安全的、注意力集中的环境，这种环境使他们能够表达自己的真实情感，从而有助于他们摆脱悲痛、治愈创伤。

(二) 老年人居丧期护理

1. 老年人居丧期特点　"白发人送黑发人"的哀伤是人生中最大的痛，尤其是唯一孩子的离世所引起的亲子关系的丧失可能会变成"永远的居丧"，失独让他们陷入常人难以想象的痛楚之中，无法自拔，很多人由于不能适应这一情况致使心理和健康状况急剧恶化，甚至导致精神错乱、早衰早亡。更有些失独者因为无法承受如此痛苦，甚至产生自杀的想法和行动。对于年迈的父母来讲，他们不仅失去了成年的子女，更是失去了他们生活的照料者和精神慰藉的源泉，这种丧亲在情感上和经济上给居丧者带来沉重的压力和痛苦。每个人与他们孩子之间的联系方式都是不同的，居丧者不可能按照

Note:

剧本用某种“正确的方式”来表达悲痛，因此，应以多种方式从多个方面为居丧老人提供社会支持和帮助。

### 2. 老年人居丧期护理

(1) 社会工作者：采取危机干预模式和创伤康复模式对丧子老人进行辅导，或采用慰问信、举办悼念会以及面对面交流的方式，帮助丧子老人改善不良情绪，帮助丧子老人在力所能及的情况下完成死亡者的遗愿，最终帮助丧子老人接受事实，在情感上不再对死亡者进行依附，进而获得新生。

(2) 专业咨询服务：通过专业的心理咨询服务，通过陪伴老人观看教育短片的方式帮助其更好地面对当前的事实。

(3) 成立援助团体：对丧子者进行座谈和慰问，或者通过虚拟网络平台对丧子家属提供信息和帮助。

(4) 鼓励亲友陪伴和支持：老年人，尤其是失独老人最典型的心理特点是认为生活失去了所有的意义。帮助居丧的父母，包括通过陪伴、聆听、邮寄吊唁卡或信件等方法，也有丧亲的父母们聚在一起，他们有着相似的经历，谈论各自的丧亲之痛，彼此提供抚慰和支持，从而使他们重新发现生活的意义，真正地走出哀伤，参与社区、融入社区，提高老年生活质量，提升自我价值。

(覃惠英)

## 思考题

1. 遗体护理的要点有哪些？
2. 居丧者正常哀伤会经历哪几个阶段，有何表现？
3. 如何对老年居丧者进行哀伤支持？

Note:

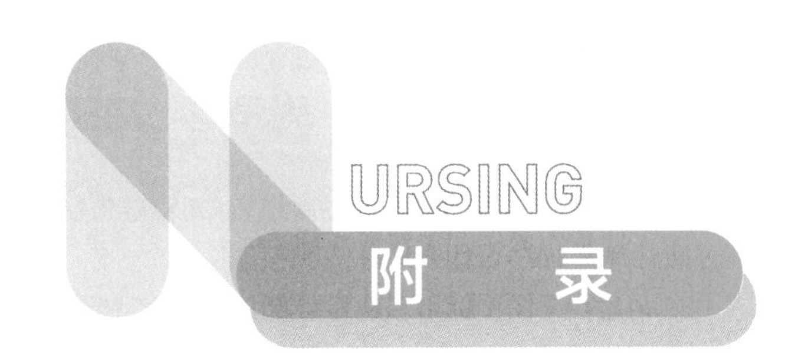


# 附录1 姑息性表现量表

| PPS评分 | 活动能力 | 评分活动和疾病临床表现 | 自我照顾 | 摄入 | 意识水平 |
|---|---|---|---|---|---|
| 100% | 完全正常 | 正常活动和工作，无疾病症状 | 完全独立 | 正常 | 清醒 |
| 90% | 完全正常 | 正常活动和工作，有疾病症状 | 完全独立 | 正常 | 清醒 |
| 80% | 完全正常 | 正常行为活动，有疾病症状 | 完全独立 | 正常或减少 | 清醒 |
| 70% | 下降 | 不能正常活动和工作，重大疾病 | 完全独立 | 正常或减少 | 清醒 |
| 60% | 下降 | 不能做家务，重大疾病 | 需部分帮助 | 正常或减少 | 清醒或混乱 |
| 50% | 主要坐或躺 | 不能做任何工作，广泛病变 | 需一定帮助 | 正常或减少 | 清醒或混乱 |
| 40% | 主要卧床 | 不能进行大多数活动，广泛病变 | 需极大帮助 | 正常或减少 | 清醒或昏睡 +/– 混乱 |
| 30% | 完全卧床 | 不能进行任何活动，广泛病变 | 完全依赖 | 正常或减少 | 清醒或昏睡 +/– 混乱 |
| 20% | 完全卧床 | 不能进行任何活动，广泛病变 | 完全依赖 | 微量 | 清醒或昏睡 +/– 混乱 |
| 10% | 完全卧床 | 不能进行任何活动，广泛病变 | 完全依赖 | 仅有口腔护理 | 昏睡或昏迷 |
| 0% | 死亡 | — | — | — | — |

# 附录 2 简明疼痛量表

1. 大多数人一生中都有过疼痛经历(如轻微头痛、扭伤后痛、牙痛)除这些常见的疼痛外,现在您是否还感到有别的类型的疼痛? □是□否

2. 请您在下图中标出您的疼痛部位,并在疼痛最剧烈的部位以"X"标出。

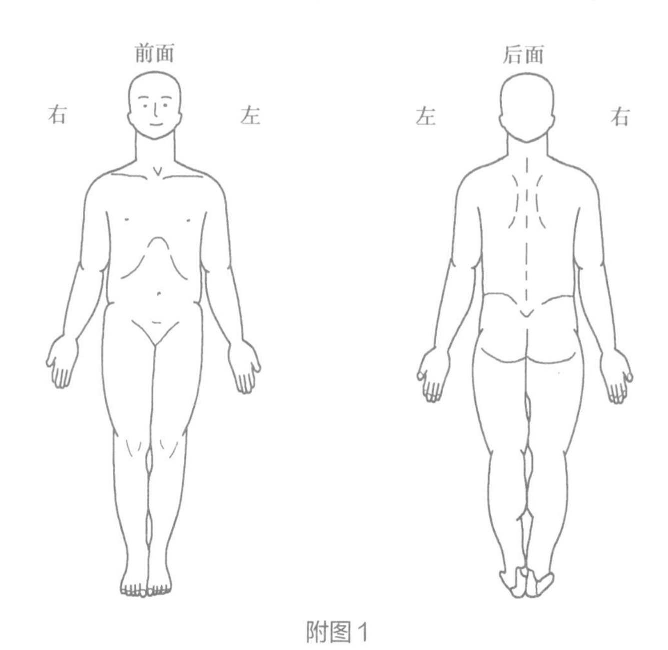


附图 1

3. 请选择下面的一个数字,以表示 24 小时内您疼痛最剧烈的程度。

(不痛)0 1 2 3 4 5 6 7 8 9 10(最剧烈)

4. 请选择下面的一个数字,以表示 24 小时内您疼痛最轻微的程度。

(不痛)0 1 2 3 4 5 6 7 8 9 10(最剧烈)

5. 请选择下面的一个数字,以表示 24 小时内您疼痛的平均程度。

(不痛)0 1 2 3 4 5 6 7 8 9 10(最剧烈)

6. 请选择下面的一个数字,以表示您目前的疼痛程度。

(不痛)0 1 2 3 4 5 6 7 8 9 10(最剧烈)

7. 您使用何种药物或治疗控制您的疼痛?若没有您希望接受何种药物或治疗控制您的疼痛?

8. 在过去的 24 小时内,由于药物或治疗的作用,您的疼痛缓解了多少?请选择下面的一个百分数,以表示疼痛缓解的程度。

(无缓解)0 10% 20% 30% 40% 50% 60% 70% 80% 90% 100%(完全缓解)

9. 请选择下面的一个数字,以表示过去 24 小时内疼痛对您的影响

(1) 对日常生活的影响

(无影响)0 1 2 3 4 5 6 7 8 9 10(完全影响)

(2) 对情绪的影响

(无影响)0 1 2 3 4 5 6 7 8 9 10(完全影响)

(3) 对行走能力的影响

(无影响)0 1 2 3 4 5 6 7 8 9 10(完全影响)

(4) 对日常工作的影响(包括外出工作和家务劳动)

(无影响)0 1 2 3 4 5 6 7 8 9 10(完全影响)

(5) 对与他人关系的影响

(无影响)0　1　2　3　4　5　6　7　8　9　10(完全影响)

(6) 对睡眠的影响

(无影响)0　1　2　3　4　5　6　7　8　9　10(完全影响)

(7) 对生活兴趣的影响

(无影响)0　1　2　3　4　5　6　7　8　9　10(完全影响)

# 附录 3　成人疼痛行为评估量表

| 项目 | 数值 | | |
|---|---|---|---|
| | 0 | 1 | 2 |
| 面部表情 | 放松 | 有时皱眉、紧张或淡漠 | 经常或一直皱眉,扭曲,紧咬 |
| 休息状态 | 安静 | 有时休息不好,变换体位 | 长时间休息不好,频繁变换体位 |
| 肌张力 | 放松 | 增加 | 僵硬,手指或脚趾屈曲 |
| 安抚效果 | 不需安抚 | 分散注意力能安抚 | 分散注意力很难安抚 |
| 发声(非气管插管患者) | 无异常发声 | 有时呻吟、哭泣 | 频繁或持续呻吟、哭泣 |
| 通气依从性(气管插管患者) | 完全耐受 | 呛咳,但能耐受 | 对抗呼吸机 |

注:适用于不能使用自评工具者;每项按 0~2 评分,总分 0~10 分,数值越大说明疼痛程度越重。

# 附录4 营养风险筛查2002

## 一、疾病状态

| 疾病状态 | 分数 | 若"是"请打钩 |
|---|---|---|
| 骨盆骨折或者慢性病患者合并有以下疾病:肝硬化、慢性阻塞性肺疾病、长期血液透析、糖尿病、一般恶性肿瘤 | 1 | |
| 腹部重大手术、卒中、重症肺炎、血液系统肿瘤 | 2 | |
| 颅脑损伤、骨髓抑制、重症病房患者(APACHE>10分) | 3 | |
| 合计 | | |

## 二、营养状态

| 营养状况指标(单选) | 分数 | 若"是"请打钩 |
|---|---|---|
| 正常营养状态 | 0 | |
| 3个月内体重减轻>5%<br>最近1周进食量(与需要量相比)减少25%~50% | 1 | |
| 2个月内体重减轻>5%或最近1周进食量(与需要量相比)减少50%~75%或BMI 18.5~20.5kg/m$^2$ | 2 | |
| 1个月内体重减轻>5%(或3个月内减轻>15%)<br>或最近1周进食量(与需要量相比)减少75%~100%<br>或BMI<18.5kg/m$^2$(或血清白蛋白<35g/L) | 3 | |
| 合计 | | |

## 三、年龄

| 年龄≥70岁加1分 | | |
|---|---|---|

## 四、营养风险筛查评估结果

| 营养风险筛查总分 | |
|---|---|
| 总分≥3分:患者有营养不良的风险,需营养支持治疗 | |
| 总分<3分:需每周重新评估其营养状况 | |

# 附录 5 患者主观整体评估法

| PG-SGA 评分 | 体重下降评分 + 疾病状态评分 + 代谢应激评分 + 体格检查评分 |
| --- | --- |

(一) 体重下降评分( )

包括急性和亚急性两种情况，亚急性指过去 1 个月体重下降情况，只有在不能获得 1 个月体重下降的情况下需要包括过去 6 个月体重下降的情况。急性指过去 2 周的体重下降，在亚急性的基础上增加 1 分。如过去 2 周体重不变或增加不计分。

| 1 个月体重下降情况 | 评分 | 6 个月体重下降情况 |
| --- | --- | --- |
| 10% | 4 | 20% |
| 5%~9.9% | 3 | 10%~19.9% |
| 3%~4.9% | 2 | 6%~9.9% |
| 2%~2.9% | 1 | 2%~5.9% |
| 0~1.9% | 0 | 0~1.9% |
| 2 周内体重下降 | 1 | |

(二) 疾病状态评分(累计计分)( )

| 分类 | 计分 | |
| --- | --- | --- |
| 癌症 | 1 | |
| AIDS | 1 | |
| 肺源性或心源性恶病质 | 1 | |
| 出现压力性损伤、开放伤口或瘘 | 1 | |
| 存在创伤 | 1 | |
| 年龄≥65 岁以上 | 1 | |

(三) 代谢应激评分( )

代谢应激评分是评估各种已知的可增加蛋白质和能量需要的因素。如某患者体温 37.5℃ (1 分)，长期使用泼尼松 10mg/d(2 分)，这部分的评分为 3 分。

| 应激因素 | 没有(0 分) | 轻度(1 分) | 中度(2 分) | 高度(3 分) |
| --- | --- | --- | --- | --- |
| 发热 | 没有 | 37.2℃ <T<38.3℃ | 38.3℃≤T<38.8℃ | T ≥38.8℃ |
| 发热持续时间 | 没有 | <72h | 72h | >72h |
| 激素泼尼松 | 没有 | <10mg/d | ≥10mg/d <30mg/d | ≥30mg/d |

(四) 体格检查评分( )

是对身体组成的三方面主观评价：皮下脂肪储备情况、肌肉丢失情况和液体状态，因权重最大的是肌肉丢失情况，故直接以肌肉丢失情况得分为本项最终得分。

| 肌肉丢失情况评分( ) | | | | |
| --- | --- | --- | --- | --- |
| 颞部(颞肌) | 0 | 1 | 2 | 3 |
| 锁骨部分(胸部三角肌) | 0 | 1 | 2 | 3 |
| 肩部(三角肌) | 0 | 1 | 2 | 3 |
| 骨间肌肉 | 0 | 1 | 2 | 3 |
| 肩胛部(背阔肌、斜方肌、三角肌) | 0 | 1 | 2 | 3 |
| 大腿(股四头肌) | 0 | 1 | 2 | 3 |
| 小腿(腓肠肌) | 0 | 1 | 2 | 3 |

# 附录 6 微观营养评价法

## 1. 人体测量评定（anthropometric assessment）

（1）身体质量指数（body mass index，BMI）

0=BMI<19；1=19<BMI<21；2=21<BMI<23；3=BMI ≥23。

（2）上臂中点围（mid arm circumference in cm，MAC）

0=MAC<21；0.5=21<MAC<22；1=MAC>22。

（3）小腿围（calf circumference in cm，CC）

0=CC<33；1=CC ≥33。

（4）近 3 个月体重下降（weight loss during last three months）

0=>3kg；1= 不详；2= 介于 1~3kg；3= 体重无下降。

## 2. 整体评定（global evaluation）

（1）患者是否独居？ 0= 否；1= 是。

（2）每日服用超过 3 种药物？ 0= 否；1= 是。

（3）在过去的 3 个月内患者是否遭受心理应激和急性疾病？ 0= 否；1= 是。

（4）活动能力？ 0= 卧床；1= 可下床但不能外出活动；2= 可外出活动。

（5）是否有精神 / 心理问题？ 0= 重度痴呆；1= 轻度痴呆；2= 无精神 / 心理问题。

（6）是否有压痛或皮肤溃疡？ 0= 否；1= 是。

## 3. 膳食评定（dietetic evaluation）

（1）每日食用几餐正餐？ 0=1 餐；1=2 餐；2=3 餐。

（2）蛋白质摄入情况？ 0= 无或每日至少食用 1 次奶制品；0.5= 每周食用 2 次或更多豆类或蛋类；1= 每日食用肉类、鱼类或禽类。

（3）患者是否每日食用 2 次或更多水果或蔬菜？ 0= 否；1= 是。

（4）进食能力？ 0= 食欲严重降低；1= 食欲中度下降；2= 没有变化。

（5）每日饮水量？ 0=<3 杯；0.5=3~5 杯；1=>5 杯。

（6）摄食方式？ 0= 完全需要他人帮助；1= 可自行进食但稍有困难；2= 可自行进食无任何困难。

## 4. 主观评定（subjective assessment）

（1）该患者是否认为自己有任何营养问题？

0= 重度营养不良；1= 中度营养不良或不清楚；2= 无任何营养问题。

（2）与同龄他人比较，该患者认为自己的健康状况如何？

0= 不好；0.5= 不清楚；1= 一样好；2= 更好。

MNA 分值 >24 分，则营养状况良好；17 分≤MNA 分值≤23.5 分，则存在潜在营养不良；MNA 分值 <17 分，则营养不良。

# 附录 7 压力性损伤程度分级

| 评定分级 | 评定标准 |
| --- | --- |
| 1期 | 局部皮肤有红斑但皮肤完整 |
| 2期 | 损害涉及皮肤表层或真皮质可见皮损或水疱 |
| 3期 | 损害涉及皮肤全层及皮下脂肪交界处可见较深创面 |
| 4期 | 损害涉及肌肉、骨骼或结缔组织(肌腱、关节、关节囊等) |

# 附录 8 Braden 压力性损伤评估量表

| 评估内容 | 评估等级 | 评估标准 | 分值 |
| --- | --- | --- | --- |
| 感知能力 | 完全受限 | 对疼痛刺激无反应 | 1 |
| | 非常受限 | 对疼痛刺激有反应,但不能用语言表达,只能用呻吟,烦躁不安表示 | 2 |
| | 轻微受限 | 对指令性语言有反应,但不能总是用语言表达不适,或部分身体感受疼痛能力或不适能力受损 | 3 |
| | 无损害 | 对指令性语言有反应,无感觉受损 | 4 |
| 潮湿度 | 持续潮湿 | 每次移动或翻动时总是看到皮肤被分泌物、尿液浸湿 | 1 |
| | 非常潮湿 | 床单由于频繁受潮至少每班更换一次 | 2 |
| | 偶尔潮湿 | 皮肤偶尔潮湿,床单约每日更换一次 | 3 |
| | 罕见潮湿 | 皮肤通常是干的,床单按常规时间更换 | 4 |
| 活动能力 | 卧床不起 | 被限制在床上 | 1 |
| | 能坐轮椅 | 不能步行活动,必须借助椅子或轮椅活动 | 2 |
| | 扶助行走 | 白天偶尔步行,但距离非常短 | 3 |
| | 活动自如 | 能自主活动,经常步行 | 4 |
| 移动能力 | 完全受限 | 老年人在他人帮助下方能改变体位 | 1 |
| | 重度受限 | 偶尔能轻微改变身体或四肢的位置,但不能独立改变 | 2 |
| | 轻度受限 | 只是轻微改变身体或四肢位置,可经常移动且独立进行 | 3 |
| | 不受限 | 可独立进行随意体位的改变 | 4 |
| 营养摄取能力 | 非常差 | 从未吃过完整餐,或禁食和/或进无渣流质饮食 | 1 |
| | 可能不足 | 每餐很少吃完,偶尔加餐或少量流质饮食或管饲饮食 | 2 |
| | 充足 | 每餐大部分能吃完,但会常常加餐。不能经口进食老年人能通过鼻饲或静脉营养补充大部分营养需求 | 3 |
| | 良好 | 三餐基本正常 | 4 |
| 摩擦力、剪切力 | 存在问题 | 需要协助才能移动老年人,移动时皮肤与床单表面没有完全托起,老年人坐床上或椅子上经常会向下滑动 | 1 |
| | 潜在问题 | 很费力地移动,大部分时间能保持良好的体位,偶尔有向下滑动 | 2 |
| | 不存在问题 | 在床上或椅子里能够独立移动,并保持良好的体位 | 3 |

# 附录 9 匹兹堡睡眠质量指数量表

下面一些问题是关于您最近 1 个月的睡眠情况，请填写最符合您近 1 个月的实际情况答案。

1. 在最近 1 个月中，您晚上上床睡觉通常是____点钟。

2. 在最近 1 个月中，您每晚通常要多长时间才能入睡(从上床到入睡)：____分钟。

3. 在最近 1 个月中，您每天早上通常____点钟起床。

4. 在最近 1 个月中，您每晚实际睡眠的时间为____小时(注意不等同于卧床时间，可以有小数)。

从下列问题中选择一个最符合您的情况的选项作为答案，并画"√"。

5. 在最近 1 个月中，您是否因下列情况影响睡眠而烦恼，并描述其程度：

A. 不能在 30 分钟内入睡：

(1) 无；(2) <1 次 / 周；(3) 1~2 次 / 周；(4) ≥3 次 / 周。

B. 在晚上睡眠过程中醒来或早醒(凌晨醒后不容易再次入睡)：

(1) 无；(2) <1 次 / 周；(3) 1~2 次 / 周；(4) ≥3 次 / 周。

C. 晚上起床上洗手间：

(1) 无；(2) <1 次 / 周；(3) 1~2 次 / 周；(4) ≥3 次 / 周。

D. 晚上睡觉时出现不舒服的呼吸：

(1) 无；(2) <1 次 / 周；(3) 1~2 次 / 周；(4) ≥3 次 / 周。

E. 晚上睡觉出现大声咳嗽或鼾声：

(1) 无；(2) <1 次 / 周；(3) 1~2 次 / 周；(4) ≥3 次 / 周。

F. 晚上睡觉感到寒冷：

(1) 无；(2) <1 次 / 周；(3) 1~2 次 / 周；(4) ≥3 次 / 周。

G. 晚上睡觉感到太热：

(1) 无；(2) <1 次 / 周；(3) 1~2 次 / 周；(4) ≥3 次 / 周。

H. 晚上睡觉做噩梦：

(1) 无；(2) <1 次 / 周；(3) 1~2 次 / 周；(4) ≥3 次 / 周。

I. 晚上睡觉身上出现疼痛不适：

(1) 无；(2) <1 次 / 周；(3) 1~2 次 / 周；(4) ≥3 次 / 周。

J. 其他影响睡眠的问题和原因：

(1) 无；(2) <1 次 / 周；(3) 1~2 次 / 周；(4) ≥3 次 / 周。

如有，请说明这个问题：____；并描述其程度：____。

6. 在最近一个月中，总的来说，您认为自己的睡眠质量：

(1) 很好；(2) 较好；(3) 较差；(4) 很差。

7. 在最近一个月中，您是否要服药物(包括医院和药店购买的药物) 才能入睡：

(1) 无；(2) <1 次 / 周；(3) 1~2 次 / 周；(4) ≥3 次 / 周。

8. 在最近一个月中，您是否在开车、吃饭、或参加社会活动时时常感到困倦：

(1) 无；(2) <1 次 / 周；(3) 1~2 次 / 周；(4) ≥3 次 / 周。

9. 在最近一个月中，您在积极完成事情上是否感到精力不足：

(1) 无；(2) <1 次 / 周；(3) 1~2 次 / 周；(4) ≥3 次 / 周。

10. 您是与人同睡一床，或有室友：

(1) 没有；(2) 同伴或室友在另一房间；

(3) 同伴在同一房间但不同床；(4) 同伴在同一床上。

如果您是与人同睡一床或有室友，请询问他，您在过去一个月里是否出现以下情况：

A. 在您睡觉时，有无打鼾声：

(1) 无；(2) <1 次 / 周；(3) 1~2 次 / 周；(4) ≥3 次 / 周。

B. 在您睡觉时，呼吸之间有没有长时间停顿：

(1) 无；(2) <1 次 / 周；(3) 1~2 次 / 周；(4) ≥3 次 / 周。

C. 在您睡觉时，您的腿是否有抽动或痉挛：

(1) 无；(2) <1 次 / 周；(3) 1~2 次 / 周；(4) ≥3 次 / 周。

D. 在您睡觉时，是否出现不能辨认方向或混乱状态：

(1) 无；(2) <1 次 / 周；(3) 1~2 次 / 周；(4) ≥3 次 / 周。

E. 在您睡觉时，是否有其他睡觉不安宁的情况

(1) 无；(2) <1 次 / 周；(3) 1~2 次 / 周；(4) ≥3 次 / 周。

如果有，请描述这个问题：____；并描述其程度：____。

您认为您目前的作息制度是否适合您：(1) 是；(2) 不是。

如果不是，您有对自己的建议或想法吗？

## 附录 10　日常生活活动能力量表

| 项目 | 自理 | 稍依赖 | 较大依赖 | 完全依赖 |
|---|---|---|---|---|
| 1. 吃饭 | 10 | 5 | 0 | 0 |
| 2. 洗澡 | 5 | 0 | 0 | 0 |
| 3. 修饰（洗脸、梳头、刷牙、剃须） | 5 | 0 | 0 | 0 |
| 4. 穿衣（解系纽扣、拉链、穿鞋） | 10 | 5 | 0 | 0 |
| 5. 用厕（包括拭净、整理衣裤、冲水） | 10 | 5 | 0 | 0 |
| 6. 上楼梯 | 10 | 5 | 0 | 0 |
| 7. 大便 | 10 | 5 | 0 | 0 |
| 8. 小便 | 10 | 5 | 0 | 0 |
| 9. 床椅转移 | 15 | 10 | 5 | 0 |
| 10. 平地移动 | 15 | 10 | 0 | 0 |

# 附录 11 Kolcaba 舒适状况量表

填表说明:以下是描述您舒适状况的量表。量表中每一个问题均由 4 个数字来作为答案,请选择最接近您现在感觉的数字,这就是您此刻舒适的感觉。

| 项目 | 非常不同意 | 不同意 | 同意 | 非常同意 |
|---|---|---|---|---|
| 1. 当我需要帮助时,我可以找到可靠的人 | □ | □ | □ | □ |
| *2. 我不想活动 | □ | □ | □ | □ |
| *3. 我的状况使我很沮丧 | □ | □ | □ | □ |
| 4. 我感觉有信心 | □ | □ | □ | □ |
| 5. 我现在觉得生命很有价值 | □ | □ | □ | □ |
| 6. 知道别人在关心我,我很受鼓舞 | □ | □ | □ | □ |
| *7. 太吵,我不能休息 | □ | □ | □ | □ |
| *8. 没有人能体会我现在的感受 | □ | □ | □ | □ |
| *9. 我疼痛得不能忍受 | □ | □ | □ | □ |
| *10. 没人陪伴时我很不开心 | □ | □ | □ | □ |
| *11. 我不喜欢这里 | □ | □ | □ | □ |
| *12. 我现在有便秘症状 | □ | □ | □ | □ |
| *13. 现在感觉身体不舒服 | □ | □ | □ | □ |
| *14. 这个房间感觉不舒服 | □ | □ | □ | □ |
| *15. 我害怕将会发生的事情 | □ | □ | □ | □ |
| *16. 我感觉现在很累 | □ | □ | □ | □ |
| 17. 我感到现在很满足 | □ | □ | □ | □ |
| *18. 这床位让我不舒服 | □ | □ | □ | □ |
| 19. 这里的气氛很好 | □ | □ | □ | □ |
| *20. 这里没有我喜欢的东西 | □ | □ | □ | □ |
| *21. 在这里我没有归属感 | □ | □ | □ | □ |
| 22. 我亲戚、朋友经常打电话来关心我 | □ | □ | □ | □ |
| 23. 我需要了解更多自己的病情 | □ | □ | □ | □ |
| *24. 我没有太多的选择 | □ | □ | □ | □ |
| *25. 这房间空气不好 | □ | □ | □ | □ |
| 26. 我心情很平静 | □ | □ | □ | □ |
| *27. 我现在情绪低落 | □ | □ | □ | □ |
| 28. 我发现生活很有意义 | □ | □ | □ | □ |

注:* 为反向评分项。

## 附录 12 Morse 跌倒危险因素评估量表

| 项目 | 评分标准 | MFS 分值 |
|---|---|---|
| 近 3 个月有无跌倒 | 无:0 有:25 | |
| 多于一个疾病诊断 | 无:0 有:15 | |
| 步行需要帮助 | 否:0 拐杖、助步器、手杖:15<br>轮椅、平车:0 | |
| 接受药物治疗 | 否:0 是:20 | |
| 步态 / 移动 | 正常、卧床不能移动:0<br>虚弱:10 严重虚弱:20 | |
| 精神状态 | 自主行为能力:0<br>无控制能力:15 | |
| 总得分 | | |

## 附录 13 Berg 平衡量表

| 项目 | 指令 | 评分 |
|---|---|---|
| 项目 1 由坐位到站位 | 尝试着不用手支撑,起立 | 4 分代表能够站立,无需用手可维持平衡<br>3 分代表能够站立,用手可维持平衡<br>2 分代表能够站立,用手可以维持平衡,但要尝试数次<br>1 分代表站立或维持稳定需要少量的辅助<br>0 分代表站立需要中等及更多的辅助 |
| 项目 2 无扶持站立 | 无扶持,站立 2min | 4 分代表能够站立 2min 及以上<br>3 分代表能够站立 2min,需要监护<br>2 分代表能够站立 30s,不需辅助扶持<br>1 分代表能够站立 30s,不需扶持,但需要多次尝试<br>0 分代表无辅助情况下,不能站立 30s<br>注释:如果项目 2 中,被测试者能安全站立 2min 及以上,可直接进入项目 4,评定从站位到坐位 |
| 项目 3 无扶持坐位,双脚落地 | 坐位下,双脚落地,双臂抱于胸前,试图坐稳 2min | 4 分代表能够坐稳 2min<br>3 分代表能够在监护下坐稳 2min<br>2 分代表能够坐稳 30s<br>1 分代表能够坐稳 10s<br>0 分代表能够坐稳 10s,但需辅助扶持 |
| 项目 4 从站位到坐位 | 请从站立的姿态下,往下坐,并在椅子上坐稳 | 4 分代表位置移动较少用到手<br>3 分代表位置移动必须用手<br>2 分代表位置移动需言语提示或监护<br>1 分代表需要 1 人辅助<br>0 分代表需要 2 人或以上监护 |
| 项目 5 位置移动 | 从椅子移动到床上,再从床上移动到椅子上,可用手或不用手 | 4 分代表位置移动较少用到手<br>3 分代表位置移动必须用手<br>2 分代表位置移动需言语提示或监护<br>1 分代表需要 1 人辅助<br>0 分代表需要 2 人或以上监护 |

续表

| 项目 | 指令 | 评分 |
| --- | --- | --- |
| 项目6 无扶持站立,闭眼 | 闭眼,无扶持静立10s | 4分代表能够站立10s<br>3分代表能够在监护下站立10s<br>2分代表能够站立3s以上,但低于10s<br>1分代表闭眼不能坚持3s,但可站稳<br>0分代表需帮助,防止跌倒 |
| 项目7 双足并拢站立,不需要扶持 | 请双足并拢,保持站立姿态 | 4分代表可双足并拢站立1min<br>3分代表双足并拢站立1min,需监护<br>2分代表双足并拢站立不能坚持30s<br>1分代表双足并拢并站立时需要帮助,但双足并拢可站立15s<br>0分代表双足并拢并站立时需要帮助,但双足并拢站立不足15s |
| 项目8 无扶持站立,手臂前伸 | 请将手臂上举90度,尽可能伸手取远处的物品(治疗师使用测量工具,测量被测试者身体尽量前伸时重心的移动距离) | 4分代表能够前伸大于25cm的距离<br>3分代表能够前伸大于12cm的举例<br>2分代表能够前伸大于5cm的距离<br>1分代表能够前伸但需要监护<br>0分代表当试图前伸时失去平衡或需要外界支撑 |
| 项目9 无扶持站立,从地面上捡拾起物品 | 拾起面前的东西 | 4分代表可轻松拾起<br>3分代表可拾起,需要较少监护<br>2分代表不能拾起,差2.54~5.08cm,可保持平衡<br>1分代表不能拾起,做尝试动作时,需要监护<br>0分代表不能尝试,需要辅助避免跌倒 |
| 项目10 无扶持站立,躯干不动,转头左右后顾 | 请交替转头,左右后顾 | 4分代表左右后顾时,重心移动平稳<br>3分代表只能一侧后顾,另一侧有少量重心移动<br>2分代表只能转到侧面,但可维持平衡<br>1分代表转头时需要监护<br>0分代表需要辅助避免跌倒 |
| 项目11 无扶持站立,转身360° | 请转身360°,停顿,反向旋转360° | 4分代表双侧都可在4s内完成<br>3分代表一侧可在4s内完成<br>2分代表能完成转身,但速度慢<br>1分代表转身时,需密切监护或言语提示<br>0分代表转身时需要辅助 |
| 项目12 无扶持站立,计数脚底接触板凳的次数 | 请将左、右脚交替放到台阶或者凳子上,直到每只脚都踏过4次台阶或凳子 | 4分代表可独自站立,20s内踏8次<br>3分代表可独自站立,踏8次超过20s<br>2分代表监护下,无辅助20s内可踏4次<br>1分代表在较少的辅助下,20s内可踏2次<br>0分代表需要辅助才能避免跌倒,不能尝试踏凳 |
| 项目13 无扶持站立,一只脚在前 | 指令:双脚前后位站立,如果困难,适当增加双足前后距离 | 4分代表双足可前后接触位站立,坚持30s<br>3分代表双足前后站立不能接触,坚持30s<br>2分代表可迈小步后独立站立,坚持30s<br>1分代表迈步需要帮助,坚持15s<br>0分代表站立或迈步失衡,无法进行 |
| 项目14 无扶持单腿站立 | 指令:不要扶任何东西,单腿站立 | 4分代表可稳住平衡抬腿,坚持超过10s<br>3分代表可稳住平衡抬腿,坚持5~10s<br>2分代表可稳住平衡抬腿,坚持3~5s<br>1分代表可独自站立并尝试抬腿,坚持3s以下 |

注释:Berg平衡量表评分为36分及36分以下提示患者在病房及治疗区有100%的跌倒风险,需要加强监护,预防跌倒的发生,减少医患纠纷。

# 附录 14　焦虑自评量表

请根据您近一周的感觉来进行评分：

| 条目 | ①没有时间 | ②小部分时间 | ③相当多时间 | ④绝大部分或全部时间 |
| --- | --- | --- | --- | --- |
| 1. 我觉得比早时容易紧张或着急 | | | | |
| 2. 我无缘无故感到害怕 | | | | |
| 3. 我容易心里烦乱或感到惊恐 | | | | |
| 4. 我觉得我可能将要发疯 | | | | |
| 5. 我觉得一切都很好 | | | | |
| 6. 我手脚发抖打寒战 | | | | |
| 7. 我因为头疼、颈痛和背痛而苦恼 | | | | |
| 8. 我觉得容易衰弱和疲乏 | | | | |
| 9. 我觉得心平气和并且容易安静坐着 | | | | |
| 10. 我觉得心跳得很快 | | | | |
| 11. 我因为一阵阵头晕而苦恼 | | | | |
| 12. 我有晕倒发作，或觉得要晕倒似的 | | | | |
| 13. 我吸气、呼气都感到容易 | | | | |
| 14. 我的手周麻木和刺痛 | | | | |
| 15. 我因为胃痛和消化不良而苦恼 | | | | |
| 16. 我常要小便 | | | | |
| 17. 我的手脚常常是干燥、温暖的 | | | | |
| 18. 我脸红发热 | | | | |
| 19. 我容易入睡并且睡得很好 | | | | |
| 20. 我做噩梦 | | | | |

注：1. 没有或很少时间（过去一周内，出现这类情况的日子不超过 1d）。
2. 小部分时间（过去一周内，有 1~2d 有过这类情况）。
3. 相当多时间（过去一周内，3~4d 有过这类情况）。
4. 绝大部分或全部时间（过去一周内，有 5~7d 有过这类情况）。
5. 第 5、9、13、17、19 题为反向计分，即①、②、③、④依次计 4、3、2、1 分。

# 附录 15 抑郁自评量表

请根据您近一周的感觉来进行评分：

| 条目 | ①没有时间 | ②小部分时间 | ③相当多时间 | ④绝大部分或全部时间 |
|---|---|---|---|---|
| 1. 我觉得闷闷不乐，情绪低沉 | | | | |
| 2. 我觉得一天中早晨最好 | | | | |
| 3. 我一阵阵哭出来或觉得想哭 | | | | |
| 4. 我晚上睡眠不好 | | | | |
| 5. 我吃得跟平常一样多 | | | | |
| 6. 我与异性密切接触时和以往一样感到愉快 | | | | |
| 7. 我发觉我的体重在下降 | | | | |
| 8. 我有便秘的苦恼 | | | | |
| 9. 我心跳比平常快 | | | | |
| 10. 我无缘无故地感到疲乏 | | | | |
| 11. 我的头脑跟平常一样清楚 | | | | |
| 12. 我觉得经常做的事情并没有困难 | | | | |
| 13. 我觉得不安而平静不下来 | | | | |
| 14. 我对将来抱有希望 | | | | |
| 15. 我比平常容易生气激动 | | | | |
| 16. 我觉得做出决定是容易的 | | | | |
| 17. 我觉得自己是个有用的人，有人需要我 | | | | |
| 18. 我的生活过得很有意思 | | | | |
| 19. 我认为如果我死了，别人会生活得好些 | | | | |
| 20. 平常感兴趣的事我仍然照样感兴趣 | | | | |

注：1. 没有或很少时间（过去一周内，出现这类情况的日子不超过 1d）。
2. 小部分时间（过去一周内，有 1~2d 有过这类情况）。
3. 相当多时间（过去一周内，3~4d 有过这类情况）。
4. 绝大部分或全部时间（过去一周内，有 5~7d 有过这类情况）。
5. 第 2、5、6、11、12、14、16、17、18、20 题为反向计分，即①、②、③、④依次计 4、3、2、1 分。

## 附录 16　心理痛苦温度计

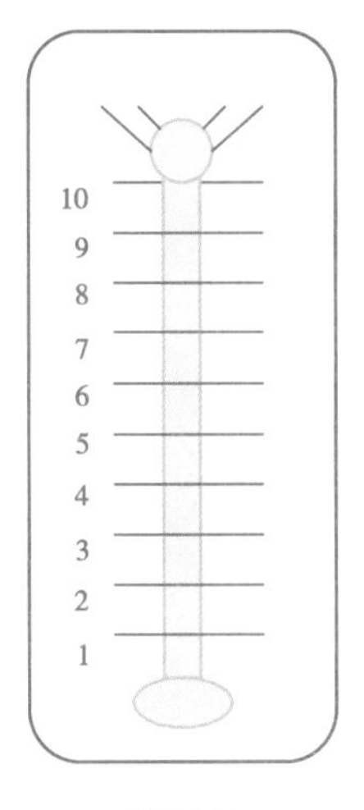


附图 2

## 附录 17　心理痛苦相关因素调查表

| 是 | 否 | 实际问题 | 是 | 否 | 身体问题 |
|---|---|---|---|---|---|
| | | 无时间、精力照顾孩子 | | | 外形 |
| | | 食物问题 | | | 洗澡、穿衣 |
| | | 住房问题 | | | 呼吸 |
| | | 保险、财政问题 | | | 排尿改变 |
| | | 交通问题 | | | 便秘 |
| | | 工作、学习问题 | | | 腹泻 |
| | | 治疗决策问题 | | | 进食 |
| | | | | | 疲乏 |
| 是 | 否 | 家庭问题 | | | 感觉肿胀 |
| | | 与孩子相处 | | | 发热 |
| | | 与伴侣相处 | | | 行动方面 |
| | | 生育能力 | | | 消化不良 |
| | | 家人健康问题 | | | 记忆力下降、注意力不集中 |
| | | | | | 口腔溃疡 |
| | | | | | 恶心 |
| 是 | 否 | 情感问题 | | | 鼻干、鼻塞 |
| | | 抑郁 | | | 疼痛 |
| | | 恐惧 | | | 性 |
| | | 紧张 | | | 皮肤干燥、发痒 |
| | | 悲伤 | | | 睡眠 |
| | | 担忧 | | | 物质使用 |
| | | 对日常活动丧失兴趣 | | | 手、脚麻木 |
| 是 | 否 | 精神问题 | | | |
| | | | | | |

# 附录 18 自杀可能性量表

| | 从来没有 | 偶尔 | 大部分时间 | 几乎每天 |
|---|---|---|---|---|
| 1. 当我发狂时，我扔东西 | | | | |
| 2. 我感到很多人深切地关心着我 | | | | |
| 3. 我觉得自己常常很冲动 | | | | |
| 4. 我认为事情糟糕得无法与人分享 | | | | |
| 5. 我觉得自己肩负着太多责任 | | | | |
| 6. 我觉得有很多我能做也值得我去做的事情 | | | | |
| 7. 为了惩罚他人，我考虑过自杀 | | | | |
| 8. 我对他人怀有敌意 | | | | |
| 9. 我感到与人们疏离 | | | | |
| 10. 我觉得人们欣赏真实的我 | | | | |
| 11. 我觉得如果我死了，很多人会感到难过 | | | | |
| 12. 我感觉很孤独，无法忍受 | | | | |
| 13. 别人对我怀有敌意 | | | | |
| 14. 我觉得，如果一切可以重来，我将会对我的生活做出很多改变 | | | | |
| 15. 我觉得我有很多事情做不好 | | | | |
| 16. 我在寻找并坚持我喜欢的工作方面有困难 | | | | |
| 17. 我觉得当我离去的时候，没有人会想念我 | | | | |
| 18. 对我来说，事情都在向好的方向发展 | | | | |
| 19. 我觉得人们对我的期望太高 | | | | |
| 20. 我觉得我需要为自己曾经想过和做过的事情而惩罚自己 | | | | |
| 21. 我觉得这世界不值得我再继续生活下去了 | | | | |
| 22. 我很认真地规划未来 | | | | |
| 23. 我觉得我没有太多可以依赖的朋友 | | | | |
| 24. 我觉得如果我死了别人会过得更好 | | | | |
| 25. 我觉得死亡会减轻痛苦 | | | | |
| 26. 我觉得 / 曾觉得和母亲关系很亲近 | | | | |
| 27. 我觉得 / 曾觉得和朋友关系很亲近 | | | | |
| 28. 我对事情向好的方向发展不抱期望 | | | | |
| 29. 我觉得人们不赞同我或我所做的事情 | | | | |
| 30. 我曾经想过怎样自杀 | | | | |
| 31. 我有经济压力 | | | | |
| 32. 我想自杀 | | | | |
| 33. 我感觉疲惫，无精打采 | | | | |
| 34. 当我发狂时，我毁坏东西 | | | | |
| 35. 我觉得 / 曾觉得和父亲关系很亲近 | | | | |
| 36. 我觉得无论在哪我都无法高兴 | | | | |

# 附录 19　社会支持评定量表

1. 您有多少关系密切，可以得到支持和帮助的朋友（只选一项）

A. 一个也没有　　B. 1~2 个　　C. 3~5 个　　D. 6 个或 6 个以上

2. 近一年来您（只选一项）

(1) 远离家人，且独居一室

(2) 住处经常变动，多数时间和陌生人住在一起

(3) 和同学、同事或朋友住在一起

(4) 和家人住在一起

3. 您与邻居（只选一项）

(1) 相互之间从不关心，只是点头之交

(2) 遇到困难可能稍微关心

(3) 有些邻居都很关心您

(4) 大多数邻居都很关心您

4. 您与同事（只选一项）

(1) 相互之间从不关心，只是点头之交

(2) 遇到困难可能稍微关心

(3) 有些同事很关心您

(4) 大多数同事都很关心您

5. 从家庭成员得到的支持和照顾（在无、极少、一般、全力支持四个选项中，选择合适选项）

Ⅰ. 夫妻（恋人）

A. 无　　B. 极少　　C. 一般　　D. 全力支持

Ⅱ. 父母

A. 无　　B. 极少　　C. 一般　　D. 全力支持

Ⅲ. 儿女

A. 无　　B. 极少　　C. 一般　　D. 全力支持

Ⅳ. 兄弟姐妹

A. 无　　B. 极少　　C. 一般　　D. 全力支持

Ⅴ. 其他成员（如嫂子）

A. 无　　B. 极少　　C. 一般　　D. 全力支持

6. 过去，在您遇到急难情况时，曾经得到的经济支持和解决实际问题的帮助的来源有：

(1) 无任何来源。

(2) 下列来源：(可选多项)

A. 配偶　　B. 其他家人　　C. 亲戚　　D. 朋友　　E. 同事　　F. 工作单位

G. 党团工会等官方或半官方组织

H. 社会团体等非官方组织

I. 其他（请列出）

7. 过去，在您遇到急难情况时，曾经得到的安慰和关心的来源有

(1) 无任何来源。

(2) 下列来源（可选多项）

A. 配偶　　B. 其他家人　　C. 朋友　　D. 亲戚　　E. 同事　　F. 工作单位

G. 党团工会等官方或半官方组织

H. 社会团体等非官方组织

I. 其他(请列出)

8. 您遇到烦恼时的倾诉方式(只选一项)

(1) 从不向任何人诉述

(2) 只向关系极为密切的1~2个人诉述

(3) 如果朋友主动询问您会说出来

(4) 主动诉述自己的烦恼,以获得支持和理解

9. 您遇到烦恼时的求助方式(只选一项)

(1) 只靠自己,不接受别人帮助

(2) 很少请求别人的帮助

(3) 有时请求别人的帮助

(4) 有困难时经常向家人、亲友、组织求援

10. 对于团体(如党团组织、工会、学生会等)组织活动,您(只选一项)

(1) 从不参加

(2) 偶尔参加

(3) 经常参加

(4) 主动参加并积极活动

条目记分方法

①第1~4条,8~10条:每条只选一项,选择1、2、3、4项分别记1、2、3、4分。

②第5条分A、B、C、D、E 5项记总分,每项从"无"到"全力支持"分别记1~4分,即"无"记1分,"极少"记2分,"一般"记3分,"全力支持"记4分。

③第6、7条如回答"无任何来源"则记0分,回答"下列来源"者,有几个来源就记几分。

量表的统计指标

①总分:即10个条目评分之和

②维度分

a. 客观支持分:2、6、7条评分之和

b. 主观支持分:1、3、4、5条评分之和

c. 对支持的利用度:8、9、10条评分之和

# 附录 20　领悟社会支持量表

| 条目 | 极不同意 | 很不同意 | 稍不同意 | 中立 | 稍同意 | 很同意 | 极同意 |
|---|---|---|---|---|---|---|---|
| 1. 在我遇到问题时，有些人（老师、同学、亲戚）会出现在我身旁 | 1 | 2 | 3 | 4 | 5 | 6 | 7 |
| 2. 我能够与有些人（老师、同学、亲戚）共享快乐与忧伤 | 1 | 2 | 3 | 4 | 5 | 6 | 7 |
| 3. 我的家庭能够切实具体地给我帮助 | 1 | 2 | 3 | 4 | 5 | 6 | 7 |
| 4. 在需要时我能够从家庭获得情感的帮助和支持 | 1 | 2 | 3 | 4 | 5 | 6 | 7 |
| 5. 当我有困难时，有些人（老师、同学、亲戚）是安慰我的真正源泉 | 1 | 2 | 3 | 4 | 5 | 6 | 7 |
| 6. 我的朋友能真正地帮助我 | 1 | 2 | 3 | 4 | 5 | 6 | 7 |
| 7. 在发生困难时我可以依赖我的朋友 | 1 | 2 | 3 | 4 | 5 | 6 | 7 |
| 8. 我能与自己的家庭谈论我的难题 | 1 | 2 | 3 | 4 | 5 | 6 | 7 |
| 9. 我的朋友能与我分享快乐和忧伤 | 1 | 2 | 3 | 4 | 5 | 6 | 7 |
| 10. 在我的生活中有些人（老师、同学、亲戚）关心我的感情 | 1 | 2 | 3 | 4 | 5 | 6 | 7 |
| 11. 我的家庭能心甘情愿协助我做出各种决定 | 1 | 2 | 3 | 4 | 5 | 6 | 7 |
| 12. 我能与朋友们谈论自己的难题 | 1 | 2 | 3 | 4 | 5 | 6 | 7 |

# 附录 21　卡氏功能状态评分

| 序号 | 体力状况 | 分值 |
|---|---|---|
| 1 | 正常，无症状和体征 | 100 |
| 2 | 能进行正常活动，有轻微症状和体征 | 90 |
| 3 | 勉强进行正常活动，有一些症状和体征 | 80 |
| 4 | 生活能自理，但不能维持正常生活和工作 | 70 |
| 5 | 生活能大部分自理，但偶尔需要别人帮助 | 60 |
| 6 | 常需要人照料 | 50 |
| 7 | 生活不能自理，需要特别照顾和帮助 | 40 |
| 8 | 生活严重不能自理 | 30 |
| 9 | 病重，需要住院和积极的支持治疗 | 20 |
| 10 | 重危 | 10 |
| 11 | 死亡 | 0 |

## 附录 22 ECOG/ZPS 体能状况评分

| 级别 | 体力状况说明 |
|---|---|
| 0 | 活动能力完全正常，与起病前活动能力无任何差异 |
| 1 | 能自由走动及从事轻体力活动，包括一般家务或办公室工作，但不能从事较重的体力活动 |
| 2 | 能自由走动及生活自理，但已丧失工作能力，日间不少于一半时间可以起床活动 |
| 3 | 生活仅能部分自理，日间一半以上时间卧床或坐轮椅 |
| 4 | 卧床不起，生活不能自理 |
| 5 | 死亡 |

## 附录 23 姑息预后指数

| 序号 | 功能状况 | 具体情况 | 分值 / 分 | 得分 / 分 |
|---|---|---|---|---|
| 1 | 姑息性表现量表(PPS)得分 | 10~20 | 4 | |
| | | 30~50 | 2.5 | |
| | | ≥60 | 0 | |
| 2 | 进食量 | 几口的进食量 | 2.5 | |
| | | 进食量减少 | 1 | |
| | | 进食量正常 | 0 | |
| 3 | 水肿 | 有 | 1 | |
| | | 无 | 0 | |
| 4 | 静息时呼吸困难 | 有 | 3.5 | |
| | | 无 | 0 | |
| 5 | 谵妄 | 有 | 4 | |
| | | 无 | 0 | |
| 总分 | | | 0~15 | |

# 附录 24　姑息预后评分

| 序号 | 功能状况 / 症状 | 具体情况 | 分值 / 分 | 得分 / 分 |
|---|---|---|---|---|
| 1 | 呼吸困难 | 无 | 0 | |
| | | 有 | 1 | |
| 2 | 厌食 | 无 | 0 | |
| | | 有 | 1.5 | |
| 3 | KPS 评分 | ≥30 | 0 | |
| | | ≤20 | 2.5 | |
| 4 | 临床生存期预测 / 周 | >12 | 0 | |
| | | 11~12 | 2.0 | |
| | | 9~10 | 2.5 | |
| | | 7~8 | 2.5 | |
| | | 5~6 | 4.5 | |
| | | 3~4 | 6.0 | |
| | | 1~2 | 8.5 | |
| 5 | 白细胞计数 /( $\times 10^9 \cdot L^{-1}$ ) | 正常(4.8~8.5) | 0 | |
| | | 升高(8.5~11) | 0.5 | |
| | | 明显升高(>11) | 1.5 | |
| 6 | 淋巴细胞占比 /% | 正常(20~40) | 0 | |
| | | 降低(12~19.9) | 1.0 | |
| | | 明显降低(<11.9) | 2.5 | |
| 总分 | | | 0~17.5 | |

评价标准:
PaP 姑息预后得分:30d 生存概率
0~5.5 分:>70%
5.6~11.0 分:30%~70%
11.1~17.5 分:<30%

URSING

# 中英文名词对照索引

## J



## K



## L



## M



## N



## R



## S



## T



## X

[1] 谌永毅,刘翔宇. 中华护理学会专科护士培训教材——安宁疗护专科护理[M]. 北京:人民卫生出版社,2020.
[2] 周逸萍,单芳. 临终关怀[M]. 北京:科学出版社,2018.
[3] 顾东辉. 社会工作概论[M]. 2 版. 上海:复旦大学出版社,2020.
[4] 路桂军. 见证生命,见证爱[M]. 桂林:广西师范大学出版社,2020.
[5] 葛均波,徐永健,王辰. 内科学[M]. 9 版. 北京:人民卫生出版社,2018.
[6] 唐丽丽. 中国肿瘤心理临床实践指南 2020 [M]. 北京:人民卫生出版社,2020.
[7] 谌永毅,吴欣娟,李旭英,等. 健康中国建设背景下安宁疗护事业的发展[J]. 中国护理管理,2019,19(6):801-806.
[8] 邸淑珍,张靖,张学茹,等. 安宁疗护的起源、发展与展望[J]. 医学研究与教育,2018,35(1):7-12.
[9] 邓志坚,陈相应,杨柳,等. 癌症患者及家属参与预立医疗照护计划体验质性研究的 Meta 整合[J]. 中华护理杂志,2020,55(12):1864-1870.
[10] 谌永毅,成琴琴,刘翔宇,等. 护士在安宁疗护中的角色和地位[J]. 中国护理管理,2018,18(3):311-315.
[11] 宿英英.《中国成人脑死亡判定标准与操作规范(第二版)》解读[J]. 中华医学杂志,2019,(17):1286-1287.
[12] 吴玉苗,奉典旭,施永兴,等. 社区安宁疗护服务实践与思考[J]. 中国护理管理,2019,19(6):29-33.
[13] 徐嘉婕,彭颖,施永兴,等. 上海市社区卫生服务中心安宁疗护服务提供和补偿研究[J]. 中国卫生经济,2019,38(8):64-67.
[14] 刘小成,应文娟,刘智利,等. 癌症患者安宁疗护需求评估工具的研究进展[J]. 护理研究,2020,34(22):4001-4004.
[15] 黄晓香,彭刚艺,应文娟,等. 安宁疗护评估量表的汉化及信效度检验[J]. 护理研究,2020,34(19):3401-3407.
[16] 海峡两岸医药卫生交流协会全科医学分会. 姑息治疗与安宁疗护基本用药指南[J]. 中国全科医学,2021,24(14):1717-1734.
[17] 郭巧红. 尊严疗法在安宁疗护实践中的应用[J]. 中国护理管理,2018,18(3):316-319.
[18] 邸淑珍,张学茹,司秋菊,等. 安宁疗护视角下护理人文关怀的探索[J]. 中国护理管理,2018,(3):302-305.